高职高专"十三五"规划教材

药学及相关专业系列教材建设单位

（按笔画排序）

山东药品食品职业学院
山东商业职业技术学院
广东食品药品职业学院
天津职业大学
天津渤海职业技术学院
长春职业技术学院
石家庄职业技术学院
东营职业学院
北京农业职业学院
乐山职业技术学院
吉林大学
江苏食品药品职业技术学院
沈阳市化工学校
武汉生物工程学院
武汉职业技术学院
河北化工医药职业技术学院
河南应用技术职业学院
承德石油高等专科学院
咸宁职业技术学院
咸阳职业技术学院
重庆三峡医药高等专科学校
泰州职业技术学院
徐州工业职业技术学院
常州工程职业技术学院
黑龙江农垦科技职业学院
湖北生物科技职业学院
湖南化工职业技术学院
鹤壁职业技术学院

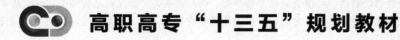

高职高专"十三五"规划教材

人体解剖与生理

张颖囡　刘璋　主编

RENTI JIEPOU YU SHENGLI

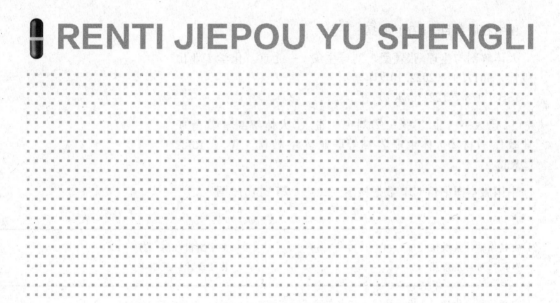

化学工业出版社

·北京·

《人体解剖与生理》一书按人体功能系统划分章节，包括绪论、细胞的结构与功能、人体基本组织、运动系统、神经系统、内分泌系统、血液、循环系统、呼吸系统、消化系统、泌尿系统、生殖系统、感觉器官、能量代谢与体温共十四章。

本教材有较强的实用性和针对性，可供高职高专药学类、药品制造类、食品药品管理类、医学技术类、生物技术类、健康管理类专业使用，也可作为医药卫生工作者自学和参考用书或制药企业员工的培训教材及执业药师考试的参考用书。

图书在版编目（CIP）数据

人体解剖与生理/张颖囡，刘璋主编．—北京：化学工业出版社，2017.9（2022.10重印）
ISBN 978-7-122-30548-0

Ⅰ.①人… Ⅱ.①张…②刘… Ⅲ.①人体解剖学-高等职业教育-教材②人体生理学-高等职业教育-教材 Ⅳ.①R322②R33

中国版本图书馆 CIP 数据核字（2017）第 214616 号

责任编辑：蔡洪伟　于　卉　　　　　文字编辑：何　芳
责任校对：王素芹　　　　　　　　　　装帧设计：王晓宇

出版发行：化学工业出版社（北京市东城区青年湖南街 13 号　邮政编码 100011）
印　　装：三河市延风印装有限公司
787mm×1092mm　1/16　印张 16¾　字数 439 千字　2022 年 10 月北京第 1 版第 8 次印刷

购书咨询：010-64518888　　　　　　售后服务：010-64518899
网　　址：http://www.cip.com.cn

凡购买本书，如有缺损质量问题，本社销售中心负责调换。

定　　价：39.00 元　　　　　　　　　　　　　　　版权所有　违者必究

编写人员名单

主　编　张颖囡　刘　璋
副主编　李　昱　邢　军　曹伟东
编　委（按姓氏笔画排序）
　　　　于　音（吉林大学）
　　　　马莉莎（山东药品食品职业学院）
　　　　邢　军（山东药品食品职业学院）
　　　　刘　璋（武汉职业技术学院）
　　　　李　昱（咸阳职业技术学院）
　　　　张颖囡（山东药品食品职业学院）
　　　　邵佳甲（长春职业技术学院）
　　　　范立嵩（山东药品食品联业学院）
　　　　曹伟东（长春职业技术学院）
　　　　谭方方（武汉职业技术学院）

前言

《人体解剖与生理》是药学专业重要的职业基础课,内容涵盖人体解剖学和人体生理学两方面的内容。通过本课程的学习,学生能够掌握职业所必需的正常人体形态结构和生命活动规律的基本知识与基础技能,服务于后续临床医学基础、药理学、药品综合知识与技能等职业能力课程,有助于学生获取医药商品购销员等职业资格证书及毕业后参加执业药师考试,为学生预防疾病、增强体质、提高健康水平、从事药品生产、质量控制、药品营销监管、药学服务、社区卫生保健工作夯实基础。

本教材的编写力求突出药学高等职业教育的特色,体现当代教育教学和课程改革的精神与研究成果,将人体结构与功能的知识进行有机整合,注重医学知识与药学知识的渗透,强调职业基础课与职业核心课之间的沟通和衔接。本教材按人体功能系统划分章节,包括绪论、细胞的结构与功能、人体基本组织、运动系统、神经系统、内分泌系统、血液、循环系统、呼吸系统、消化系统、泌尿系统、生殖系统、感觉器官、能量代谢与体温共十四章。各章节条理清晰,首先介绍形态结构,以此为基础再介绍生理功能及生理功能的调节。本教材将神经系统及内分泌系统两系统内容相对提前,有助于学生形成人体功能活动调节的整体观,也有助于学生理解后续各系统生理功能的调节。

本教材各章设有学习目标,有助于教师及学生把握学习重点;设有课堂互动,便于教师进行启发式教学;设有知识链接,可拓展学生知识面,增强教材趣味性;在"目标检测"中设有课外活动,可进行小组学习,培养团队精神,提升学生学习主动性。本教材以思维导图的形式进行小结,有助于培养学生的逻辑思维能力和科学思维方法,适应高素质技能型人才的培养要求。本教材配套有数字化资源,可登录"www.cipedu.com.cn"免费下载,方便教师教学与学生自学。

本教材可供高职高专药学类、药品制造类、食品药品管理类、健康管理类专业使用,也可作为医药卫生工作者自学和参考用书或制药企业员工的培训教材及执业药师考试的参考用书。

本教材在编写过程中,得到山东药品食品职业学院和化学工业出版社领导、老师的大力支持和帮助,在此一并致谢!本教材参考了国内已出版的有关专著和教科书,在此表示由衷感谢(参考书目附后)!

由于编者水平有限,不当之处在所难免,恳请广大读者批评指正。

编者

2017 年 6 月

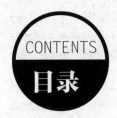

第一章 绪论	1
第一节 概述	1
一、人体解剖与生理的研究内容	1
二、人体解剖与生理的研究方法	2
三、人体解剖与生理的学习方法	3
四、人体解剖与生理同现代医药学的关系	4
第二节 人体的基本结构	4
一、人体的组成	4
二、人体的分部	4
三、解剖学常用术语	4
第三节 生命活动的基本特征	5
一、新陈代谢	5
二、兴奋性	5
三、适应性	6
第四节 人体内环境稳态及其调节	6
一、人体内环境与稳态	6
二、人体功能活动的调节	7
三、反馈	8
本章小结	9
目标检测	10

第二章 细胞的结构与功能	11
第一节 细胞的结构	11
一、细胞膜	12
二、细胞质	13
三、细胞核	15
第二节 细胞的增殖	16
一、有丝分裂	16
二、减数分裂	18
第三节 细胞的基本功能	18
一、细胞膜的物质转运功能	18
二、细胞的跨膜信号转导功能	22
三、细胞的生物电现象	23
本章小结	28
目标检测	28

第三章 人体基本组织	30
第一节 上皮组织	30
一、被覆上皮	30
二、腺上皮	32
第二节 结缔组织	33
一、固有结缔组织	33
二、软骨组织与骨组织	35
第三节 肌组织	35
一、骨骼肌	36
二、心肌	36
三、平滑肌	36
第四节 神经组织	37
一、神经元	37
二、神经胶质细胞	37
三、神经纤维	38
四、神经末梢	38
本章小结	39
目标检测	39

第四章 运动系统	41
第一节 骨和骨连结	41
一、概述	41
二、骨连结	43
三、骨的分布和组成	44
第二节 骨骼肌	52
一、概述	52
二、头肌	54
三、颈肌	54
四、躯干肌	54
五、四肢肌	56
第三节 骨骼肌的收缩	56
一、神经-肌肉接头处的兴奋传递	56
二、骨骼肌的兴奋-收缩耦联	57
三、骨骼肌收缩的外部表现	58
四、影响骨骼肌收缩的主要因素	58
本章小结	59
目标检测	60

第五章 神经系统	61
第一节 神经系统的解剖结构	62
一、神经系统的组成及常用术语	62
二、中枢神经系统	63
三、周围神经系统	69

第二节 神经系统活动的一般规律 …… 70
　一、神经元之间的信息传递 …… 70
　二、神经递质与受体 …… 71
第三节 神经系统的感觉功能 …… 73
　一、感受器及其生理特性 …… 74
　二、感觉传导路 …… 74
　三、丘脑和感觉投射系统 …… 76
　四、大脑皮质的感觉分析功能 …… 76
　五、痛觉 …… 77
第四节 神经系统对躯体运动的调节 …… 78
　一、脊髓对躯体运动的调节 …… 79
　二、脑干对肌紧张的调节 …… 80
　三、小脑对躯体运动的调节 …… 80
　四、大脑对躯体运动的调节 …… 81
第五节 神经活动对于内脏活动的调节 …… 83
　一、自主神经系统的结构特点 …… 83
　二、自主神经系统的功能特征 …… 84
　三、各级中枢对内脏活动的调节 …… 86
第六节 脑的高级功能 …… 87
　一、学习与记忆 …… 88
　二、大脑皮质的语言功能 …… 89
　三、大脑皮质的电活动 …… 90
　四、觉醒与睡眠 …… 91
本章小结 …… 92
目标检测 …… 92

第六章 内分泌系统 …… 95
第一节 概述 …… 95
　一、内分泌系统的组成与主要功能 …… 95
　二、激素的分类及特性 …… 96
　三、激素的作用机制 …… 97
第二节 下丘脑与垂体 …… 98
　一、下丘脑-腺垂体系统 …… 99
　二、下丘脑-神经垂体系统 …… 100
第三节 甲状腺 …… 101
　一、甲状腺的结构 …… 101
　二、甲状腺激素的生理作用 …… 101
　三、甲状腺功能的调节 …… 102
第四节 甲状旁腺与甲状腺C细胞 …… 103
　一、甲状旁腺素 …… 103
　二、甲状腺C细胞 …… 103
第五节 肾上腺 …… 103
　一、肾上腺皮质 …… 104
　二、肾上腺髓质激素 …… 105
第六节 胰岛 …… 105
　一、胰岛素 …… 106
　二、胰高血糖素 …… 107
第七节 其他激素 …… 107
　一、松果体及其分泌的激素 …… 107
　二、前列腺素 …… 107
　三、胸腺及其分泌激素 …… 107
本章小结 …… 108
目标检测 …… 108

第七章 血液 …… 110
第一节 血液的组成及功能 …… 110
　一、血液的组成和血量 …… 110
　二、血液的理化特性 …… 112
第二节 血细胞 …… 113
　一、红细胞 …… 113
　二、白细胞 …… 114
　三、血小板 …… 115
　四、血细胞的生成与破坏 …… 116
第三节 血液凝固与纤维蛋白溶解 …… 117
　一、血液凝固 …… 117
　二、纤维蛋白溶解 …… 119
第四节 血型和输血 …… 120
　一、血型 …… 120
　二、输血原则 …… 122
本章小结 …… 123
目标检测 …… 123

第八章 循环系统 …… 126
第一节 概述 …… 126
　一、循环系统的组成 …… 126
　二、体循环和肺循环 …… 126
　三、循环系统的主要功能 …… 127
第二节 循环系统的解剖结构 …… 127
　一、心脏 …… 127
　二、血管 …… 131
　三、淋巴系统 …… 133
第三节 心脏生理 …… 136
　一、心肌细胞的生物电现象 …… 136
　二、心肌的生理特性 …… 138
　三、心的泵血功能 …… 141
　四、心音与体表心电图 …… 144
第四节 血管生理 …… 146
　一、血流量、血流阻力和血压 …… 146
　二、动脉血压 …… 147
　三、静脉血压 …… 149
　四、微循环 …… 149
　五、组织液的生成与回流 …… 150
第五节 心血管活动的调节 …… 151
　一、神经调节 …… 151

二、体液调节 …………………………… 155
　本章小结 ………………………………… 156
　目标检测 ………………………………… 157

第九章　呼吸系统 ……………………… 159
第一节　呼吸系统的组成 ……………… 159
　　一、呼吸道 …………………………… 160
　　二、肺 ………………………………… 164
　　三、胸腔、胸膜、胸膜腔、纵隔 …… 166
第二节　肺通气 ………………………… 166
　　一、肺通气的原理 …………………… 167
　　二、肺通气功能的评价 ……………… 170
第三节　气体交换与气体在血液中
　　　　　运输 …………………………… 172
　　一、气体交换 ………………………… 172
　　二、气体在血液中的运输 …………… 174
第四节　呼吸运动的调节 ……………… 177
　　一、呼吸中枢与呼吸节律的形成 …… 177
　　二、呼吸的反射性调节 ……………… 178
　本章小结 ………………………………… 180
　目标检测 ………………………………… 181

第十章　消化系统 ……………………… 183
第一节　消化系统的组成与结构 ……… 183
　　一、消化管 …………………………… 183
　　二、消化腺 …………………………… 190
第二节　消化与吸收 …………………… 192
　　一、消化管各部的消化功能 ………… 193
　　二、消化管各部的吸收功能 ………… 198
第三节　消化器官活动的调节 ………… 201
　　一、神经调节 ………………………… 201
　　二、体液调节 ………………………… 202
第四节　腹膜 …………………………… 202
　　一、腹膜的解剖生理 ………………… 202
　　二、腹膜与内脏器官的关系 ………… 202
　　三、腹膜形成的结构 ………………… 203
　本章小结 ………………………………… 204
　目标检测 ………………………………… 204

第十一章　泌尿系统 …………………… 206
第一节　泌尿系统的解剖结构 ………… 206
　　一、肾脏 ……………………………… 206
　　二、输尿管 …………………………… 209
　　三、膀胱 ……………………………… 209
　　四、尿道 ……………………………… 210
第二节　尿的生成 ……………………… 210
　　一、尿液 ……………………………… 210
　　二、尿液的生成过程 ………………… 210

　　三、尿的浓缩与稀释 ………………… 216
　　四、尿生成的调节 …………………… 218
第三节　排尿活动及其调节 …………… 219
　　一、膀胱和尿道的神经支配 ………… 219
　　二、排尿反射 ………………………… 220
　本章小结 ………………………………… 221
　目标检测 ………………………………… 221

第十二章　生殖系统 …………………… 223
第一节　男性生殖系统 ………………… 223
　　一、男性生殖系统的组成与结构 …… 223
　　二、睾丸的功能 ……………………… 225
第二节　女性生殖系统 ………………… 226
　　一、女性生殖系统的组成与结构 …… 226
　　二、卵巢的生理功能及调节 ………… 227
第三节　妊娠与分娩 …………………… 230
　　一、妊娠 ……………………………… 230
　　二、分娩 ……………………………… 230
　本章小结 ………………………………… 231
　目标检测 ………………………………… 232

第十三章　感觉器官 …………………… 234
第一节　视觉器官——眼 ……………… 234
　　一、眼的形态结构 …………………… 234
　　二、眼的视觉功能 …………………… 237
第二节　位听器官——耳 ……………… 239
　　一、耳的形态结构 …………………… 239
　　二、耳的生理功能 …………………… 241
第三节　皮肤 …………………………… 241
　　一、皮肤及其附属器 ………………… 242
　　二、皮肤的功能 ……………………… 243
　本章小结 ………………………………… 244
　目标检测 ………………………………… 244

第十四章　能量代谢与体温 …………… 246
第一节　能量代谢 ……………………… 246
　　一、机体能量代谢的来源和去路 …… 246
　　二、影响能量代谢的因素 …………… 247
　　三、基础代谢 ………………………… 248
第二节　体温及其调节 ………………… 248
　　一、人体正常体温及其生理波动 …… 249
　　二、产热与散热 ……………………… 249
　　三、体温调节 ………………………… 251
　本章小结 ………………………………… 253
　目标检测 ………………………………… 254

参考文献 ………………………………… 255

第一章 绪 论

Chapter 01

学习目标

通过学习本章，学生应形成对课程及人体生命活动的整体认识，并能将人体结构与功能有机联系，准确使用常用解剖学术语，为后续各系统的学习奠定基础。

知识目标
1. 掌握生命活动的基本特征；常用的解剖学术语；内环境、稳态及调节。
2. 熟悉人体解剖与生理的研究方法。
3. 了解人体解剖与生理同现代医学、药学的关系。

第一节 概 述

人体解剖与生理包含传统课程体系中人体解剖学和人体生理学两门学科内容，主要研究正常人体形态结构与功能活动规律。

一、人体解剖与生理的研究内容

1. 人体解剖学

人体解剖学（human anatomy）是研究正常人体形态与结构的科学。人体的基本结构及功能单位是细胞（cell）；形态结构及功能相似的细胞借细胞间质结合在一起构成组织（tissue）；不同组织有机组合，构成具有一定形态并能完成某一特定生理功能的结构，称为器官（organ）；若干器官联合共同实现特定的生理功能称为系统（system）。人体构成见图1-1。人体解剖学揭示构成人体的细胞、组织、器官及系统的组成及形态结构。

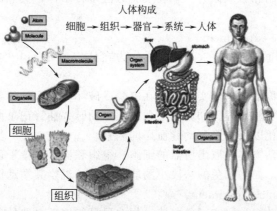

图1-1 人体构成示意

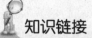 **知识链接**

人体解剖学是一门古老的形态科学。解剖意指分割、切开,远在两千多年前《灵枢》已有记载。广义的人体解剖学包括解剖学、组织学和胚胎学,其中解剖学又可分为系统解剖学和局部解剖学。系统解剖学按功能系统阐述人体器官的形态结构;局部解剖学就身体某一局部由浅入深研究各器官形态结构及位置关系。随着研究方法和技术手段的进步,人体解剖学也形成了许多新的分支学科如影像解剖学、断面解剖学、临床应用解剖学等。但一般所说的解剖学是指系统解剖学。

2. 人体生理学

人体生理学(human physiology)是研究正常人体各组成部分功能活动规律的科学。人体生命活动的正常进行依赖于各组成部分功能活动的协调配合,人体生理学揭示这些功能活动的意义及机制。

人体解剖学和人体生理学以不同的方法、从不同的角度、在不同的层面上对人体进行研究,两者联系密切,相辅相成:结构(人体解剖学)是实现功能活动的物质基础,而功能(人体生理学)则是形态结构的运动形式。

二、人体解剖与生理的研究方法

(一)人体解剖学的研究方法

人体解剖学经典的研究方法是利用手术器械解剖尸体,用肉眼及借助显微镜观察各器官、组织及细胞的结构。现在,应用电子计算机断层扫描(computed tomography,CT)及功能性磁共振成像(functional magnetic resonance imaging,FMRI)等新技术,能在基本无损伤的条件下对活体器官的形态结构进行观察研究。

(二)人体生理学的研究方法

人体生理学是一门实验性科学,而人体试验必须以伦理允许、不损害健康为前提进行;由于技术所限,只有心电图、脑电图、动脉血压等部分生理数据可直接获得。因此,一般生理学研究都用动物作为实验对象。哺乳动物与人体的生理功能相似,很多人体生理学知识来自于哺乳动物实验。

动物实验通常是在人为控制某些调节或施加一定刺激的情况下,观察记录某些生理功能的变化并分析其产生机制和影响因素。动物实验方法多种多样,按照试验时间长短,主要分为急性实验和慢性实验。

1. 急性实验(acute experiment)

是指在相对较短时间内完成的实验,可分为在体(in vivo)实验和离体(in vitro)实验。

(1)在体实验 又称活体解剖实验,即在麻醉或破坏动物大脑的条件下进行解剖,暴露所要研究的器官,进行实验研究。如分离家兔的颈总动脉并插管记录血压,然后施加各种刺激,观察家兔血压的变化以研究影响动脉血压的因素。

(2)离体实验 从动物体内取出所需的细胞、组织和器官,置于适宜的人工环境中,保持其生理功能进行研究。如将家兔的一段小肠取出体外,观察其蠕动情况。

2. 慢性实验(chronic experiment)

是以清醒、完整的动物为研究对象,使动物在尽可能接近自然的条件下进行实验。如在药物研究中，常给动物用药后观察其功能活动的变化，获得对药物药理作用的认识。

（三）生理学研究的三个水平

随着科技的进步，人体生理学研究从宏观深入至微观，目前分为三个不同水平。

1. 整体水平

以完整人体为研究对象，研究机体对内环境、外环境变化的反应，各系统间的功能联系等。其意义在于揭示整体活动规律。

2. 器官系统水平

以人体各器官系统为研究对象，研究其活动规律、影响因素、活动的调节及作用。其意义在于揭示各器官、系统的活动规律。

3. 细胞分子水平

以细胞及所含物质分子为研究对象，研究其理化特性及生理功能，探讨生命活动的基本生理生化机制。其意义在于揭示生命现象的本质。

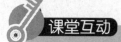

人体解剖学和人体生理学哪门学科是基础？

三、人体解剖与生理的学习方法

人体解剖与生理是生命科学的重要分支，是医药学的重要基础。为了更好地学习，全面认识人体结构功能，需要科学的方法。

1. 进化发展的观点

人类是由灵长类的古猿经过长期进化发展而来的，是种系发生的结果。尽管现代人与动物有着本质上的差异，但从器官直至细胞和分子水平上看，仍然保留着灵长类的基本特征，与脊椎动物有着许多共同之处。

人类的个体发育、从受精卵到人体的形成也反映了动物由单细胞到多细胞，由简单到复杂，从器官形成到系统分化等种系发生和演化的过程。即使是现代人，也在不断地演化发展，人出生后也在不断地变化，个体间也存在着千差万别。利用进化发展的观点来学习，有助于我们正确、全面认识人体。

2. 形态与功能相互影响的观点

人体每个器官都有其特定的功能，器官的形态结构是功能的物质基础，功能也会影响器官的形态。如耳郭的形态位置有利于收集声波；眼呈球形，能灵活运动，有利于扩大视野。人的上下肢与四足动物的前后肢为同源器官，功能相似，形态结构相仿。因为劳动，使得前后肢功能逐渐分化、演变，人的上肢（尤其是手）成为握持工具、能从事技巧性劳动的器官，下肢则成为支持体重和维持直立的器官，因而上下肢的形体功能有着明显的差异。坚持锻炼可使肌发达、骨粗壮；长期卧床则导致肌萎缩、骨疏松。

3. 局部与整体统一的观点

人体是一个有机统一的整体。任何一个器官或局部都是整体不可分割的一部分，它们在结构和功能上，既互相联系又互相影响。如脊柱的某个椎间盘的损伤可影响脊椎的运动甚至脊柱的整体形态。

我们学习人体解剖与生理从器官系统入手，但同时也要始终注意各系统、各局部相互间的联系，它们在整体中的地位和作用。要从整体的角度来认识局部与器官，防止片面、孤立地认识器官与局部。

四、人体解剖与生理同现代医药学的关系

人体解剖与生理是现代医药学的基础学科之一,也是药理学、病理学等学科的重要基础课。健康的机体能够应对内外环境的各种变化并做出相应反应,只有正确认识人体正常的生命活动规律,才能理解和掌握人体异常时的生命活动规律,判断正常和异常,区分生理和病理状态,从而认识疾病、防治疾病。药学工作者在寻找和开发新的药物、新的剂型、探讨药物的药理作用和不良反应时,也要以人体解剖与生理的理论为基础,利用许多实验方法和手段进行实践和探讨。

总之,人体解剖与生理同现代医药学关系密切,医学和药学的发展有赖于人体解剖学和生理学的发展,而医药学领域的实践也能够促进人体解剖学和生理学领域的研究。

第二节 人体的基本结构

一、人体的组成

人体的组成上节已有叙述。其中人体的基本组织分四大类:上皮组织、结缔组织、肌组织和神经组织。人体的系统分为九大系统:运动系统、消化系统、呼吸系统、泌尿系统、生殖系统、循环系统、神经系统、内分泌系统和感觉器。人体各器官、系统彼此联系,相互协调,构成一个统一整体。其中消化系统、呼吸系统、泌尿系统和生殖系统的大部分器官都位于胸腔、腹腔及盆腔内,并借一定的孔道与外界相通,故又总称为内脏。

二、人体的分部

根据人体的外形,人体可分为头、颈、躯干和四肢。头的前面称为面,颈的后面称为项。躯干可分为胸部、腹部、背部和会阴部。四肢分上肢和下肢,上肢分肩、臂、前臂和手;下肢分臀、大腿、小腿和足。

三、解剖学常用术语

为了正确描述人体各器官、系统的位置及相互关系,国际上规定了通用的标准和术语。

(一)解剖学姿势(anatomical position)

解剖学采用的标准姿势是:人体直立,两眼向前平视,两臂自然下垂,掌心向前,两足并拢,足尖向前。在观察尸体或标本时,不论是整体或离体、原位或变位,都应按标准姿势规定,说明各部的位置及其相互关系。

> **课堂互动**
> 请某位同学离开座位展示解剖学姿势;请大家讨论为什么要确定解剖学姿势?

(二)轴和面

1. 轴

轴是通过人体某部分或某结构的假想线,其与关节运动有密切关系。依据解剖学姿势,人体有互相垂直的三条轴(图1-2)。

(1) 矢状轴（sagittal axis） 呈前后方向，与冠状轴和垂直轴互相垂直。
(2) 冠状轴（frontal axis） 呈左右方向，与矢状轴和垂直轴相互垂直。
(3) 垂直轴（vertical axis） 呈上下方向，与人体长轴平行，与矢状轴和冠状轴相垂直。

2. 面

依据解剖学姿势，人体可设立互相垂直的三个面（图1-2）。

(1) 矢状面（sagittal plane） 沿前后方向将人体分为左、右两部分的切面，其通过正中线的称为正中矢状面。
(2) 冠状面（frontal plane） 沿左右方向将人体分成前、后两部分的切面，又称额状面。
(3) 水平面（horizontal plane） 将人体分成上、下两部分的切面，又称横切面。

此外，对器官而言，沿其长轴所做的切面为纵切面，与其长轴垂直的切面为横切面。

（三）方位术语

按照上述解剖学姿势，人体解剖学又规定了一些表示方位的术语。

(1) 上和下 近头者为上，近足者为下。
(2) 前和后 近腹者为前，也称腹侧；近背者为后，也称背侧。
(3) 内侧和外侧 近正中矢状面者为内侧，远离正中矢状面者为外侧。前臂内侧又称尺侧，外侧又称桡侧；小腿内侧又称胫侧，外侧又称腓侧。
(4) 内和外 凡有内腔的器官，以内腔为准，近内腔者为内，远离内腔者为外。
(5) 近侧和远侧 用于四肢，接近躯干的一侧为近侧，远离躯干的一侧为远侧。
(6) 浅和深 以体表为准，近体表者为浅，远体表者为深。

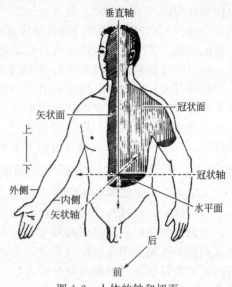

图1-2 人体的轴和切面

第三节 生命活动的基本特征

一、新陈代谢

新陈代谢（metabolism）是生物体在生命过程中新物质不断代替旧物质、实现自我更新的过程，是生命活动的基础与最基本特征。新陈代谢的实质是体内进行的生理生化反应，包括物质代谢和能量代谢两个方面，具体表现为同化作用和异化作用。机体从外界摄取营养物质并转换成自身的组成成分称为同化作用，又称合成代谢；自身组成物质不断分解，分解产物不断排泄到外界的过程称为异化作用，又称分解代谢。物质分解时释放能量，物质合成时要吸收能量；因此新陈代谢过程中既有物质变化，又有能量变化。前者称作物质代谢，后者称作能量代谢。新陈代谢一旦停止，生命活动立即结束，机体也就死亡。

二、兴奋性

机体生活在一个不断变化着的环境之中，内外环境的各种变化也会影响机体功能活动发生相应改变。兴奋性是指机体对刺激发生反应的能力或特性。

(一) 刺激与反应

凡是能引起机体（或组织细胞）发生反应的环境变化称为刺激（stimulus）。刺激可分为物理性刺激（如声、光、电等）、化学性刺激（如酸、碱、盐等）、生物性刺激（如细菌、病毒等）、社会心理性刺激（如社会变革等）等多种类型。生理学实验和研究中，通常使用的是电刺激。若要引起机体（或组织细胞）发生反应，刺激必须具备三个条件，即刺激的强度、刺激的作用时间和刺激强度-时间变化率。

机体（或组织细胞）接受刺激后功能活动状态的改变称为反应（reaction）。机体对刺激发生的反应表现为兴奋和抑制两种形式；机体受刺激后，功能活动由相对静止变为活动或活动由弱变强，称为兴奋；机体受刺激后，由活动转为相对静止或活动由强变弱，称为抑制（inhibition）。兴奋和抑制是活组织具有兴奋性的表现，二者相互联系、相互制约。

(二) 衡量兴奋性的指标——阈值

人体内不同组织具有不同的兴奋性，同一组织在不同功能状态时兴奋性也不相同。在探讨组织、细胞兴奋性高低时，常将刺激的作用时间和刺激强度-时间变化率固定，测定使组织、细胞发生反应的最小刺激强度，称为阈强度，简称阈值（threshold）。阈强度的刺激称为阈刺激；强度大于阈强度的刺激称为阈上刺激；低于阈强度的刺激称为阈下刺激。阈值或阈强度是衡量组织、细胞兴奋性的指标，它与兴奋性呈反变关系。阈值越高，兴奋性越低；反之，阈值越低，兴奋性越高。肌肉、神经、腺体三类组织兴奋性较高，称为可兴奋组织。

三、适应性

在人类遗传和进化过程中，机体的结构与功能一方面不断分化，另一方面又在不断加强整体性。人类生存环境复杂多变，机体不同的细胞、组织、器官和系统在执行其功能的同时，也彼此密切配合协调，以整体功能活动的形式去适应复杂多变的环境。机体根据外部环境变化而调整内部关系的生理特性称为适应性（adaptation）。适应性以兴奋性为基础，但其又有一定限度，超过此限度，机体就会发生适应不全，甚至发生完全不能适应。

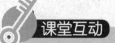

课堂互动

请进行小组讨论举例说明机体的适应性。

第四节　人体内环境稳态及其调节

机体的生命活动是在外环境和内环境中发生发展的。外环境包括机体赖以生存的自然环境和社会环境。内环境（internal environment）是指体内细胞生存的具体环境，即细胞外液。人类发生和发展了对自身功能活动进行自动、精确的调节系统，使体内的各种功能活动紧密配合、互相协调，对环境因素的变化产生适应。

一、人体内环境与稳态

机体内的液体总称体液（body fluid）。成人的体液约占体重的60%，按其分布部位分为细胞内液（intracellular fluid）和细胞外液（extracellular fluid）两大部分，细胞内液和细胞外液之间隔有细胞膜。细胞内液存在于细胞内，约占体液总量的2/3；细胞外液存在于细胞之外，约占体液总量的1/3。细胞外液包括血浆、组织液、淋巴和脑脊液等。机体的绝大部分细胞并不直接与外界环境接触,而是生活在细胞外液之中,通过与细胞外液不断进行物质交换而维持其生命活动。

课堂互动

内环境中最活跃的是哪个部分?

内环境对细胞的生存及维持正常的生理功能非常重要。细胞新陈代谢所需的 O_2 及营养物质直接从内环境中摄取,而代谢所产生的 CO_2 及代谢终产物也直接排入内环境中,再经由血液循环,通过呼吸系统和排泄器官排出体外。

课堂互动

内环境如此重要,状态是怎样的呢?

正常情况下,内环境的化学成分和理化特性(如 pH、渗透压、温度、各种物质浓度等)保持相对稳定的状态,称为稳态。相对稳定一方面指内环境的理化特性不随外环境变化而发生明显波动;另一方面相对稳定并非固定不变,是在很小的范围内发生波动,是一种动态平衡状态。

内环境稳态的维持是人体多种调节机制协同作用的结果。一方面,外环境的变化和细胞的新陈代谢不断破坏内环境的稳态;另一方面人体通过各器官系统的协调活动以及内环境中某些成分的缓冲作用(如水分可吸热,体液中存在缓冲对可缓冲 pH 的变化)又可使稳态重建。人体的生命活动正是在稳态的不断破坏和不断恢复的过程中得以维持和进行的。如果内环境稳态遭到破坏,机体功能将发生紊乱,导致疾病,甚至危及生命。

课堂互动

请列举与内环境稳态破坏有关的疾病。

知识链接

在体内某一器官或系统的功能活动发生病理性改变的过程中,机体维持稳态的能力逐渐降低,内环境的理化性质紊乱,代谢活动无法正常进行,从而又会加剧内环境的紊乱。在此情况下,就需借助医疗手段治病和协助患者重建稳态。稳态的概念现已泛指体内各个水平上的生理活动保持相对稳定和互相协调的状态。维持稳态也是人体生理学研究的核心,也是本门课程要重点学习的内容。

二、人体功能活动的调节

人体对外环境变化的适应和人体内环境稳态的维持都是通过人体功能活动的调节来实现的。当内外环境发生改变时,人体的各种功能活动发生相应变化的过程叫做调节(regulation)。人体功能活动的调节是以神经调节为主导、体液调节与其他调节为辅助完成的。

1. 神经调节

神经调节（neural regulation）是由神经系统对生理功能进行的调节。神经调节的基本方式是反射，即人体在中枢神经系统的参与下，对内外环境变化所做出的规律性反应。

反射活动的结构基础是反射弧，它由感受器、传入神经、神经中枢、传出神经和效应器五个部分组成。感受器和传入神经是感觉传入部分，感受器接受刺激，并将各种能量形式的刺激转化为生物电信号——神经冲动传向神经中枢。神经中枢是位于脑或脊髓内参与某一反射活动的神经细胞群。神经中枢是整合部分，对传入信号进行分析，并发出传出信号。中枢发出的信号经传出神经到达效应器，改变效应器的活动状态，从而完成反射活动。

神经调节的特点是迅速、短暂、准确。

知识链接

一些药物可通过影响反射弧的某些环节，如神经冲动的传递、神经递质作用于效应器等环节发挥药理作用。

2. 体液调节

体液调节（humoral regulation）是指机体某些细胞分泌的特殊化学物质经体液途径而发挥的调节作用。体液因素主要指激素，它是指由内分泌腺或内分泌细胞分泌，在细胞间传递信息的化学物质。接受某种激素调节的细胞称为该激素的靶细胞。

知识链接

体液因素也包括由组织细胞产生的一些化学物质或代谢产物（如腺苷、组胺、CO_2 等）。体内一些内分泌腺或内分泌细胞接受神经支配，分泌活动受到相应的神经调节，称为神经-体液调节。例如肾上腺髓质接受交感神经支配，交感神经兴奋时，肾上腺髓质细胞释放肾上腺素和去甲肾上腺素。

体液调节的特点是缓慢、广泛、持久。

3. 自身调节

自身调节（autoregulation）指机体的器官、组织、细胞不依赖外来神经和体液因素，自身对刺激产生的适应性反应。例如当肾动脉压在一定范围内波动时，肾脏小动脉可以通过自身的收缩与舒张使肾血流量基本保持稳定，从而保证肾泌尿活动的相对稳定。

自身调节是一种较原始低级的调节方式，调节幅度和范围都比较小，也不十分灵敏，但仍有一定意义。

三、反馈

机体功能活动的调节过程与工程技术中的自动控制过程极其相似（图1-3）。依据控制论的原理，一切控制的基础是信息，任何控制都依赖于信息的反馈来实现。反馈控制系统的受控部分不断有反馈信号返回控制部分，改变着控制部分的活动，称为反馈（feedback）。

根据反馈信号对控制部分作用的结果，又将反馈分为负反馈和正反馈。

1. 负反馈

反馈信号减弱控制部分的活动称负反馈（negative feedback）。人体内大部分的调节以负反馈来进行。在负反馈控制系统中有一个调定点，可将某种生理功能设定在一个适当的水

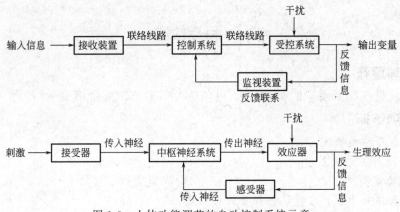

图 1-3 人体功能调节的自动控制系统示意

平,如体温的 37℃,平均动脉血压的 100mmHg 等。反馈信号与调定点进行比较,如有差异,则控制部分将据此调整,使受控部分的活动回归正常,不至于出现大幅波动。因此,负反馈的意义在于使机体的某项生理功能保持恒定。

2. 正反馈

反馈信号加强控制部分的活动称正反馈(positive feedback)。人体内正反馈控制系统相对较少,常见于需要快速完成的一些生理过程,如血液凝固、排尿、排便、分娩等。正反馈的意义在于使机体的某项生理功能不断加强,直至完成。

本章小结

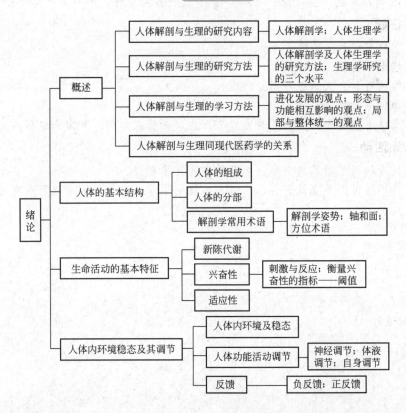

目标检测

一、名词解释

1. 新陈代谢 2. 兴奋 3. 阈值 4. 内环境 5. 稳态 6. 负反馈

二、单项选择

1. 人体生理学是研究：
   A. 人体与环境的关系   B. 人体功能活动规律
   C. 人体功能调节   D. 各器官的生理功能
2. 可将人体分为左、右对称两部分的切面是：
   A. 水平面   B. 矢状面
   C. 冠状面   D. 正中矢状面
3. 可兴奋细胞兴奋时，共有的特征是产生：
   A. 神经活动   B. 肌肉收缩   C. 反射活动   D. 动作电位
4. 人体活动最基本特征：
   A. 兴奋性   B. 新陈代谢   C. 适应性   D. 生殖
5. 在人体功能调节中，处于主导地位的是：
   A. 全身性体液调节 B. 自身调节   C. 神经调节   D. 局部性体液调节
6. 下列关于刺激和反应的说法，哪项是错误的：
   A. 有刺激必然产生反应   B. 产生反应时，必然接受了刺激
   C. 阈刺激时，可能产生反应   D. 有刺激时，不一定产生反应

三、简答题

1. 生理学研究大致分为哪几个水平？
2. 简述解剖学姿势。
3. 人体的内脏和九大系统分别指什么？
4. 机体如何维持稳态？
5. 试述人体生理功能调节的几种方式有哪些，其特点如何（可用表格形式完成）。

四、课外活动

1. 请查找资料，了解解剖学家、生理学家的生平事迹。
2. 请进行小组讨论并查找资料，探讨人体解剖生理课程与你的未来职业有何关联？

第二章 细胞的结构与功能

Chapter 02

学习目标

通过学习，学生应掌握细胞的基本结构、细胞膜的物质转运功能、细胞的生物电活动等内容，为后续学习奠定基础。

知识目标
1. 掌握细胞膜的基本结构和物质转运功能，生物电现象及产生机制。
2. 熟悉细胞器的结构及功能，细胞的增殖周期。
3. 了解细胞的跨膜信号转导功能。

技能目标
通过本章学习，学生能够对照细胞模型进行科普讲解。

细胞是组成人体结构和功能的基本单位。人体的各种生理功能和生化反应都是在细胞的基础上进行的，因此掌握人体的功能活动规律，揭示生命现象的本质，必须从认识和学习细胞开始。

第一节 细胞的结构

组成人体的细胞数量庞大、种类繁多，尽管不同组织、器官的细胞大小、形态和功能不同，但其基本结构都是相似的，包括细胞膜、细胞质和细胞核三部分（图 2-1）。

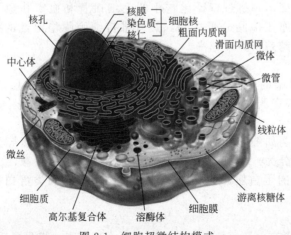

图 2-1 细胞超微结构模式

一、细胞膜

细胞膜是将细胞内容物与细胞外液分隔开的一层薄膜,也称质膜或单位膜。电镜下,细胞膜可分为三层:内、外两侧各有一层电子致密带,中间有一层透明带,细胞膜总厚度为7.5nm左右。此外细胞内有一些细胞器也有这样的膜性结构,称为细胞器膜,质膜和细胞器膜统称为生物膜。细胞膜将内容物与细胞周围环境分隔开来,构成细胞的屏障,对细胞起保护作用,使细胞的内容物不致丢失,并使细胞质化学组成保持相对稳定,为细胞的正常生命活动提供了必要的条件。

(一)细胞膜的化学成分和结构

化学分析表明,细胞膜主要有膜脂质、膜蛋白和少量糖类等化学成分组成。细胞的结构目前比较公认的是1972年Singer和Nicholson提出的液态镶嵌模型,其主要内容是:膜是以液态的脂质双分子层为基架,其间镶嵌着许多具有不同结构和功能的蛋白质分子(图2-2)。

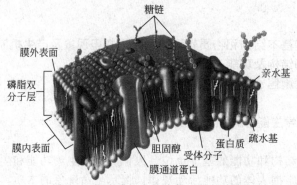

图2-2 细胞膜液态镶嵌模型结构示意

1. 膜脂质

脂质是组成细胞膜的主要成分,主要有磷脂和胆固醇。磷脂分子两端具有不同的极性,一端是由磷酸和碱基构成的亲水性基团,称为头部;另一端是由两条脂肪酸烃链构成的非极性基团,称为尾部。脂质的排列呈现出双分子层的排列方式,即亲水头端朝向细胞的内外两侧,而疏水的尾端尾尾相对(图2-2)。磷脂具有流动性,因而膜在承受外力作用下不易断裂,能维持其基本结构;同时,细胞具有了变形能力,如红细胞在心血管内运行时常要发生变形,挤过口径比它小的毛细血管和血窦孔隙,在通过后又恢复原状。胆固醇散在的分布于磷脂分子之间,具有维持细胞膜稳定性的作用。所以胆固醇含量越高,膜的流动性越差,脆性越高。

2. 膜蛋白

根据膜蛋白与膜脂的结合方式不同,分为嵌入脂质双分子层之间的嵌入蛋白(也称整合蛋白)和分布在膜的内表面或者外表面的表面蛋白。嵌入蛋白约占膜蛋白总量的70~80%。

细胞膜的各种功能如细胞识别、物质跨膜转运、跨膜信号转导依赖于膜蛋白。根据膜蛋白的不同功能,分为:与细胞膜物质转运有关的蛋白质,如载体、通道和离子泵;与细胞接受刺激有关的蛋白质,如受体;具有催化功能的酶类蛋白质;与细胞免疫有关的蛋白质等。

3. 糖类

细胞膜上的糖类含有少量的糖,以共价键的形式与膜脂、膜蛋白质相连,构成糖脂、构成糖蛋白，绝大多数分布在膜的外侧面。糖类可发挥抗原或"标志"的功能，与细胞间的识别、信息交换、细胞免疫、细胞黏着及对药物和激素的反应等密切相关。

（二）细胞膜的特性

1. 不对称性

构成膜的成分在细胞膜上分布不对称，如含胆碱的磷脂多分布在膜的外表面，含氨基的磷脂多分布于膜的内表面；糖脂和糖蛋白主要分布于膜的外表面，受体和酶主要定位在膜外侧和内侧面。

2. 流动性

脂质和蛋白质都具有流动性。温度、pH 值、离子浓度、膜蛋白与膜脂的结合方式等都能影响膜的流动性。

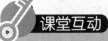课堂互动

不饱和脂肪酸含量升高时膜流动性如何变化？

二、细胞质

细胞质是位于细胞膜和细胞核之间的部分，是细胞新陈代谢的重要场所，包括细胞器、细胞基质、内含物三部分。细胞器是位于细胞质中，具有一定化学组成和形态特征并表现特殊生理功能的结构，包括核糖体、线粒体、内质网、高尔基复合体、溶酶体、过氧化物酶体和中心体等，分膜性细胞器和非膜性细胞器两类。细胞基质是透明均匀无定形的胶状物，其主要成分有水、无机盐、糖类、脂类等组成，细胞的各种功能及形态的维持都需要基质参与。内含物主要是细胞基质中的一些不定形成分，有各种代谢产物和贮存物质，如分泌颗粒、色素、糖原和脂滴等。

1. 核糖体

核糖体又称为核蛋白体，是由核糖核酸和蛋白质组成的含两个亚单位的非膜性细胞器（图 2-3）。附着于内质网表面的核糖体称为附着核糖体，主要合成分泌蛋白质，如抗体、激素等；游离状态存在的核糖体称游离核糖体，主要合成结构蛋白或特殊功能蛋白，如组织蛋

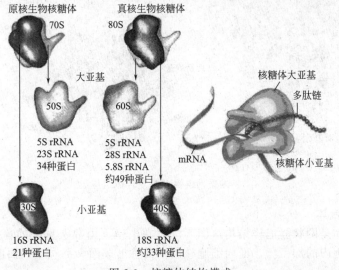

图 2-3 核糖体结构模式

白、血红蛋白等。一般情况下，细胞分裂旺盛时，游离核糖体增加。正常细胞转化为肿瘤细胞后附着核糖体减少，游离核糖体增加。

2. 线粒体

除了红细胞外，线粒体普遍存在于各种细胞的胞质中。光镜下线粒体呈线状、粒状或杆状。电镜下呈长椭圆形，为双层单位膜套叠而成的囊状结构（图2-4）。外膜平整，内膜向内伸突折叠成线粒体嵴。两层单位膜之间的间隙称膜间隙。线粒体内含有 DNA、RNA 和核糖体，主要功能是为细胞提供能量。含有多种酶，是体内三大营养物质氧化释能的场所，细胞能量的 95% 来自于线粒体，因此被称为细胞"动力站"。

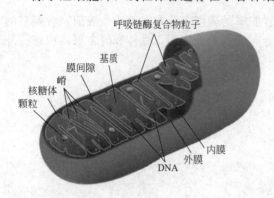

图 2-4 线粒体结构模式

3. 内质网

内质网是由单层单位膜形成的膜性管网结构，与细胞膜和核膜相通，形成复杂的内膜系统。电镜下为相互连续的小管、小泡和扁囊状结构构成的三维网状膜系统（图 2-5）。内质网可分为两类：一类附着有核糖体，称粗面内质网，主要与蛋白质合成、加工和运输有关；另一类无核糖体附着，称滑面内质网，功能复杂，主要参与糖原和脂类代谢，并与固醇类激素的合成、解毒及调节钙离子等有关。

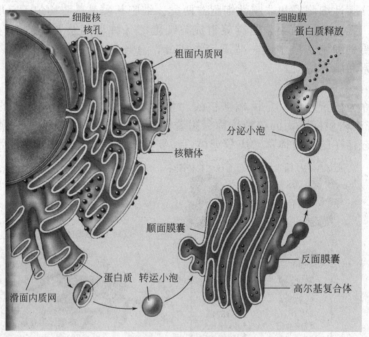

图 2-5 内质网、高尔基复合体结构模式

4. 高尔基复合体

高尔基复合体是网状囊泡样结构（图2-5）。在电镜下由数层重叠的扁平囊泡和若干大、小泡构成，是细胞内的加工厂。面向细胞核的一面称形成面又称顺面，面向细胞外的一面称成熟面又称反面。

高尔基复合体的主要功能有：一是将内质网合成和转运来的多种分泌蛋白质及脂类进行加工、分类和包装，然后运送到细胞特定部位或分泌到细胞外；二是合成和运输糖、糖脂和糖蛋白。

5. 溶酶体

溶酶体是一层单位膜围成的圆形或卵圆形囊状结构，含有多种酸性水解酶，具有极强的消化、分解物质能力。可分解细胞内衰老的细胞器及被吞噬到细胞内的病毒、细菌等物质，是细胞内的"消化"器官。

6. 过氧化物酶体

又称微体，是由单层单位膜包裹而成的圆形或卵圆形小体，内含多种酶，其中过氧化氢酶是其标志酶。主要功能是解毒作用，氧化分解血液中的有毒物质，消除细胞内的过氧化物，保护细胞。

7. 中心体

光镜下中心体是由1～2个中心粒及外面的中心球组成的球状小体，位于细胞核附近（图2-1）。电镜下中心粒是由9组微管组成的圆筒状结构，每组微管又由3个微管构成，两个圆筒状的中心粒互成直角。中心体与纺锤体的形成和染色体的移动有关，在间期细胞中不易见到，但在有丝分裂时特别明显。

8. 细胞骨架

细胞骨架是广泛存在于真核细胞内的细胞质中由蛋白质纤维组成的网架结构，包括微丝、微管、中间纤维等（图2-1）。微丝主要与细胞的运动、分裂、吞噬、分泌物的排出和神经递质的释放等有关。微管主要参与细胞形态的维持、细胞运动、胞内运输等过程。

三、细胞核

细胞核是细胞遗传、代谢、生长和繁殖的控制中心。细胞核的形状和数目随细胞类型及功能状态而异。人体除成熟的红细胞没有细胞核外，其他细胞都有细胞核。多数细胞只有1个细胞核，少数细胞有两个或多个细胞核。细胞核的形态在细胞周期不同阶段，变化很大。在细胞间期，细胞核主要有核膜、核仁、染色质和核基质构成（图2-6）。细胞分裂期，核膜、核仁消失，染色质高度螺旋化形成染色体。

1. 核膜

核膜也称核被膜，由内、外两层单位膜组成，两层膜间的空隙称核周隙。核外膜的外表面常附着有核糖体，形态与粗面内质网相似。核内膜比外膜稍厚，表面光滑。核膜上有散在的核孔，核孔是沟通细胞核和细胞质物质交换的孔道，数目随细胞种类、分化程度、功能状况不同有差异。

2. 核仁

核仁是真核细胞区别于原核细胞的标志之一，绝大多数真核细胞核内有1个或1个以上的核仁。光镜下核仁呈圆球形，遮光性强；电镜下核仁是无膜包绕的疏松的海绵状结构。主要成分是核酸和蛋白质，功能是合成核糖体核糖核酸（rRNA），组装核蛋白体的前体。

3. 染色质与染色体

染色质和染色体可被碱性染料着色，光镜下呈块状、颗粒状或丝状的结构。两者是遗传物质在细胞周期不同时相的不同存在形式。染色质在细胞有丝分裂过程中折叠、盘曲，高度螺旋化形成染色体；在分裂间期，染色体解螺旋形成疏松的染色质（图2-7）。

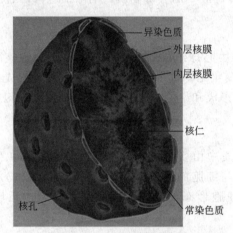

图 2-6　细胞核超微结构模式

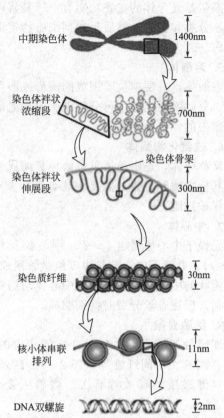

图 2-7　染色质纤维螺旋和折叠形成染色体示意

染色质主要成分是 DNA 和组蛋白，二者结合形成核小体，成为染色质结构的基本单位。染色质根据形态和功能可分为常染色质和异染色质。常染色质螺旋化程度小，分散度大，其中有活性的 DNA 分子，能活跃地进行复制和转录；异染色质为凝集状态的 DNA 与组蛋白的复合物，螺旋化程度高，一般位于核内膜的边缘，称浓缩染色质。

4. 核基质

核基质又称核液，是一种透明的液态胶状物质，与细胞质成分相似，内含水、无机盐、各种蛋白质及细胞核的代谢物，具有维持细胞核形态结构、参与核内 DNA 复制及染色体的构建等作用。

第二节　细胞的增殖

细胞增殖是细胞生命活动的基本特征之一，通过细胞分裂实现。细胞分裂方式有无丝分裂、有丝分裂和减数分裂三种。无丝分裂在低等生物中较为多见，过程简单、迅速。有丝分裂是人体体细胞增殖的主要分裂方式，减数分裂则主要见于生殖细胞的形成。

一、有丝分裂

有丝分裂又称间接分裂，普遍见于高等动植物。特点是有纺锤丝牵引染色体移动，染色体被平均分配到子细胞。细胞从上一次分裂结束开始，到下一次分裂结束所经历的过程称为细胞增殖周期，简称细胞周期。细胞周期分为分裂间期和分裂期。分裂间期为分裂期进行活跃的物质准备，完成 DNA 分子的复制和有关蛋白质的合成，同时细胞有适度的生长。一般分裂间期占细胞周期的 90%~95%；分裂期占细胞周期的 5%~10%。细胞种类不同，细胞周期的时间也不相同。

1. 分裂间期

分裂间期在细胞周期中所占时程长，又分为 DNA 合成前期（G_1 期）、DNA 合成期（S 期）和 DNA 合成后期（G_2 期）。

G_1 期是从细胞分裂完成到 DNA 开始复制的时期，持续时间一般较长，有的细胞历时数小时至数日，有的甚至数月，能合成大量的 RNA 和蛋白质。进入 G_1 期的细胞，分为三种类型。①连续增殖细胞：此类细胞能及时进入 S 期，并保持旺盛的分裂能力，如骨髓干细胞、上皮细胞等。②暂不增殖细胞或休止细胞：又称为 G_0 期细胞，如肝、肾细胞，平时保持分化状态，执行肝、肾功能，一旦肝、肾受到损伤，细胞大量死亡需要补充时，它们又进入增殖周期的轨道。有研究认为 G_0 期细胞较不活跃，对药物的反应也不敏感。③不再增殖细胞：此种细胞进入 G_1 期后，失去分裂能力，终身处于 G_1 期，如心肌细胞和神经细胞等。

S 期是 DNA 进行复制阶段，细胞核 DNA 含量增加一倍，合成一定数量的组蛋白，为细胞分裂做准备。

G_2 期主要合成 RNA 和蛋白质，主要是组蛋白、微管蛋白、膜蛋白等，为纺锤体和新细胞膜等形成提供原料。

知识链接

肿瘤是机体的细胞异常增殖形成的新生物，常表现为机体局部的异常组织团块（肿块）。染色体末端存在称为端粒的 DNA 重复序列，其长度随细胞的每一次分裂逐渐缩短。细胞分裂一定次数后，端粒缩短到一定程度，细胞死亡。许多恶性肿瘤细胞都含有端粒酶活性，可能使其端粒不会缩短，呈现永生化。

肿瘤细胞的增殖周期分 G_1、S、G_2、M 期。正常细胞的生长依赖于生长因子的调节，但肿瘤细胞可以在很少甚至完全没有生长因子的条件下，保持其持续增殖的能力。另有一些细胞可以暂时地离开增殖周期，但仍保持增殖的能力，这些细胞被称为 G_0 期细胞。正常的细胞和肿瘤细胞中都可能有 G_0 期细胞。G_0 期细胞可在某些刺激因素的作用下再次进入细胞周期开始增殖。处于增殖周期的细胞对药物敏感，G_0 期细胞对药物不敏感，所以 G_0 期细胞是肿瘤复发的根源。目前人们已研发出各种抗肿瘤药物，在肿瘤细胞增殖周期的不同阶段干扰肿瘤细胞生长从而治疗某些肿瘤。如放射线破坏癌细胞 DNA 的结构与合成，秋水仙碱阻止纺锤体的形成抑制癌细胞的分裂，烷化剂直接破坏 DNA 并阻滞其复制。

2. 分裂期

分裂期又称为 M 期，时程短，但细胞形态结构变化最大，生化活动极为复杂。细胞经过分裂期，能分裂成两个相同的子细胞，保持遗传一致性。M 期包括以下四期。①前期：染色质浓缩、螺旋化并形成染色体，核仁缩小并解体，有丝分裂器开始形成。②中期：染色体移向中央，形成赤道板，着丝点附着在纺锤丝上。③后期：2 条姐妹染色单体在纺锤丝的牵引下，在着丝粒处分离并分别移向细胞两极。④末期：2 组染色单体移至细胞两极，纺锤丝消失，染色体重新解螺旋成为染色质，核膜出现，形成 2 个子核，胞质一分为二，最后断裂形成 2 个子细胞。

有丝分裂结束，进入下一细胞周期。整个细胞周期是动态连续的过程，每个分期互相联系，不可分割。如果某个阶段受到环境因素干扰时，细胞增殖会发生障碍。

二、减数分裂

减数分裂是一种特殊的有丝分裂方式，也称成熟分裂。主要特点是细胞进行一次 DNA 复制，完成两次细胞分裂，分裂后细胞中染色体数目或 DNA 减少一半。哺乳动物的精子、卵子产生属于减数分裂。减数分裂不仅是保证物种染色体数目稳定的机制，同时也是物种适应环境变化不断进化的机制。

第三节 细胞的基本功能

细胞的基本功能包括：不同物质分子或离子跨膜转运功能；细胞间相互影响的跨膜信号转导功能；以不同带电离子跨膜运动为基础的细胞生物电和有关现象。

一、细胞膜的物质转运功能

细胞在新陈代谢过程中，不断有各种物质，例如 O_2 和 CO_2，各种营养物质、中间代谢产物或终产物、被吞噬物质（如细胞碎片、脂质块等）和细胞分泌或释放物质（如激素、神经递质等）进出细胞，这是依靠细胞膜的物质转运功能实现的。

细胞膜对物质的转运具有选择性，物质以何种方式通过细胞膜进行转运，其转运方向及速度如何，主要取决于以下几个因素：①物质分子量的大小，如脂溶性小分子物质可直接穿过细胞膜进行转运，而大分子物质的转运则要进行复杂的主动转运，如细胞膜内陷或伸出伪足等。②细胞膜两侧的该物质的浓度差或电位差，物质顺浓度差或顺电位差（从高浓度或高电位一侧到低浓度或低电位一侧）转运不消耗能量，逆浓度差或逆电位差（从低浓度或低电位一侧到高浓度或高电位一侧）转运则需要消耗能量。③膜对该物质的通透性。

现将几种常见的细胞膜物质转运方式介绍如下。

(一) 单纯扩散

单纯扩散是指脂溶性小分子物质在浓度差的驱使下从高浓度一侧向低浓度一侧进行的跨膜转运过程。单纯扩散是一种单纯的物理现象，是物质跨细胞膜转运方式中最简单的一种。靠该方式进出细胞的物质主要有 O_2、CO_2、NO、NH_3、尿素、H_2O、乙醇、甘油等脂溶性小分子物质。

单纯扩散的特点是物质顺浓度差转运，不需要细胞代谢提供能量。不同物质扩散量的多少和速度取决于：①细胞膜两侧的该物质的浓度差，这是扩散的动力；②膜对该物质的通透性，即物质通过细胞膜的难易程度。浓度差越大，通透性越高，转运量越多；反之，转运量越少。

(二) 易化扩散

一些非脂溶性或脂溶性小的物质，借助膜蛋白顺浓度梯度或电位梯度的跨膜转运，称为易化扩散。根据膜蛋白介导的转运方式的不同，易化扩散又分为通道转运和载体转运两种形式。易化扩散和单纯扩散一样，不需要细胞代谢提供能量。

1. 通道转运

通道是一种贯穿脂质双分子层的整合性蛋白，其中央有亲水性孔道。某些带电粒子（如 Na^+、K^+ 等）在通道蛋白帮助下，顺电位梯度或浓度梯度的跨膜转运称为通道转运。

通道的特征如下。①离子选择性：每种通道只对一种或几种离子有较高的通透能力，而对其他离子不通透或不易通透。如 Na^+ 通道只能允许 Na^+ 通过而一般不允许 Mg^{2+}、K^+ 通过。根据离子的选择性将通道分为不同的种类，如 Na^+ 通道、K^+ 通道。②转运速度快：与载体转运相比，通道转运的速度很高。③门控特性：通道的开放（激活）和关闭（失活）是由"闸门"来调控的，"闸门"即通道蛋白中带电荷的分子或基团。根据通道开放和关闭的机制不同，可将通道分为化学门控通道、电压门控通道、机械门控通道。受控于化学因素称为化学门控通道，如肌细胞终板膜上的 N_2 型乙酰胆碱受体通道；由细胞膜两侧电位变化调控通道开放的称为电压门控通道，如大多数细胞膜上 Na^+ 通道、K^+ 通道等属于此类；若受控于机械因素（如牵拉、压迫等）的通道称为机械门控通道，如耳蜗毛细胞上的由声波刺激控制其开放或关闭的通道。

通道有备用、激活（开放）和失活（关闭）三种功能状态。当通道激活时，Na^+、Ca^{2+}、K^+ 等离子可顺浓度差或电位差经各自的通道进出细胞（图 2-8）；当通道失活时，膜对这些离子不通透；通道备用时，呈关闭状态，但受刺激时可以开放。这三种状态的转化遵循一定规律，即由备用转入激活，激活转入失活，失活转入备用，而失活状态不能直接转为激活。

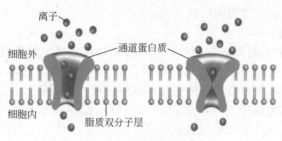

图 2-8　通道转运示意

知识链接

钙通道阻滞剂也叫钙拮抗剂，主要通过阻断心肌和血管平滑肌细胞膜上的钙离子通道，抑制细胞外钙离子内流，使细胞内钙离子水平降低而引起心血管等组织器官功能改变的药物。具有扩张血管和负性肌力作用，松弛血管平滑肌，减少末梢血管阻力，降低心肌氧耗量，降低血压。临床上常用的钙通道阻滞剂有三类：苯烷胺类（如维拉帕米）、二氢吡啶类（如硝苯地平）、地尔硫䓬类（如盐酸地尔硫䓬）。此类药物临床主要应用于高血压病、冠心病和心律失常。

2. 载体转运

载体是一种贯穿脂质双分子层的整合蛋白，其分子上有一个或多个能与被转运物质发生特异性结合的位点或区域。一些非脂溶性的小分子物质在高浓度一侧与载体蛋白的位点结合，载体蛋白发生构型改变，将物质运载到低浓度一侧，随后二者分离，完成物质转运（图 2-9）。载体蛋白与物质解离后可恢复原来空间构象，因此可反复使用。例如葡萄糖、氨基酸、核苷酸等小分子有机物的跨膜转运就是以这种方式进行的。

载体转运的特征是：①饱和现象。在一定

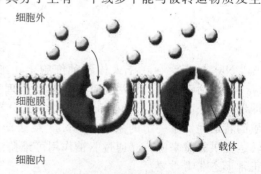

图 2-9　载体转运示意

范围内,增加被转运物质的数量能提高转运率和转运速度,但被转运物质浓度增加超过一定限度时,再增加该物质浓度其转运量不再增加。这是因为载体蛋白的数量和结合位点数量是有限的。②高度特异性。一种载体只能转运某种特定结构的物质,如葡萄糖载体只能转运葡萄糖,不能转运氨基酸。③竞争性抑制。某一种载体可同时转运A、B两种物质。物质通过细胞膜的数量是有限的,那么A物质转运量增加,必然导致B物质的转运量减少。

单纯扩散和易化扩散的动力来源于细胞膜两侧物质的浓度差或电位差形成的势能,因为不需要细胞代谢提供能量,故被称为被动转运。单纯扩散对机体细胞O_2的供应和CO_2的排出十分重要;易化扩散是细胞膜物质转运的一种重要而普遍的存在方式,人体重要的生理功能,如营养物质的吸收(小肠的吸收、肾小管重吸收)、生物电产生、兴奋传导和肌肉收缩等都与易化扩散有密切联系。

(三) 主动转运

细胞通过消耗生物能在膜蛋白的帮助下将小分子的物质或离子逆电位梯度或化学梯度进行的跨膜转运过程称为主动转运。主动转运分为原发性主动转运和继发性主动转运两种。一般所说的主动转运是指原发性主动转运。

1. 原发性主动转运

细胞直接利用ATP水解释放的能量,将物质逆浓度差或电位差转运的过程称为原发性主动转运。介导这一过程的膜蛋白称为生物泵,具有ATP酶活性,能分解ATP并利用其分解所释放的能量直接将某种物质逆浓度差(或电位差)跨膜转运。通过生物泵转运的通常是一些离子,所以也称为离子泵,如Na^+-K^+泵可转运Na^+、K^+,Ca^{2+}泵可转运Ca^{2+},质子泵可转运H^+等。目前研究最充分的是Na^+-K^+泵,现在以Na^+-K^+泵为例来介绍一下主动转运的过程。

Na^+-K^+泵简称Na^+泵,是细胞膜上的一种特殊蛋白质,也称为Na^+-K^+依赖式ATP酶。机体细胞在安静状态下,细胞膜内的K^+浓度是细胞膜外K^+浓度的30倍,而细胞膜外的Na^+浓度是细胞内Na^+浓度的12倍左右,即细胞内外的Na^+、K^+存在浓度差。当细胞内Na^+浓度升高或细胞外的K^+浓度升高时,Na^+泵被激活。Na^+泵每分解一分子ATP所释放的能量可以将3个Na^+移出细胞,同时将2个K^+移入细胞,具有驱钠摄钾的作用(图2-10)。

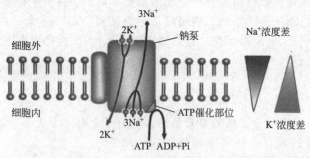

图2-10 Na^+-K^+泵主动转运示意

Na^+泵广泛存在于人体各种细胞上,细胞代谢所获得的能量有20%～30%用于维持Na^+泵的活动。Na^+泵活动具有重要的生理意义:①维持了细胞内外Na^+、K^+的浓度差,即形成膜外高Na^+,膜内高K^+的不均衡分布。这是细胞产生生物电的基础,同时为其他物质的转运提供了一定的条件。②Na^+泵活动使细胞膜外建立起势能储备,可为继发性主动转运提供能量来源;③通过驱钠作用可维持细胞外液渗透压,对于稳定细胞容积、保持细胞正常形态非常重要。

知识链接

质子泵抑制剂是目前最有效的胃酸分泌抑制剂和抗溃疡药物,被认为对消化系统疾病的治疗具有里程碑式意义。其作用机理是进入胃壁细胞分泌小管的高酸环境中与 H^+ 结合形成有活性的次磺酸和次磺酰胺,与质子泵(H^+-K^+-ATP 酶)中的 α 亚单位中的半胱氨酸残基形成二硫键结合,导致体内 H^+-K^+-ATP 酶活性永久被抑制。该药具有高度选择性,可抑制胃酸形成的最后步骤,有效抑制基础胃酸分泌和各种应激性胃酸分泌。因作用强,持续时间长久,疗程短,不良反应少,无耐受现象,广泛应用于消化性溃疡、根除幽门螺杆菌、卓-艾综合征、胃食管反流病和上消化道出血等酸相关性疾病的治疗。代表药物有奥美拉唑、兰索拉唑、泮托拉唑、雷贝拉唑等。

2. 继发性主动转运

某些物质在进行逆浓度差或电位差转运时,所需的能量并不直接来自 ATP 分解,而是来自 Na^+ 在膜两侧的势能贮备(利用 Na^+ 泵建立起来的),这种间接利用 ATP 能量的主动转运方式称为继发性主动转运。

例如葡萄糖和氨基酸等物质在小肠黏膜上皮细胞的吸收、肾小管上皮细胞吸收都是继发性主动转运。小肠黏膜上皮细胞基底侧膜上钠泵的活动,造成上皮细胞内低 Na^+,并在顶膜的内外形成 Na^+ 的浓度差。顶膜的 Na^+-葡萄糖联合转运体利用膜两侧 Na^+ 的化学驱动力,将肠腔中的 Na^+ 和葡萄糖一起转运至上皮细胞内,这一过程 Na^+ 的转运是顺浓度差,葡萄糖是逆浓度差进行的。进入上皮细胞内的葡萄糖可经基底侧膜上的葡萄糖载体扩散至细胞外液,而后进入血液,完成葡萄糖在肠腔的主动吸收过程(图 2-11)。

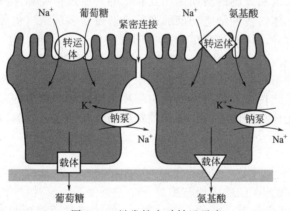

图 2-11 继发性主动转运示意

继发性主动转运可分为同向转运和逆向转运。被转运的两种物质发生同时、同方向的转运,称为同向转运,如葡萄糖、氨基酸在小肠黏膜上皮的吸收过程;若两物质的转运方向相反,就称为逆向转运,如心肌膜上的 Na^+-Ca^{2+} 交换、肾小管上的 Na^+-H^+ 交换。

(四)入胞和出胞

膜蛋白可以介导水溶性小分子通过细胞膜,但它不能转运大分子物质。大分子物质或团块通过细胞膜,必须通过细胞膜一系列复杂的变形吞吐活动来完成。

1. 入胞

细胞外大分子物质或物质团块(细菌、病毒、异物、大分子营养物质、脂类物质等)进

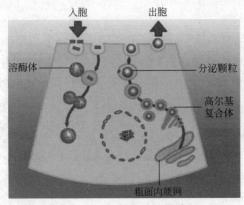

图 2-12 出胞和入胞示意

入细胞的过程称为入胞（图 2-12）。入胞有两种方式：进入细胞的物质是固体的称为吞噬；进入细胞内的物质是液体的称为吞饮。

物质在入胞时，靠近物质团块的细胞膜向内凹陷或伸出伪足包绕异物，此后包裹的细胞膜融合、断裂，形成吞噬（吞饮）小泡进入胞质内。不同物质进入细胞内的意义不同，如中性粒细胞将细菌吞噬后，吞噬小泡与溶酶体融合，被溶酶体的蛋白水解酶消化分解。

2. 出胞

细胞内大分子内容物排出细胞的过程称为出胞（图 2-12）。主要见于细胞的分泌活动，如消化腺细胞分泌消化酶；内分泌细胞分泌激素至组织液或血液的方式；神经纤维末梢将神经递质释放到突触间隙的方式。

首先大分子物质在粗面内质网的核糖体合成，在高尔基复合体转运过程中，被一层膜性结构包裹，形成分泌囊泡或分泌颗粒，贮存于细胞质中。当分泌活动开始时，囊泡向细胞膜移动，与膜接触、融合、破裂，将囊泡内的物质一次性全部排出细胞，而囊泡膜随即成为细胞膜的组成部分。

出胞与入胞都伴随着细胞膜的变形运动，是需要消耗能量的。分泌细胞中如果 ATP 合成受阻，则出胞不能进行。

二、细胞的跨膜信号转导功能

机体各种器官、组织和细胞的活动是相互联系的，通过神经和体液调节成为一个有机整体，并与环境相适应。体内各种细胞功能的调节是通过众多刺激（信号物质）实现的。刺激信号种类繁多，性质各异。体外刺激信号有物理性信号（光、声、电、温度）、化学性信号（环境中各种化学物质）及生物性信号（细菌、病毒、寄生虫）。

外界信号作用于细胞时，通过引起膜结构中特殊蛋白质分子的变构作用，将外界环境变化的信息以新的信号形式传递到细胞膜内，引起靶细胞代谢和功能的改变，这一过程称为跨膜信号转导。根据膜受体类型的不同，细胞膜跨膜信号转导途径分为以下三种方式。

 知识链接

受体是位于细胞膜上或细胞内能与胞外化学信号物质特异性结合并能引起特定生物效应的大分子化合物（如蛋白质、核酸、脂质等）。受体按分布的部位可分为膜受体、胞质受体和核受体。通常所说的受体指膜受体。把在细胞间传递信息，并能与受体特异性结合的化学物质称为配体，如神经递质、激素、细胞因子、气体分子等。同一种配体作用于不同的受体，可产生不同的生理效应。

受体与配体结合的主要特征如下。①特异性：受体只能与其相对应的化学物质结合，产生特定的生理效应，即受体具有识别能力。对于细胞外数量庞大的化学信号，受体因具有特异性才能使产生的效应具有特定性和准确性。②饱和性：受体的数量是有限的，因此结合化学物质的数量也是有限的。③可逆性：受体既能与配体结合，也能与其分离。如在酶的作用下，配体灭活，从而与受体分离。④高效性：极微量的配体与受体结合后，即可产生较为显著的生物学效应。

（一）离子通道受体介导的跨膜信号转导

细胞膜上某些离子通道具有受体功能，本身既有信号结合位点，又是离子通道。结合位点一旦与信号物质结合，受体被激活，导致通道开放，引起离子的跨膜转运，使通道所在的细胞膜电位发生变化，从而实现信号的跨膜转导。其典型实例就是神经-肌肉接头处的兴奋传递，神经末梢释放的乙酰胆碱（ACh）与骨骼肌终板膜上的 N_2 型胆碱能受体结合后，受体构象发生改变，化学门控通道开放，引起以 Na^+ 内流为主的跨膜移动，产生终板电位，引起骨骼肌的兴奋和收缩，从而实现 ACh 的跨膜信号转导。

（二）G蛋白耦联受体介导的跨膜信号转导

G蛋白耦联受体介导的跨膜信号转导一般需要细胞膜上三类蛋白质的参与，即G蛋白、G蛋白耦联受体和G蛋白效应器。外来信号分子，即配体与受体结合后激活G蛋白，由激活的G蛋白进一步影响效应器分子的功能，从而引起细胞的生物效应。

1. G蛋白

G蛋白是鸟苷酸结合蛋白的简称，是耦联膜受体与下游效应器（酶或离子通道）的膜蛋白，存在于质膜的胞质面。G蛋白有激活态（结合GTP）和失活态（结合GDP）两种分子构象。在信号转导中，两种构象相互交替，起着分子开关的作用。

2. G蛋白耦联受体

G蛋白耦联受体也是存在于细胞膜上的一种蛋白质。信号分子与细胞膜受体结合后可激活细胞膜上的G蛋白，进而激活G蛋白效应器（包括多种效应器酶和离子通道），G蛋白效应器酶再催化某些物质（如ATP等）产生第二信使（如cAMP），第二信使通过蛋白激酶或离子通道发挥信号转导作用。激素、神经递质、细胞因子等信号分子称为第一信使。第一信使作用于细胞膜后产生的细胞内信号分子称为第二信使。含氮类激素多是通过G蛋白耦联受体介导信号传导的。

3. G蛋白效应器

G蛋白效应器包括酶和离子通道两类。主要的效应器酶有腺苷酸环化酶（AC）、磷脂酶C（PLC）、磷酸酶 A_2（PLA_2）和磷酸二酯酶（PDE）等，它们催化产生或分解第二信使物质，将信号转导至细胞内。某些离子通道也可直接接受G蛋白的调控或间接通过第二信使接受调控。

（三）酶耦联受体介导的跨膜信号转导

酶耦联受体是指细胞膜上的一些蛋白质分子，既有与配体结合的位点，起受体的作用，又具有酶的催化作用。酶耦联受体分为两类：一类受体与酶是同一蛋白质分子，如酪氨酸激酶受体；另一类受体虽本身没有酶的活性，但当它与配体结合后立即与酪氨酸激酶结合，并使之激活，称为结合酪氨酸激酶的受体。酶耦联受体介导的信号转导，就是通过它们的酶催化、受体这种双重作用完成的信号传导。体内大部分生长因子和一部分肽类激素（如胰岛素）介导的信号传导就属于这种方式。

三、细胞的生物电现象

生物电现象在临床上的应用广泛，如心电图、脑电图、肌电图等被应用于疾病的诊断。究竟什么是生物电呢？生物电就是指生命活动过程中，在生物体内产生的各种电位或电流。人体的多种生理活动都与生物电有关，如人体心脏跳动、大脑思维、刺激反应等。它是普遍存在而又非常重要的生命现象。

可兴奋细胞无论处于何种状态，都表现有电变化。对细胞生物电的特性和发生机制的深入探讨，首先从跨膜电位的研究开始。跨膜电位即细胞膜内外存在的电位差，它有两种表现形式：安静时具有的静息电位和受刺激后产生的动作电位。

（一）静息电位

1. 相关概念

静息电位（resting potential，RP）是指细胞在静息状态（即安静状态）下，存在于膜两侧的电位差。静息电位是一切生物电现象产生的基础。

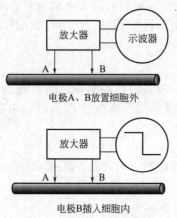

图 2-13 静息电位的测定示意

静息电位的记录要通过一个特殊的实验装置。它包括显示电位变化的示波器和尖端很细并能插入细胞的记录电极。如图 2-13，把两电极 A、B 同时放于细胞膜外表面，示波器不显示电位的变化。说明细胞外表面任意两点间电位相等。如果将 B 电极刺入膜内，A 电极仍留在膜外，示波器上电位线迅速下降，说明细胞膜内外两侧具有电位差，此时的膜电位即为静息电位。

习惯上以膜外电位为零时的膜内电位数值来表示静息电位。安静时记录到的膜内电位一般为负值，范围在 $-10 \sim -100 mV$。膜电位的绝对值代表电位差的大小，而膜电位的正负号表明膜内外电位的大小关系。骨骼肌细胞的静息电位约为 $-90 mV$，则说明膜内外的电位差为 90 mV，且膜内电位低于膜外，呈现"内负外正"的特点。

人们把静息时细胞膜两侧电荷的不均衡分布的状态称为极化。如果膜电位发生变化，如由 $-90 mV$ 变为 $-100 mV$，膜电位绝对值增大称为超极化；如当膜电位减小，如从 $-90 mV$ 变为 $-70 mV$，称为去极化（除极化）；细胞在发生除极化后膜电位再向静息电位方向恢复的过程，称为复极化；细胞膜去极化后膜电位变为内正外负的状态为反极化。

2. 静息电位产生条件

细胞静息时为什么会在膜内外存在一定的电位差呢？普遍认为有以下两个条件驱使静息电位的形成。

（1）细胞内外离子浓度不同　细胞外阳离子以 Na^+ 为主，阴离子以 Cl^- 为主，且浓度远高于细胞内的 Na^+、Cl^- 浓度；细胞内阳离子以 K^+ 为主（约为胞外的 30 倍），阴离子以大分子蛋白质离子为主。这种浓度差是靠钠泵来维持的。

（2）静息时细胞膜对各种离子的通透性不同　研究发现，膜对 K^+ 通透性较大，对其他离子通透性较小，这为安静时 K^+ 向细胞外扩散提供了可能性。

3. 静息电位产生机制

安静时，由于细胞膜内外存在 K^+ 浓度差及膜对 K^+ 的通透性较大，因而 K^+ 由细胞内向细胞外扩散，即 K^+ 外流。带正电荷的 K^+ 外流时必然吸引带负电荷的蛋白质同行，但由于膜对带负电荷的蛋白质几乎没有通透性，对 K^+ 的跨膜移动还具有静电吸引作用。因此，K^+ 的扩散形成了两个结果，一是扩散出来的 K^+ 只能分布在膜外表面，而不能扩散到细胞外液；二是扩散至膜外的 K^+ 在外表面聚积形成一个正电场，由此形成排斥细胞内 K^+ 进一步向外扩散的力量。当 K^+ 外流的化学驱动力与阻止 K^+ 外流的电场作用力达到平衡时，不再有 K^+ 的净外流，此时膜内外形成稳定的跨膜电位差值，即静息电位。它实际上是 K^+ 的电化学平衡电位。

静息电位的大小主要受细胞内 K^+ 浓度和 Na^+ 泵活动的影响。如果细胞外 K^+ 浓度增高，可使细胞内外 K^+ 浓度差减小，从而使 K^+ 向细胞外扩散动力减弱，K^+ 外流减少，结果使静息电位减小；反之，如果细胞外的 K^+ 浓度降低，则引起静息电位增大。Na^+ 泵活动与细胞代谢密切相关，如果细胞代谢障碍，Na^+泵功能受抑制，K^+不能顺利泵回细胞内，将使细胞内外K^+浓度差逐渐减小，最终导致静息电位逐渐减小，甚至消失。静息电位和极化状态是一种现象的两种表达方式，是细胞安静的标志。静息电位是细胞产生兴奋的基础。

（二）动作电位

1. 概念及变化过程

细胞在受到适当的刺激（阈刺激或阈上刺激）后，其膜电位将发生短暂的、可逆的、可扩布的电位变化称为动作电位（action potential，AP）。动作电位是细胞处于兴奋状态的标志。

以神经纤维为例，静息电位为$-70mV$，细胞受到一个有效刺激兴奋时，可在示波器上观察到一个动作电位的波形（图2-14）。动作电位由上升支（去极相）和下降支（复极相）组成。

首先膜内电位很快升高，由$-70mV$升高到$0mV$，这个过程为去极化，即由内负外正变为膜内外电位差消失，进而膜内电位继续升高，由$0mV$升高到$+30mV$，称为超射，此时膜内为正电位，膜外为负电位，极化状态逆转，称为反极。去极化和反极化形成动作电位的上升支，历时很短，大约为$0.5ms$，也可称为去极相。动作电位到达顶点后立即迅速下降，膜内电位由正又回到负，直到接近静息电位水平，构成动作电位的下降支，这一过程称为复极相。迅速去极化的上升支和迅速复极化的下降支共同形成尖峰样的电位变化，称为锋电位。由锋电位恢复到静息

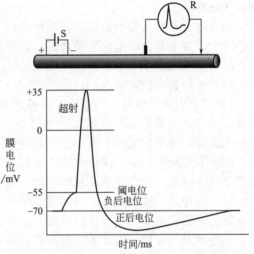

图2-14 测量单一神经纤维动作电位的实验模式

电位前经历的一段较长时间的微弱电位变化称为后电位。后电位由负后电位和正后电位组成。负后电位为膜电位尚未复极到静息电位水平；正后电位为膜电位复极超过静息电位水平。后电位结束后，膜电位才能恢复到静息电位水平。

2. 动作电位产生条件

① 细胞外液中带正电荷的离子主要是Na^+，带负电荷的离子主要是Cl^-，细胞外液Na^+浓度比细胞内约高12倍，因此Na^+有从细胞外向细胞内扩散的趋势。

② 当细胞受到刺激时，膜对Na^+的通透性增加（即Na^+通道开放）。

3. 动作电位产生机制

细胞在静息状态下，膜主要对K^+具有通透性，各种离子的浓度梯度不变，而刺激对细胞的作用，改变的是膜对离子的通透性。

（1）上升支产生机制　阈刺激或者阈上刺激使静息时膜对K^+有通透性变为主要对Na^+有通透性。于是Na^+通道少量开放，Na^+少量内流，使膜发生去极化，当膜电位增大达到一定程度时，膜上Na^+通道被激活而大量开放，Na^+大量快速地内流。这一过程是一个正反馈过程。使膜对Na^+通透性突然增大的临界膜电位称为阈电位。阈电位一般比静息电位小$10\sim20mV$，刺激必须使膜内负电位值减小到达阈电位水平，才能爆发动作电位。由于Na^+大量内流使膜内的正电位增大，成为膜外Na^+内流的电场阻力，当阻止Na^+内流的力

量和驱使 Na^+ 内流的力量达到平衡时，Na^+ 净内流停止。此时动作电位的上升支幅值即为 Na^+ 的平衡电位。

(2) 下降支产生机制　膜对 Na^+ 通透性的增加是一过性的，很快 Na^+ 通透性便降低，钠通道失活关闭，膜又恢复了对 K^+ 的通透性，K^+ 顺浓度差外流，膜内电位迅速下降，产生动作电位的下降支，也就是复极化。

(3) 后电位产生机制　锋电位之后的负后电位一般认为是复极化时迅速外流的 K^+ 在细胞膜外堆积，使后续 K^+ 外流速度减慢所致。复极化结束后，细胞跨膜电位虽然基本恢复静息状态，但离子分布状态并未恢复。由于伴随细胞动作电位的发生，Na^+ 内流，K^+ 外流，细胞膜上的 Na^+ 泵被激活，Na^+ 泵活动增强使带正电荷离子在短时间内过度外流（泵出 3 个 Na^+，泵入 2 个 K^+），导致膜内轻度超极化，这就是正后电位产生原因之一。钠泵活动的最终结果使膜电位两侧的 Na^+、K^+ 不均衡分布状态恢复到动作电位发生前，为细胞再次兴奋做好准备。

动作电位是可兴奋细胞具有兴奋性的标志，与兴奋是同义词。可兴奋细胞只有先产生兴奋，才能表现出各自特定的生理功能，如腺体分泌、肌肉收缩。

4. 动作电位的特点

动作电位具有以下特点。

(1) "全或无"现象　动作电位一旦产生，其形状和幅度将保持不变，即使增加刺激的强度，动作电位幅度也不再增加，这就是"全"；而当刺激强度过小，没有达到阈电位时，细胞不兴奋，即动作电位不能产生，此即"无"。

(2) 不衰减性传导　动作电位产生后迅速沿细胞膜表面向周围扩布，直到整个细胞膜全部产生动作电位。在此传导过程中，动作电位的波形和幅度始终保持不变。

(3) 脉冲式　给细胞连续的刺激，所产生的动作电位不融合，每个动作电位波形之间都有一定的间隔，形成了脉冲样的图形。这是因为细胞在发生一次兴奋后，细胞兴奋性降低到零，处于绝对不应期，因此无论施加多强的刺激也不能使细胞再次兴奋，所以动作电位总是一个个分离的。在绝对不应期之后，细胞的兴奋性逐渐恢复，只要是有效刺激，细胞在超常期和低常期都是会再次兴奋的。

动作电位时相与兴奋性的周期性变化关系大致是：动作电位的锋电位相当于绝对不应期；动作电位的负后电位前部分相当于相对不应期；动作电位的负后电位后部分相当于超常期；动作电位的正后电位相当于低常期（图2-15）。

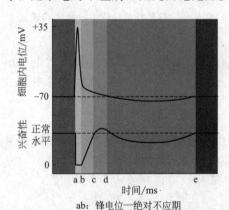

ab：锋电位—绝对不应期
bc：正后电位的前部—相对不应期
cd：正后电位的后部—超常期
de：负后电位—低常期

图 2-15　动作电位与兴奋性的时间关系

5. 动作电位的传导

动作电位一旦在细胞膜的某点产生，就会沿细胞膜传播，使整个细胞膜都经历一次兴奋过程。将动作电位在同一细胞上的扩布称为传导。动作电位在神经纤维上的传导称为神经冲动。

神经纤维分为有髓神经纤维和无髓神经纤维。兴奋在不同神经纤维上传导是不同的。兴奋在无髓神经纤维上的传导以局部电流的方式进行。以无髓神经纤维为例，在细胞表面任何一点产生兴奋时，跨膜电位表现为膜内变正、膜外变负，而邻近未兴奋部位膜内为负、膜外为正，兴奋与未兴奋部位产生电位差。由于细胞内、外液体都具有导电性，致使兴奋与未兴奋部位产生电荷移动称为局部电流（图2-16）。在细胞膜内，局部电流由兴奋部位流向未兴奋部位；

在细胞膜外，局部电流由未兴奋部位流向兴奋部位。局部电流使邻近未兴奋部位膜去极化达到阈电位时，导致 Na^+ 通道大量开放，Na^+ 迅速内流，爆发动作电位。照这样原理依次使整个细胞发生兴奋。

有髓神经纤维的髓鞘具有绝缘性，不允许离子跨膜移动。两段髓鞘之间有 $1\sim 2\mu m$ 的轴突膜裸露区，称为郎飞结。郎飞结处 Na^+ 通道密集，容易产生动作电位。所以有髓神经纤维的局部电流是在郎飞结之间发生的（图2-16）。这种传导方式称为跳跃式传导。与无髓神经纤维相比，跳跃式传导速度要快得多。

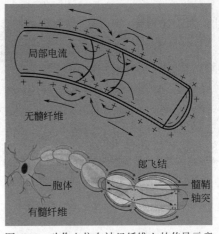

图2-16 动作电位在神经纤维上的传导示意

（三）局部电位

可兴奋细胞受到阈下刺激时，由于刺激强度小，只能引发少量 Na^+ 通道开放，少量 Na^+ 内流，细胞膜去极化达不到阈电位，因而不能触发动作电位，这时只能引起受刺激局部的一个较小的电位改变，称为局部电位，也叫局部兴奋。

与动作电位相比，局部电位具有以下特点。①不是"全"或"无"：即在一定范围内，局部电位的大小随着刺激强度增大而增大。②电紧张性扩步：局部电位不能远传，随着传播距离增加，电位变化逐渐减小。③总和现象：局部电位可以叠加，先后多个阈下刺激引起的局部电位叠加称为时间总和，细胞膜相邻多处的阈下刺激引起的局部电位叠加称为空间总和（图2-17）。如果局部电位发生总和后使细胞膜去极化达到阈电位，动作电位即会产生。

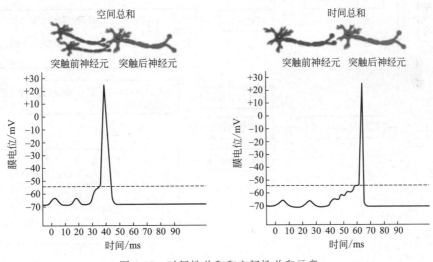

图2-17 时间性总和和空间性总和示意

综上所述，动作电位可以由一次阈刺激或阈上刺激引起，也可以由多个阈下刺激产生的局部反应的总和而引发。由此可见，能否爆发动作电位的关键在于细胞膜去极化能否达到阈电位。刺激强度达到阈值是细胞产生兴奋的外部条件，膜去极化达到阈电位是细胞产生兴奋的基础。

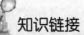

知识链接

强心苷是一类选择性作用于心脏、加强心肌收缩力的药物。强心苷与 Na^+-K^+-ATP 酶结合，抑制酶的活性，使 Na^+、K^+ 转运受到抑制，结果细胞内 Na^+ 逐渐增加，K^+ 逐渐减少。此外通过细胞膜上 Na^+-Ca^{2+} 交换系统，使胞内 Na^+ 与胞外 Ca^{2+} 进行交换，使细胞内 Ca^{2+} 浓度升高。能加强心肌收缩力、减慢心率，对心肌生物电产生影响。临床上主要用以治疗慢性心功能不全，此外可治疗某些心律失常，尤其是室上性心律失常。常用的药物有洋地黄、地高辛等。

本章小结

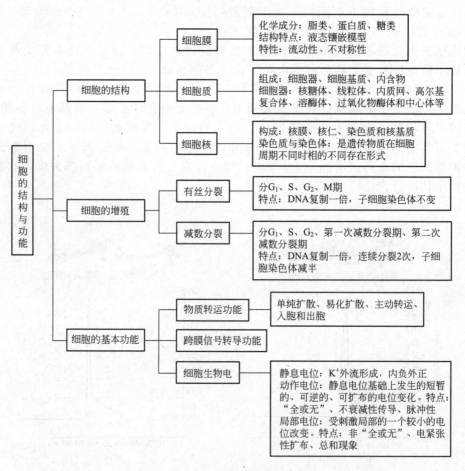

目标检测

一、名词解释

1. 钠泵　2. 去极化　3. 染色体　4. 动作电位　5. 阈电位　6. 易化扩散

二、单项选择

1. 细胞膜的液态镶嵌模型认为：
   A. 脂质双分子层夹着两层蛋白质
   B. 两层蛋白质分子夹着一层脂质分子
   C. 脂质双分子层两侧有蛋白质
   D. 脂质双分子层镶嵌蛋白质和糖

2. 细胞内消化的主要场所是：
   A. 线粒体　　　　B. 溶酶体　　　　C. 内质网　　　　D. 高尔基复合体

3. 人体 O_2 和 CO_2 进出细胞膜是通过：
   A. 单纯扩散　　　B. 易化扩散　　　C. 主动转运　　　D. 出胞作用

4. 膜内电位从 $-70mV$ 升高到 $0mV$，是由于细胞发生了：
   A. 去极化　　　　B. 超极化　　　　C. 复极化　　　　D. 反极化

5. 细胞安静时，通透性最大的离子是：
   A. Na^+　　　　B. K^+　　　　C. Ca^{2+}　　　　D. Cl^-

6. 以下哪个不是动作电位的特点：
   A. 全或无现象　　B. 总和现象　　　C. 不衰减性传导　D. 脉冲性

7. 不属于膜性细胞器的是：
   A. 核糖体　　　　B. 内质网　　　　C. 线粒体　　　　D. 高尔基复合体

三、简答题

1. 请问动作电位为什么是"全或无"？它的特点与局部电位特点有何区别？
2. 高钾血症患者其静息电位和动作电位有何改变？为什么？
3. 请问内分泌腺分泌激素是通过何种物质转运方式实现的？

四、课外活动

1. 请依据本章所学的知识分析临床应用质子泵抑制剂治疗消化性溃疡的药理机制。
2. 请你深入图书馆查找资料，说明性染色体遗传病与常染色体遗传病的区别。判断父母与子女的血缘关系时为何要做亲子鉴定？

第三章 人体基本组织

Chapter 03

学习目标

通过学习本章，学生应掌握人体四大基本组织的形态结构与功能特点，从微观角度认识人体，为进一步学习机体各器官、系统奠定基础。

知识目标

1. 掌握组织的构成、结构特点和分布。上皮组织的特点、分类和分布；结缔组织分类和功能；肌组织的分类及形态结构；神经组织的组成及结构。
2. 熟悉疏松结缔组织的细胞形态和功能。
3. 了解神经胶质细胞的结构和功能。

技能目标

利用显微镜观察相关组织标本。

组织由细胞和细胞间质组成，是构成人体器官的基本成分。细胞间质是细胞之间的物质，由各种纤维和基质构成，具有支持和营养细胞的重要作用。人体组织可分四类：上皮组织、结缔组织、肌组织和神经组织。

第一节 上皮组织

上皮组织（epithelial tissue）简称上皮，由形态规则、排列紧密的上皮细胞及少量细胞间质组成。大部分上皮覆盖于机体和器官的表面或内衬于机体内有腔器官的腔面，称被覆上皮；有些上皮以分泌功能为主，称腺上皮；还有一些上皮具有特殊功能，比如接受刺激的感觉上皮、生殖上皮等。

上皮组织的细胞呈现明显极性，朝向体表腔面的一侧称游离面，通过基膜与深层结缔组织相连的一侧称基底面。上皮细胞的各个面常形成一些特殊结构，如在游离面有微绒毛、纤毛，在基底面有质膜内褶。上皮组织内无血管，细胞所需营养由深层结缔组织中的血管渗出液透过基膜供给。有些上皮组织内有丰富的神经末梢，可感受各种刺激。上皮组织具有保护、吸收、分泌、排泄、接受刺激等功能。

一、被覆上皮

被覆上皮主要依据上皮细胞的层数和细胞形状来分类，如表 3-1 所示。

表 3-1 被覆上皮的分类和主要分布

细胞层数	上皮类型	主要分布
单层上皮	单层扁平上皮	内皮:心、血管和淋巴管的腔面
		间皮:胸膜、腹膜以及心包膜的内表面
		其他:肺泡上皮、肾小囊壁层等
	单层立方上皮	肾小管和甲状腺滤泡等
	单层柱状上皮	胃、肠、胆囊、子宫等腔面
	假复层纤毛柱状上皮	呼吸道等腔面
复层上皮	复层扁平上皮	非角化:口腔、食管和阴道等腔面
		角化:皮肤表皮
	变移上皮	肾盂、输尿管及膀胱腔面

（一）单层上皮

1. 单层扁平上皮

单层扁平上皮又称单层鳞状上皮，由一层扁平细胞构成（图3-1）。表面观细胞呈多边形，侧面观有核部略厚，其余部分胞质较薄，有利于物质的通透。内衬于心、血管和淋巴管的腔面者称内皮；分布于胸膜、心包膜和腹膜表面者称间皮。单层扁平上皮的主要功能为润滑，减少器官间摩擦，利于血液和淋巴液流动。

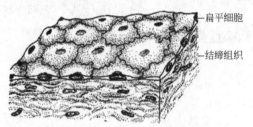

图 3-1　单层扁平上皮示意

2. 单层立方上皮

单层立方上皮由一层立方形细胞构成（图3-2）。细胞呈多边形，核圆居中，主要分布于甲状腺滤泡、肾小管等处，具有分泌和吸收功能。

3. 单层柱状上皮

单层柱状上皮由一层柱状细胞构成，侧面观细胞呈柱状，核呈长椭圆形、位于细胞近基底部，游离面观有微绒毛，分布于胃、肠、胆囊、子宫、输卵管等腔面处，大多有吸收和分泌功能（图3-3）。在肠黏膜的柱状细胞之间还散在有杯状细胞，可分泌黏液以润滑和保护上皮。

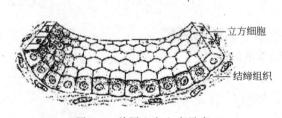

图 3-2　单层立方上皮示意

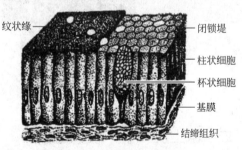

图 3-3　单层柱状上皮示意

4. 假复层纤毛柱状上皮

假复层纤毛柱状上皮由梭形、锥形、柱状和杯状细胞构成，以柱状细胞居多，游离面有纤毛（图3-4）。因其细胞高低不一，侧面观细胞核分布位置不在同一平面，形似复层，但所有细胞基底部都附于基膜上，故称假复层。此上皮多分布于呼吸道黏膜，具有清洁、保护和分泌功能。

（二）复层上皮

1. 复层扁平上皮

复层扁平上皮又称复层鳞状上皮，由多层细胞构成（图3-5）。基底层为具有分裂增殖能力的矮柱状或立方形细胞，中间层为多边形和梭形细胞，表层为数层扁平鳞状上皮细胞。新生细胞逐渐向浅层移动，以补充因衰老或损伤而脱落的细胞。凡在最表层形成角化层者，称角化的复层扁平上皮，富含角蛋白，分布于皮肤；不形成角化层者，称未角化的复层扁平上皮，分布于口腔、食管和阴道黏膜。复层扁平上皮再生修复能力强，耐摩擦，具有很强的机械保护功能。

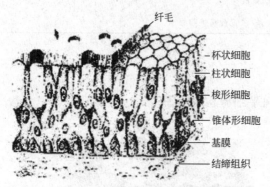

图3-4 假复层纤毛柱状上皮示意

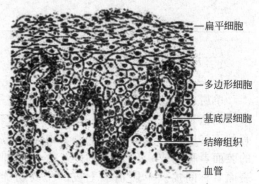

图3-5 复层扁平上皮示意

2. 变移上皮

变移上皮又称移行上皮，由多层细胞组成，细胞层数和形状可随所在器官容积大小而改变（图3-6）。主要分布在肾盂、输尿管、膀胱等处，具有保护功能。

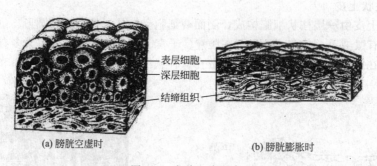

图3-6 变移上皮示意

二、腺上皮

腺上皮由以分泌功能为主的腺细胞构成，以腺上皮为主构成的器官称腺。根据腺导管有无及分泌物的排出途径，可分为外分泌腺（exocrine gland）和内分泌腺（endocrine gland）。其分泌物经导管排至体表或器官内的称外分泌腺，如汗腺、唾液腺等。腺无导管、分泌物（主要是激素）直接进入血液的称内分泌腺，如甲状腺、肾上腺等。

第二节 结缔组织

结缔组织（connective tissue）是由大量的细胞间质和少量的细胞构成。细胞种类多，形态多样，无极性地分散于细胞间质中。细胞间质可分为基质和纤维两种成分。光镜下基质为无定形物质，纤维为细丝样结构。结缔组织分布广泛，具有支持、连接、营养、保护、修复和防御等功能。广义的结缔组织包括固有结缔组织、软骨、骨和血液。通常所说的结缔组织一般指固有结缔组织，包括疏松结缔组织、致密结缔组织、脂肪组织和网状组织四种。

一、固有结缔组织

（一）疏松结缔组织

疏松结缔组织（loose connective tissue，图 3-7）又称蜂窝组织，细胞种类多，散在分布，基质多，纤维排列疏松，组织中有丰富的血管、淋巴管和神经。这种结缔组织分布最为广泛，存在于器官、组织之间，功能多样。

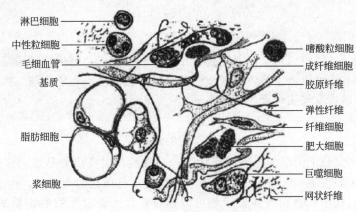

图 3-7 疏松结缔组织示意

1. 细胞

细胞主要有成纤维细胞、巨噬细胞、浆细胞、肥大细胞和未分化的间充质细胞等。

（1）成纤维细胞 是疏松结缔组织中的主要细胞，是合成基质与纤维的细胞。细胞扁平，多突起呈星形。电镜下观察，胞质富含粗面内质网、游离核糖体和发达的高尔基复合体，细胞能合成和分泌胶原蛋白、弹性蛋白及蛋白多糖等，形成结缔组织的三种纤维和基质成分。功能不活跃时，胞体变小，呈长梭形，核小，细胞器退化。

（2）巨噬细胞 是体内广泛存在的具有强大吞噬功能的细胞。细胞形态多样，呈圆形、椭圆形或不规则形，常有突起和伪足。电镜下观察，胞质内高尔基复合体发达，并含有大量溶酶体、吞饮小泡等。巨噬细胞由血液内单核细胞穿出血管壁后分化而成，具有趋化性定向移动和吞噬特性，能聚集到释放趋化因子部位，伸出伪足吞噬并清除病原微生物及衰老伤亡的细胞，并可分泌多种生物活性物质，参与机体免疫。

（3）浆细胞 是B淋巴细胞被抗原激活后，分裂增殖而成。胞体圆形或椭圆形，电镜下观察，胞质内高尔基复合体发达，并有大量粗面内质网和核糖体。浆细胞合成并分泌免疫球蛋白（抗体），参与体液免疫。

（4）肥大细胞 常成群地沿小血管或小淋巴管分布，胞体较大，呈圆形或椭圆形，核小，胞质丰富充满嗜碱性颗粒，颗粒内含有肝素、组胺、白三烯等。当肥大细胞受过敏原刺激时将释放颗粒内物质,这些物质与机体过敏反应关系密切。肝素具抗凝血作用,组胺、白三烯可导致毛细血管和微静脉扩张,通透性增加,局部组织水肿,发生荨麻疹;或引起支气管和细支气管平滑肌持续痉挛而发生哮喘。

(5) 脂肪细胞　单个或成群分布,细胞体积较大,胞质内充满脂滴。脂肪细胞能合成和储存脂肪,参与脂质代谢。

(6) 未分化的间质细胞　细胞形态与成纤维细胞类似,不易鉴别,但分化程度很低、较原始,具有向多种细胞分化的潜能。在炎症或创伤时,可增殖分化为成纤维细胞、脂肪细胞、血管平滑肌细胞等。

2. 纤维

主要有胶原纤维、弹性纤维和网状纤维。胶原纤维是结缔组织中含量最多的纤维,主要化学成分是胶原蛋白,具有较强的韧性和抗拉力。弹性纤维常与胶原纤维交织分布,主要化学成分是弹性蛋白,使组织既有弹性又有韧性。网状纤维在结缔组织中数量较少,纤维细,分支多,交织成网,主要化学成分是胶原蛋白,除分布于结缔组织外,还分布于基膜、毛细血管周围、造血器官和淋巴组织内,有固定和连接作用。

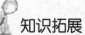

知识拓展

随年龄增长,结缔组织再生能力减弱,细胞新陈代谢能力降低,胶原纤维和弹性纤维数目减少,韧性、弹性降低,机体出现皮肤无弹性、无光泽、骨骼变脆、弹性动脉粥样硬化、眼晶状体物理性质改变等衰老表现。

3. 基质

基质是由生物大分子构成的无定形胶状物,有黏性。主要成分是蛋白多糖和糖蛋白等。多糖成分以透明质酸为主。大量的蛋白多糖聚合物形成有微孔的分子筛,小于其孔隙的水溶性物质如营养物、代谢产物和气体分子等可以通过;而大于其孔隙的物质如细菌等不能通过,因此分子筛具有防御屏障功能。溶血性链球菌和癌细胞等能产生透明质酸酶,破坏基质的防御屏障,致使感染和癌细胞扩散蔓延。

(二) 致密结缔组织

致密结缔组织(dense connective tissue)以纤维为主要成分,细胞和基质成分很少,具有支持和连接功能。主要分布于皮肤的真皮、肌腱、腱膜、韧带、巩膜、弹性动脉的中膜和某些器官被膜等处。

(三) 脂肪组织

脂肪组织(adipose tissue)由大量脂肪细胞聚集而成,脂肪细胞群被疏松结缔组织分隔成许多小叶。依据脂肪细胞的结构和功能特征将脂肪组织分为白(黄)色脂肪组织和棕色脂肪组织。前者广泛存在皮下、网膜、肾脂肪囊、骨髓腔和乳房等处,具有贮存脂肪、保温、缓冲等功能。后者主要见于新生儿,脂肪细胞中线粒体丰富,能迅速氧化脂肪,为机体快速提供热能。正常成年男性脂肪含量占体重的10%~20%,女性占体重的15%~25%。

(四) 网状组织

网状组织由网状细胞、网状纤维和基质构成。网状细胞多突起并相互连接成网;网状纤维由网状细胞产生,并与网状细胞黏附一起;基质是流动的淋巴液或组织液。网状组织主要分布在造血器官和淋巴器官内,为血细胞增殖发育提供微环境。

二、软骨组织与骨组织

软骨和骨参与构成机体的支架,它们分别以软骨组织和骨组织为主要结构成分。这两种组织在人一生中不断地更新与改建,以适应机体的生长发育和支持功能的变化需求。

1. 软骨组织

软骨是一种器官,由软骨组织及周围的软骨膜构成。软骨组织由软骨细胞、基质和纤维组成。软骨细胞含有丰富的粗面内质网和高尔基复合体,可合成纤维和基质。基质主要成分是蛋白多糖和水,纤维成分埋于基质中。软骨表面有软骨膜,为致密结缔组织。

软骨具有一定的弹性和韧性,是胚胎早期的主要支架成分;随着胎儿的发育,软骨逐渐被骨替代,在成人体内仍保留一些软骨,能承受压力并耐摩擦,有支持和保护的作用。软骨有三种类型,如表3-2所示。

表 3-2 软骨类型

类型	主要纤维	分布
透明软骨	胶原纤维	呼吸道、关节面和肋软骨等处
纤维软骨	胶原纤维	椎间盘、关节盘和耻骨联合处
弹性软骨	弹性纤维	耳郭、会厌处

2. 骨组织

骨组织是坚硬的结缔组织,是构成骨的主要成分,由数种细胞和钙化的细胞间质(骨基质)构成,细胞主要是成骨细胞、骨细胞和破骨细胞等。

(1)骨基质 由有机成分和无机成分组成。有机成分含有大量胶原纤维和少量蛋白多糖及其复合物,使骨具有韧性。无机成分主要为钙盐(羟基磷灰石结晶),使骨质坚硬。钙盐沉积在呈板层状排列的胶原纤维上,形成坚硬的板状结构,称骨板。成人骨绝大多数为板层骨。

(2)骨组织的细胞 包括骨祖细胞、成骨细胞、骨细胞及破骨细胞四种类型。骨祖细胞是骨组织中的干细胞,位于骨内膜和骨外膜处,在骨生长或改建时,能增殖分化为成骨细胞。成骨细胞产生胶原纤维和基质,形成类骨质,类骨质钙化为骨基质,成骨细胞被包埋其中,转变为骨细胞。骨细胞具有一定的溶骨和成骨作用,参与调节钙、磷平衡。破骨细胞可释放溶酶体酶和乳酸,有溶解骨质并将其降解吸收的功能。

第三节 肌组织

肌组织(muscle tissue)主要由肌细胞组成,肌细胞间有少量结缔组织、毛细血管和神经等。肌细胞细长呈纤维状,又称肌纤维;其细胞膜和细胞质分别称为肌膜和肌质;肌纤维内的滑面内质网称肌质网。肌质中有许多与肌纤维长轴平行排列的细丝称肌丝,是肌纤维收缩与舒张的结构基础。人的肌组织依据结构、功能和分布特征分为骨骼肌、心肌、平滑肌三类(图3-8)。骨骼肌又称横纹肌,受躯体神经支配,属随意肌;心肌和平滑肌受自主神经

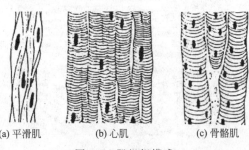

(a)平滑肌　　(b)心肌　　(c)骨骼肌

图 3-8 肌组织模式

支配，属不随意肌。

一、骨骼肌

骨骼肌（skeletal muscle）又称横纹肌，一般靠两端的肌腱附着于骨骼，肌纤维呈长圆柱状，有明暗相间的横纹（图3-9）。肌质内含有大量与肌纤维长轴一致的细丝样结构，称肌原纤维，肌原纤维间有大量线粒体、糖原颗粒、肌红蛋白和肌质网。致密结缔组织形成肌外膜、肌束膜和肌内膜。

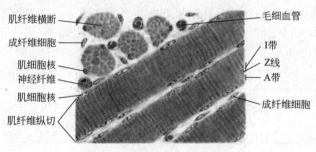

图3-9 骨骼肌光镜结构模式

二、心肌

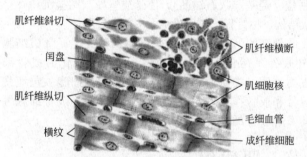

心肌（cardiac muscle）分布于心壁和邻近心的大血管壁上，其收缩具有自动节律性，缓慢而持久，不易疲劳，但不受意识支配，属不随意肌（图3-10）。心肌纤维呈短柱状，有不明显的环纹，有分支，相互连接成网，其连接处染色较深，称闰盘。肌原纤维粗细不等，肌质中含有丰富的线粒体和糖原颗粒。

图3-10 心肌光镜结构模式

三、平滑肌

平滑肌（smooth muscle）广泛存在于消化道、呼吸道、泌尿生殖道、血管、淋巴管等中空器官的管壁，其收缩呈阵发性，缓慢而持久，不受意识支配，属不随意肌（图3-11）。平滑肌纤维呈长梭形，无横纹，有肌丝。平滑肌纤维主要以成束和成层形式分布，也可单一散在于其他组织内。

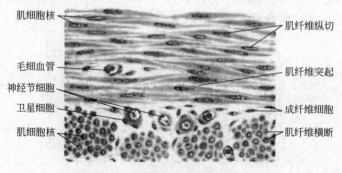

图3-11 平滑肌光镜结构模式

第四节　神经组织

神经组织（nervous tissue）由神经细胞（nerve cell）和神经胶质细胞（neuroglial cell）构成。神经细胞是神经系统结构和功能的基本单位，故又称神经元（neuron），具有接受刺激、整合信息和传导兴奋的功能。神经胶质细胞对神经元起支持、营养、绝缘和保护等作用。

一、神经元

神经元形态多样，但都由胞体和突起两部分组成（图3-12）。

1. 胞体

神经元的胞体是细胞营养和信息整合的中心，形态多样，可呈圆形、椎体形、星形、梨形等。细胞核居中央，大而圆，着色浅，核仁明显。细胞质又称核周质，除具有高尔基复合体、线粒体、滑面内质网、脂褐素等外，还具有特征性结构尼氏体和神经原纤维。

尼氏体又称嗜碱质，在光镜下呈嗜碱性颗粒或斑块；在电镜下呈发达的粗面内质网和游离核糖体，能合成结构蛋白和分泌蛋白以及产生神经递质的相关酶类（图3-12）。神经递质是指在神经元之间传递信息或把神经元信息传递至效应器的化学物质，简称递质。

神经原纤维是具有嗜银性的网络细丝，在胞体内交织成网，构成神经元的细胞骨架，还参与营养物质、神经递质及离子等物质的运输（图3-13）。

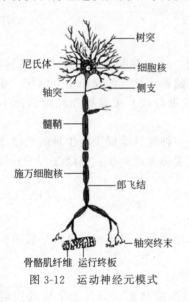

图3-12　运动神经元模式

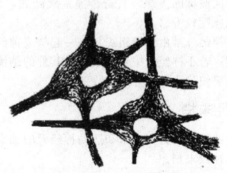

图3-13　神经原纤维结构模式

2. 突起

神经元突起分树突和轴突两种。树突多呈树枝状分支，每个神经元有1个至多个树突。树突能接受神经冲动并将冲动传向胞体。轴突呈细索状，每个神经元只有1个轴突，轴突末端常有分支，称轴突终末。轴突的主要功能是将神经冲动传出胞体。

二、神经胶质细胞

神经胶质细胞又称神经胶质，在神经系统中分布广泛，数量比神经元多，神经胶质细胞也具有突起，但无树突与轴突之分，不能传导神经冲动（图3-14）。

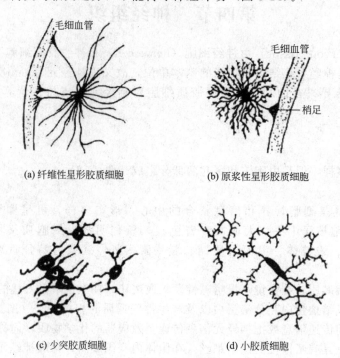

(a) 纤维性星形胶质细胞　　(b) 原浆性星形胶质细胞

(c) 少突胶质细胞　　(d) 小胶质细胞

图3-14　神经胶质细胞示意

三、神经纤维

神经纤维是由神经元轴突外包神经胶质细胞构成，分为有髓神经纤维和无髓神经纤维。髓鞘是由神经胶质细胞的膜状突起包绕轴突形成。有髓神经纤维的髓鞘呈节段状，相邻节段间的狭窄区域称郎飞结，兴奋传递呈跳跃式，传导速度较快。无髓神经纤维表面不形成髓鞘，传导速度较慢。

许多神经纤维由结缔组织包绕一起构成神经；每一神经纤维周围的少量疏松结缔组织称神经内膜；若干神经纤维聚集成束，其外的结缔组织膜称神经束膜；围绕在若干神经束外的致密结缔组织构成神经外膜。

四、神经末梢

感觉神经元的树突终末和运动神经元的轴突终末分布于各组织、器官内，称感觉神经末梢和运动神经末梢。

1. 感觉神经末梢

感觉神经末梢是感觉神经元树突的终末部分，呈游离状态或与其他结构共同组成感受器。感觉神经末梢可接受刺激，并将其转变为神经冲动经感觉神经纤维传至中枢，产生感觉。

2. 运动神经末梢

运动神经末梢是运动神经元轴突的末端，分布于肌组织或腺体内，参与组成效应器，支配肌肉收缩和腺体分泌。分布于骨骼肌的运动神经末梢反复分支与骨骼肌纤维建立突触联系，形成运动终板或称神经-肌肉接头。

本章小结

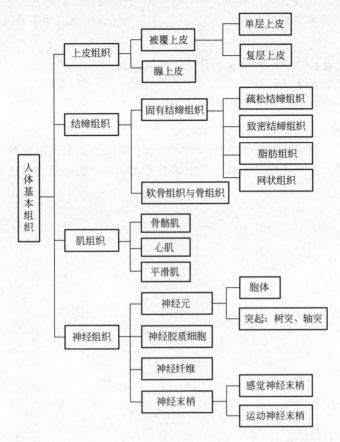

目标检测

一、名词解释

1. 组织 2. 内分泌腺 3. 肌纤维 4. 随意肌 5. 神经元 6. 神经纤维

二、单项选择

1. 假复层纤毛柱状上皮细胞分布于：
   A. 子宫　　　　　　B. 膀胱　　　　　　C. 气管　　　　　　D. 胃
2. 疏松结缔组织中，能合成抗体的细胞是：
   A. 成纤维细胞　　　　　　　　　　　B. 肥大细胞
   C. 脂肪细胞　　　　　　　　　　　　D. 浆细胞
3. 能合成纤维和基质的细胞是：
   A. 巨噬细胞　　　B. 肥大细胞　　　C. 成纤维细胞　　　D. 脂肪细胞
4. 浆细胞来源于：
   A. B淋巴细胞　　B. 血小板　　　C. 单核细胞　　　D. 中性粒细胞
5. 神经元的基本结构是：
   A. 胞体、有髓神经纤维和无髓神经纤维　　B. 胞体、树突和轴突

C. 胞体、树突和神经纤维　　　　　　D. 胞体、神经纤维和尼氏体
6. 下列关于上皮组织的说法，哪项是错误的：
A. 上皮组织包括感觉上皮　　　　　　B. 上皮组织细胞排列紧密
C. 有一些上皮具有特殊功能　　　　　D. 上皮组织含有丰富的血管

三、简答题

1. 简述构成人体的各种组织的结构特点（可列表）。
2. 简述神经元的基本结构特征。
3. 骨骼肌、平滑肌与心肌有什么结构特点？

四、课外活动

1. 请查找资料，并结合组织构成的知识，分析胶原蛋白口服液可能的作用机制。
2. 请查找资料，并结合呼吸系统上皮组织分布情况，分析祛痰药可能的作用机制。

第四章 运动系统

Chapter 04

学习目标

通过运动系统的学习，使学生掌握运动系统的组成及功能，加深学生对人体外形的整体认识，为后续学习打下基础。

知识目标

1. 掌握运动系统的组成、功能；骨的形态、构造；骨的化学成分及理化特性；关节的结构；神经-肌肉接头的结构及兴奋传递过程。
2. 熟悉脊柱、胸廓、骨盆的位置、组成和形态特点；颅骨的组成；躯干骨及其连结；四肢骨及其连结；上下肢骨的名称及位置；关节的运动。
3. 了解肌的形态分类、构造及作用。

技能目标

能够观察并描述颅骨、躯干骨和四肢骨的分布，组成；辨认主要关节及主要骨骼肌的分布。

运动系统由骨、骨连结和骨骼肌三部分组成。骨和骨连结构成人体的支架，称骨骼。骨骼肌附于骨的表面，是运动的动力器官；骨在运动中起到杠杆的作用；骨连结中的关节起到运动的枢纽作用。

在人体体表可触及某些骨性突起或肌性隆起，称体表标志。可确定某些器官的位置，判定血管和神经的走行，选取手术切口的部位，以及用于穿刺定位。

第一节 骨和骨连结

一、概述

骨（bone）是一种器官，具有一定的形态结构和功能。成人有 206 块骨，占体重的 20% 左右，按部位可分为颅骨、躯干骨和四肢骨（图 4-1）。

1. 骨的形态

按照形态，骨可分为长骨、短骨、扁骨和不规则骨四类（图 4-2）。

（1）长骨　中空呈管状，分为一体和两端。体称骨干，内有髓腔，容纳骨髓；两端膨大称骺，其光滑面即关节面，覆有关节软骨。幼年时，骺与骨干之间借透明软骨相连，称骺软骨，骺软骨细胞不断增殖骨化，使骨不断加长。成年后骺软骨骨化，形成骺线，骨干与骺融为一体，长骨不再加长。长骨主要分布于四肢，如肱骨、股骨等。

（2）短骨　近似立方体，多成群分布于腕和足等承受压力较大而运动较复杂的部位，如腕骨、跗骨等。

(3) 扁骨 扁平呈板状，主要构成颅腔、胸腔和盆腔的壁，如顶骨、胸骨、肋骨、髋骨等，保护腔内器官。

(4) 不规则骨 形状不规则，形态多样，功能多样，如椎骨、颞骨等。有些不规则骨具有含气的空腔，称含气骨，如上颌骨等

2. 骨的构造

骨由骨膜、骨质和骨髓构成（图 4-3）。

(1) 骨膜（periosteum） 是被覆于骨内、外面由致密结缔组织构成的膜。富有血管、神经、淋巴管、神经末梢，并含有成骨细胞和破骨细胞，可形成新骨质和破坏、改造已生成的骨质，对骨的发生、生长、修复等具有重要意义。

(2) 骨质（bone substance） 由骨组织构成，分为骨密质和骨松质。骨密质构成骨的表层，骨干处较厚，由多层骨板构成，坚硬抗压，抗扭曲力强。骨松质分布于骨的内部，骨骺端、短骨、扁骨和不规则骨的内部，呈蜂窝状，由大量相互交织排列的骨小梁交织排列而成，骨小梁的排列方向与骨所承受的压力和张力方向一致，因而能承受较大的重量。

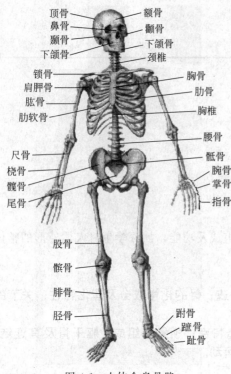

图 4-1 人体全身骨骼

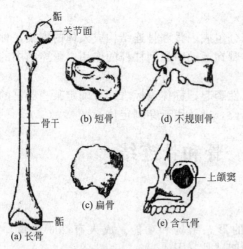

图 4-2 骨的形态示意

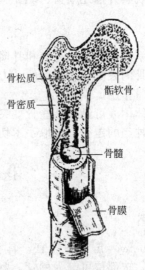

图 4-3 骨的构造

知识链接

在生活过程中，由于劳动、训练、疾病等各种因素的影响，骨质表现出很大的可塑性。如芭蕾舞演员的足跖骨骨干增粗，骨密质变厚；卡车司机的掌骨和指骨骨干增粗；长期卧床的患者，其下肢骨小梁退化变细等。

(3) 骨髓（bone marrow） 充填于骨髓腔和骨松质内，分红骨髓和黄骨髓两种。红骨髓呈深红色，内含造血干细胞和大量不同发育阶段的血细胞，具有造血功能。临床上常抽取红骨髓，检查其造血功能。在胎儿和婴幼儿时期，骨髓腔中全是红骨髓，从 6 岁左右起，长骨骨髓腔中的红骨髓逐渐被脂肪组织替代，称为黄骨髓。黄骨髓失去造血功能，但保留造血潜力。当大量失血、严重贫血时，黄骨髓还可转变为红骨髓，恢复造血功能。

知识链接

　　髂骨、胸骨、肋骨及肱骨和股骨两端的骨松质内，终身都是红骨髓。因此，临床上常在髂骨、胸骨等处做骨髓穿刺，进行骨髓细胞学检查。

3. 骨的化学成分和理化特性

骨由有机物和无机物构成。有机物主要是骨胶原纤维和黏多糖蛋白，在成人骨中约占 1/3，使骨具有一定的弹性和韧性；无机物主要是碳酸钙和磷酸钙等，在成人骨中约占 2/3，使骨具有一定的硬度和脆性。

人的一生中骨的有机物和无机物比例不断变化，年龄越大，无机物比例越高。幼年时期骨的有机物相对较多，不易骨折但易发生变形，故应养成良好的姿势。老年时期骨的无机物相对较多，骨质较脆，易发生骨折。

知识链接

　　骨质疏松症（osteoporosis, OP）是以低骨量及骨组织微结构退变为特征的全身性骨骼疾病，伴有骨脆性增加和易发生骨折。骨质疏松症根据有无伴发其他疾病分为原发性和继发性。原发性骨质疏松又分为绝经后骨质疏松及老年性骨质疏松两种类型。药物治疗种类有钙剂、维生素 D、性激素、抑制骨吸收的药物和刺激骨形成药物。

4. 骨的生长和发育

人体骨的发生有两种形式：一种是先产生软骨雏形，再在软骨逐渐被破坏的基础上，由骨组织代替，如颅底、脊柱、肋骨等；另一种是不经过软骨阶段，直接在胚胎间质膜的基础上形成骨组织，如颅盖骨和面颅骨等。以长骨的发育为例，骨干和骨骺的交界处有一层软骨板称骺软骨。骺软骨不断生长、骨化，使骨不断增长，成人时骺软骨消失，遗留一条骺线。

二、骨连结

骨与骨之间的连结装置称骨连结。根据其连结形式的不同，可分为直接连结和间接连结。

1. 直接连结

骨与骨之间借致密结缔组织或软骨直接相连，其间无间隙，不活动或仅有少许活动。如椎骨之间的椎间盘，颅骨之间的缝等。

2. 间接连结

又称关节，是指骨与骨之间借膜性结缔组织膜相连，有腔隙，具有不同的运动程度，是人体骨连结的主要形式。人体各部关节的构造虽不尽相同，但其基本结构都是由关节面、关节囊和关节腔构成（图 4-4）。

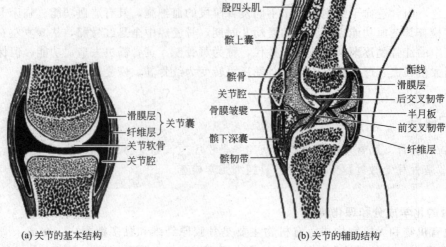

(a) 关节的基本结构　　　　　　　　(b) 关节的辅助结构

图 4-4　关节

(1) 关节面　为构成关节各骨的邻接面。多为一凹一凸，通常将凸面称关节头，凹面称关节窝。关节面上被覆关节软骨，光滑而有弹性，可减少运动时的摩擦，缓冲震荡和冲击。

(2) 关节囊　是由结缔组织构成的膜性囊，附着于关节面周围或其附近的骨面上，封闭关节腔，分内、外两层。外层为纤维膜，致密坚韧，主要起连接作用；内层为滑膜，能分泌少量滑液，具有营养和润滑作用。

(3) 关节腔　是由关节囊与关节软骨共同围成的密闭腔隙。关节腔内为负压，有利于关节的活动，可增强关节的稳固性。

关节除具有以上基本结构外，有的关节还具有韧带、关节盘等辅助结构。韧带由致密结缔组织构成，可加强连接，增加关节的稳固性；关节盘和半月板是位于两关节面之间的纤维软骨板，可使两关节面更为适合，减少冲击和震荡。关节唇是附着于关节窝周缘的纤维软骨环，有加深关节窝、增强关节稳固性的作用。

关节的运动与关节面的形态密切相关，其运动形式基本上可分为屈和伸、收和展、旋转、环转等运动。

三、骨的分布和组成

(一) 颅骨及其连结

成人颅有颅骨 23 块，另外有 3 对听小骨位于颞骨内。颅可分为脑颅和面颅两部分。

1. 脑颅

脑颅参与围成颅腔，容纳和保护脑，共 8 块，可分为上方的颅盖和下方的颅底。构成颅盖的骨有：前为额骨，上为 1 对顶骨，后为枕骨，两侧为 1 对颞骨。蝶骨位于颅底中央，前方是筛骨。各骨之间借缝紧密相连。新生儿颅骨因骨化尚未完成，骨与骨之间仍保留有较大的膜性间隙，称为颅囟，主要有前囟、后囟两个。前囟位于顶骨与额骨之间，较大呈菱形，于 1 岁半左右闭合；后囟位于顶骨与枕骨之间，出生后不久即闭合（图 4-5）。

2. 面颅

面颅构成颜面的支架，共 15 块，包括成对的上颌骨、腭骨、颧骨、泪骨、鼻骨和下鼻甲骨与单个的舌骨、犁骨和下颌骨（图 4-6）。面颅各骨共同构成面部的轮廓，并分别构成眶腔、鼻腔和口腔的骨性支架。

下颌骨体积较大，呈马蹄铁形。下颌骨借颞下颌关节与颞骨相连接。颞下颌关节由下颌骨的下颌头与颞骨的下颌窝组成，关节腔内有关节盘，两侧的关节必须联合运动，可使下颌骨上提（张口）、下降（闭口）和左右运动。

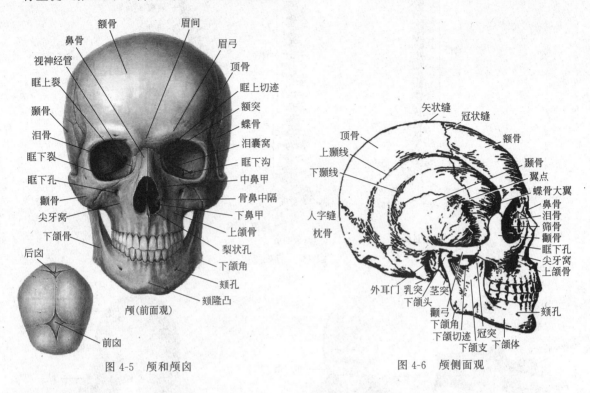

图 4-5　颅和颅囟　　　　　　　　　　图 4-6　颅侧面观

知识链接

颅的侧面中部是外耳门，外耳门前上方的弓状骨梁称颧弓，体表可触及。颧弓上方的浅窝称颞窝。颞窝最薄弱处在额骨、顶骨、颞骨、蝶骨四骨的汇合处，呈 H 形的缝，称翼点。其内面有脑膜中动脉的分支经过，当因外力发生骨折时，容易损伤血管，引起颅内出血。

（二）躯干骨及其连结

躯干骨包括椎骨、肋和胸骨，借骨连结构成脊柱和胸廓。

1. 脊柱

脊柱位于躯干背侧正中，成人脊柱由 26 块椎骨（7 块颈椎、12 块胸椎、5 块腰椎、1 块骶骨、1 块尾骨）借韧带、椎间盘和关节连接而成（图 4-7）。

椎骨由前方的椎体和后方椎弓两部分构成，椎体和椎弓共同围成椎孔（图 4-8）。所有椎骨的椎孔连成椎管，管内容纳脊髓。在脊柱的两侧由上、下相邻的椎弓根围成椎间孔，孔内有脊神经和血管通过。

椎间盘是连接相邻两个椎体的纤维软骨盘，由纤维环和髓核构成（图 4-9）。髓核位于椎间盘的中部，为富有弹性的胶状物。纤维环围绕髓核呈同心圆排列，坚韧而有弹性。椎间盘牢固连接椎体，承受压力，缓冲震荡，有利于脊柱的运动。

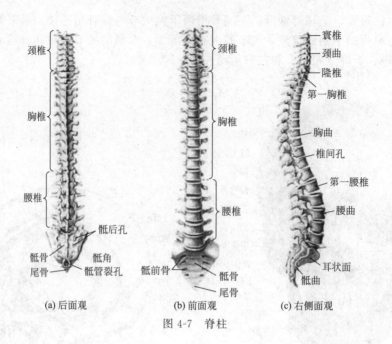

图 4-7 脊柱

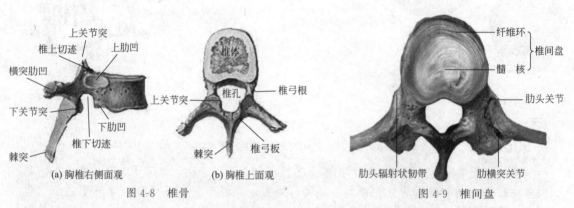

图 4-8 椎骨　　　　　　　　　　　图 4-9 椎间盘

知识链接

椎间盘以脊柱胸段中部最薄、腰部最厚。脊柱腰段运动性最大。当脊柱运动时，椎间盘通过变形以增加运动幅度。纤维环后外侧部较薄弱，当猛烈弯腰或过度劳损时，可引起纤维环破裂，髓核突向椎间孔或椎管，压迫脊髓或脊神经，临床上称椎间盘突出症，以严格卧硬板床休息、牵引、理疗及推拿等非手术治疗为主。

脊柱从前面观察，椎体自上而下逐渐增大。从侧面观察，脊柱有四个生理弯曲：颈曲和腰曲凸向前，胸曲和骶曲凸向后（图 4-7）。颈曲和腰曲是生后发育过程中，随着婴儿抬头、站立而逐渐形成的。这四个生理弯曲可维持人体重心平衡，增加脊柱弹性，缓冲震荡。

脊柱有支持、传递重力，保护内脏和脊髓以及运动的功能。脊柱是躯干运动的中轴和枢纽，单个椎骨运动幅度有限，但多个椎骨联合起来则运动幅度大，可做前屈、后伸、侧屈、旋转和环转等多种形式的运动，尤其颈部、腰部运动幅度大，容易损伤。

2. 胸廓

胸廓是由 12 块胸椎、12 对肋和 1 块胸骨共同构成，呈前后略扁的圆锥形。胸廓有上、下两口，上口小，下口大。胸廓具有保护胸腔内脏器、参与呼吸运动等功能。

> **知识链接**
>
> 胸廓的形状与年龄、性别、健康状况相关。婴幼儿缺钙，易使胸廓前后径扩大，胸骨突出，形成鸡胸，影响心、肺的正常发育和生理功能。

胸骨位于胸廓前面正中，为长方形扁骨，分胸骨柄、胸骨体和剑突三部分（图 4-10）。胸骨柄与胸骨体连接处微向前突出，称胸骨角，其两侧平对第二肋，为计数肋的体表标志。

肋由肋骨与肋软骨构成。第 1~7 对肋骨前端借肋软骨与胸骨相连，称真肋。第 8~10 对肋骨前端借肋软骨连于上位的肋软骨，形成肋弓，体表可触及。第 11、12 对肋前端游离，称浮肋。相邻的肋之间的间隙称为肋间隙，被软组织封闭（图 4-10）。

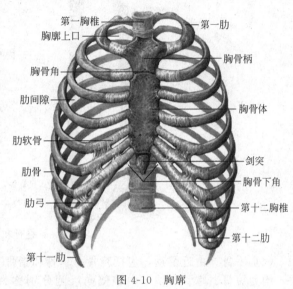

图 4-10 胸廓

（三）四肢骨及其连结

四肢骨分上肢骨和下肢骨。上肢骨轻巧灵活，有利于生产劳动；下肢骨粗大结实，便于支持行走。

1. 上肢骨

上肢骨每侧 32 块，共 64 块。包括上肢带骨（锁骨和肩胛骨）和自由上肢骨（肱骨、桡骨、尺骨、手骨）。自由上肢骨借上肢带骨与躯干相连（图 4-11）。

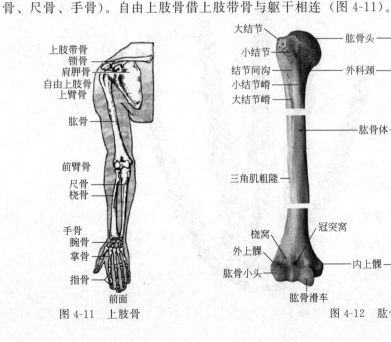

图 4-11 上肢骨

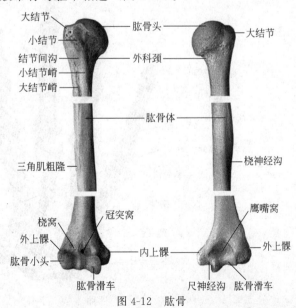

图 4-12 肱骨

(1) 锁骨和肩胛骨　锁骨位于颈部和胸部交界处，全长略呈 S 形弯曲，可在体表触及。内侧端钝圆，与胸骨柄相连；外侧端扁平，与肩胛骨相关节（图 4-11）。肩胛骨位于胸廓后外上方，为三角形扁骨。肩胛骨外侧角肥厚，有朝向外侧面的关节面，称关节盂。

(2) 肱骨　肱骨是上肢最长长骨，上端呈半球状膨大，称肱骨头，与肩胛骨的关节盂构成肩关节（图 4-12）。上端与肱骨体交界处缩细处，称外科颈，是肱骨较易发生骨折的部位。

(3) 桡骨和尺骨　位于前臂，桡骨在外侧，尺骨在内侧，为两块长骨（图 4-13）。

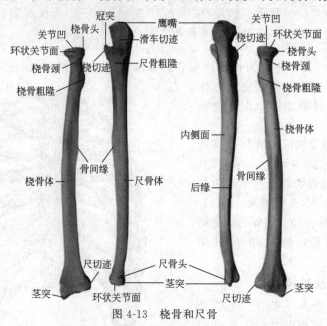

图 4-13　桡骨和尺骨

(4) 手骨　由近及远，包括腕骨、掌骨和指骨三部分。腕骨有 8 块，排成两列，每列 4 块，均为短骨。掌骨 5 块，由桡侧向尺侧分别称为第 1~5 掌骨。指骨 14 块，其中拇指 2 节，其余 3 节，均为小型长骨（图 4-14）。

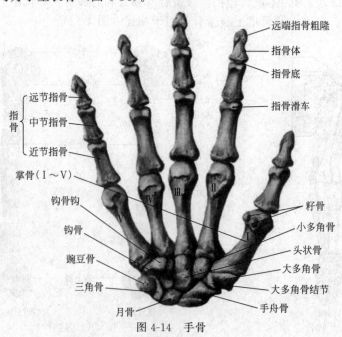

图 4-14　手骨

2. 上肢骨的连结

（1）**肩关节** 由肱骨头和肩胛骨的关节盂连结而成（图 4-15）。肱骨头大，关节盂小而浅，关节囊薄而松弛，故肩关节的运动幅度较大，但稳固性较差。当上肢运动范围过大时，易发生肱骨头向下脱位。肩关节为全身最灵活的关节，可做屈、伸、收、展、旋内、旋外以及环转运动。

（2）**肘关节** 由肱骨下端与尺骨、桡骨上端构成，是复关节。包括三个关节，分别是肱桡关节、肱尺关节和桡尺近侧关节。这三个关节包括在一个关节囊内。肘关节主要进行屈、伸运动。

（3）**手关节** 包括桡腕关节、腕骨间关节、腕掌关节、掌指关节和指骨间关节。桡腕关节又称腕关节，由桡骨下端的腕关节面、尺骨下端的关节盘和腕骨共同连结而成。桡腕关节可做屈、伸、收、展和环转运动。

3. 下肢骨

下肢骨每侧 31 块，共 62 块（图 4-16）。包括下肢带骨（即髋骨）和自由下肢骨（股骨、髌骨、胫骨、腓骨和足骨）。

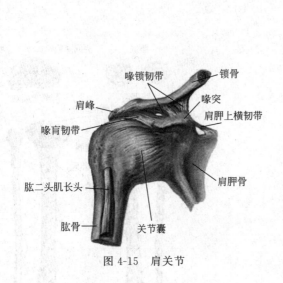

图 4-15 肩关节

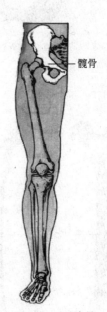

图 4-16 下肢骨

（1）**髋骨** 由髂骨、坐骨和耻骨愈合而成，一般在 15 岁前三骨以软骨结合，15 岁后软骨逐渐骨化融合。髋骨外面中央有圆形深窝，称为髋臼，其下方有一大孔，称闭孔（图 4-17）。

（2）**股骨** 位于大腿，是人体最长、最结实的长骨（图 4-18）。股骨上端朝向内上方呈半球状，称股骨头，与髋臼相关节。股骨头外下方缩细，成股骨颈，易发生骨折。股骨下端向两侧膨大，参与膝关节构成的关节面。

（3）**髌骨** 位于股骨下端前方股四头肌肌腱内，呈三角形，在体表可触及（图 4-19）。

（4）**胫骨和腓骨** 位于小腿，胫骨在内侧，腓骨在外侧（图 4-19）。

（5）**足骨** 由后向前，包括跗骨、跖骨和趾骨三部分（图 4-20）。跗骨 7 块，属于短骨，承重并传递弹跳力。跗骨可分为近侧和远侧两列。跖骨 5 块，从内侧向外侧依次命名为第 1~5 跖骨。趾骨共 14 块，分布与手指骨相同，均为小型长骨。

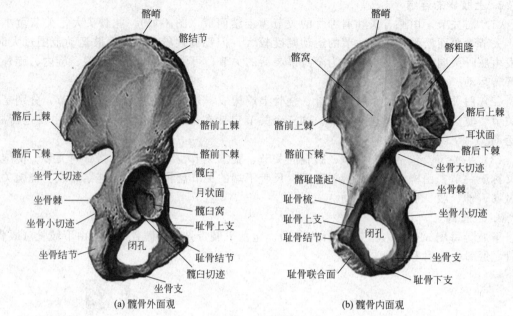

(a) 髋骨外面观　　(b) 髋骨内面观

图 4-17　髋骨

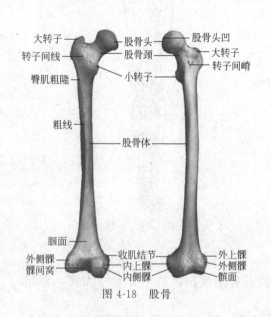

图 4-18　股骨

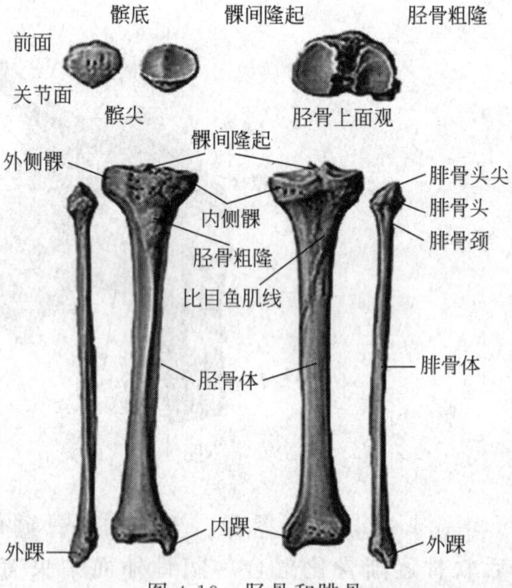

图 4-19　胫骨和腓骨

4. 下肢骨的连结

（1）骨盆　由左、右髋骨、骶骨和尾骨连结而成，具有传导重力及承托、保护盆内器官等作用。在女性，骨盆还是胎儿娩出的产道。骨盆可分为前上部较宽大的大骨盆和后下部的小骨盆。青春期后男、女骨盆有明显的差异（图 4-21）。大骨盆容纳腹部的一些器官，小骨盆容纳盆内器官。

（2）髋关节　由髋臼和股骨头组成（图 4-22）。股骨头大，髋臼窝深，关节囊厚而坚韧。髋关节可做屈、伸、内收、外展、旋转和环转运动。

（3）膝关节　为人体最大、最复杂的关节。由股骨下端、髌骨和胫骨上端构成（图 4-23）。

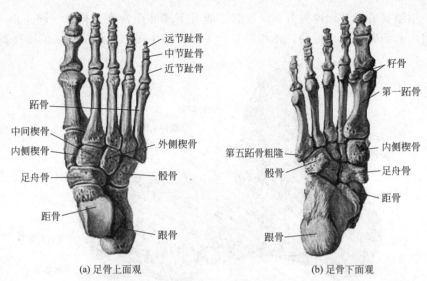

(a) 足骨上面观　　(b) 足骨下面观

图 4-20　足骨

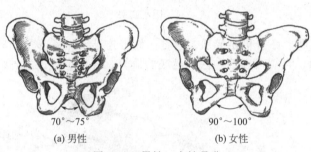

(a) 男性　　(b) 女性

图 4-21　男性、女性骨盆

关节囊内有前、后交叉韧带和内、外侧半月板，增强了关节的稳固性，并且在剧烈运动时可起缓冲作用。膝关节主要做屈、伸运动；当关节处于半屈位时，还可做轻度旋转。

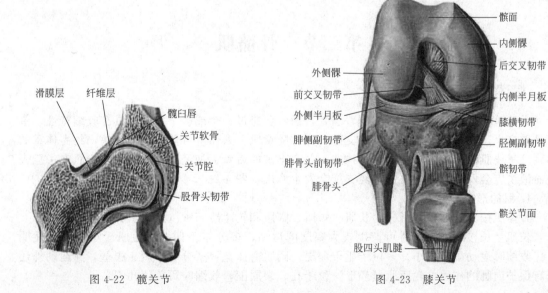

图 4-22　髋关节　　图 4-23　膝关节

(4) 距小腿关节 又称踝关节，由胫骨、腓骨下端和距骨滑车构成（图 4-24）。可做足的背屈（伸）和跖屈（屈）运动，并和跗骨间关节协调作用，可使足内翻和足外翻。

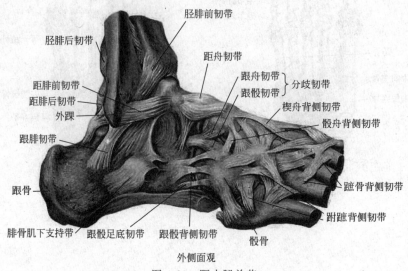

图 4-24 距小腿关节

(5) 足弓 是跗骨、跖骨借足底肌、肌腱、韧带连结使足底形成凸向上的弓（图 4-25）。足弓增强了足的弹力，可缓冲震荡，保护足底的血管、神经免受压迫。

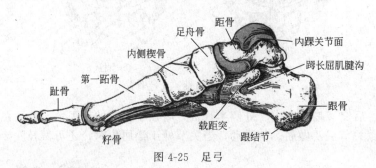

图 4-25 足弓

第二节　骨骼肌

一、概述

骨骼肌是运动的动力器官，附着于骨，通常要跨过一个或多个关节，具有收缩特性，带动骨骼产生运动。因其运动受意识支配，又称随意肌。人体有骨骼肌 600 多块，约占体重的 40%。每块肌都具有一定的形态和构造，并有丰富的血管、神经和淋巴管分布，肌肉一旦失去血液供应会发生坏死，失去神经支配会发生瘫痪（图 4-26）。

1. 肌的形态与分类

骨骼肌按其外形不同可分为长肌、短肌、阔肌和轮匝肌四种（图 4-27）。

长肌呈长梭形，收缩时可产生较大幅度的运动，多分布于四肢。短肌短小，节段性明显，收缩时运动幅度较小，多位于躯干深层。阔肌薄而宽，多分布于胸、腹壁，除运动外还兼有保护内脏的作用。轮匝肌呈环形，位于孔、裂周围，收缩时可关闭孔裂。

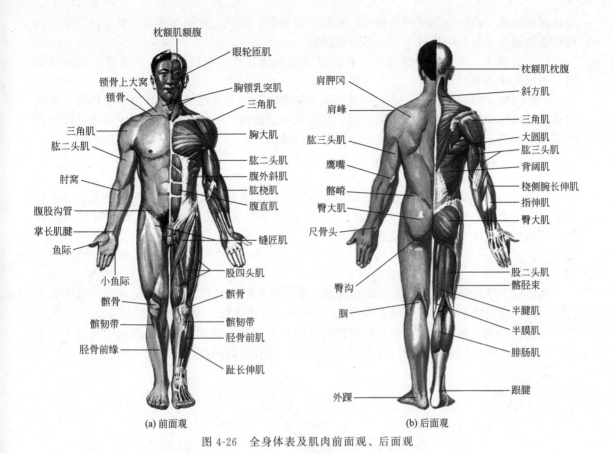

图 4-26 全身体表及肌肉前面观、后面观

2. 肌的构造

人体的骨骼肌一般都由中间的肌腱和两端的肌腹组成。肌腹呈红色，比较柔软，主要由肌纤维构成，具有收缩功能。肌腱呈白色，比较坚韧，由致密结缔组织构成，起固定作用。

3. 肌的辅助结构

肌的辅助结构包括筋膜、滑膜囊和腱鞘等（图4-28）。

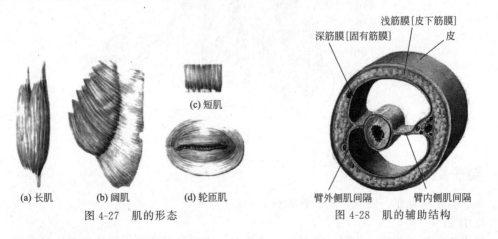

图 4-27 肌的形态　　　图 4-28 肌的辅助结构

（1）筋膜　分浅筋膜和深筋膜两种。浅筋膜位于皮下，又称皮下筋膜，由疏松结缔组织构成，含有脂肪、血管和神经等。皮下注射即是将药物注入此层。深筋膜位于浅筋膜深面，

第四章　运动系统　53

又称固有筋膜，由致密结缔组织构成，呈鞘状包被肌、肌群、血管和神经，形成筋膜鞘。四肢的深筋膜深入肌群间附着于骨，形成肌间隔。

(2) 滑膜囊　为密闭的结缔组织囊，多位于肌腱与骨面接触处，内含滑液，可减少摩擦，增加运动的灵活性。

(3) 腱鞘　为包围在手、足长肌腱表面的鞘囊，分内、外两层，内层由滑膜构成，外层由致密结缔组织构成。腱鞘起固定作用，并可减少肌腱滑动时的摩擦，有利于肌或肌群的独立运动。若腱鞘损伤可导致腱鞘炎，影响肌腱的活动。

二、头肌

头肌分为面肌和咀嚼肌两部分。面肌起自颅骨，止于面部皮肤，收缩时牵动皮肤显出各种表情，主要有眼轮匝肌和口轮匝肌等。咀嚼肌位于颞下颌关节周围，主要有咬肌和颞肌等，可运动下颌关节，参与咀嚼运动。

三、颈肌

颈肌位于颅与胸廓之间，分浅群和深群，主要有胸锁乳突肌、舌骨上肌群、舌骨下肌群(图4-29)。胸锁乳突肌呈长带状，位于颈部两侧，位置表浅，是重要的肌性标志。一侧收缩，头偏向同侧，颜面转向对侧；两侧同时收缩，头后仰。舌骨上、下肌群位于舌骨上、下方。由数块小肌肉组成，可使舌骨和喉上下活动，与吞咽活动有关。

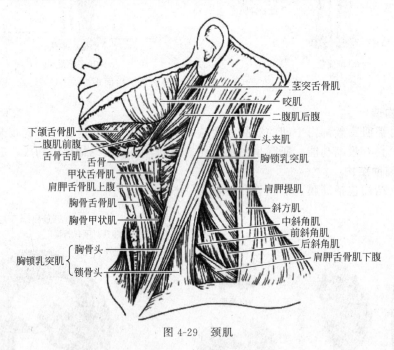

图 4-29　颈肌

四、躯干肌

躯干肌包括背肌、胸肌、膈、腹肌和会阴肌。

1. 背肌

背肌位于躯干背部，分浅、深两群。浅群有斜方肌和背阔肌，深群主要有竖脊肌。

(1) 斜方肌　位于项部及背上部浅层，为三角形扁肌。起于颈椎、胸椎的棘突，止于肩胛骨和锁骨，斜方肌收缩时可使肩胛骨向脊柱靠拢。

（2）背阔肌　为全身最大的扁肌，位于背的下部及胸的后外侧，收缩时可使肩关节内收、旋内和后伸，如背手姿势。

（3）竖脊肌　纵列于躯干后面正中线两侧，起自骶骨，止于椎骨、肋骨和枕骨。一侧收缩使脊柱侧屈，两侧收缩使脊柱后伸和仰头，对维持躯干直立具有重要作用。

2. 胸肌

胸肌参与胸壁的构成，主要包括胸大肌和肋间肌。

（1）胸大肌　位于胸壁浅层，呈扇形。收缩时可使肩关节内收、旋内、前屈，并协助吸气。上肢固定时可上提躯干，与背阔肌共同完成引体向上。

（2）肋间肌　位于肋间隙内，分浅、深两层。浅层称肋间外肌，收缩时可提肋（使胸腔前后径及横径扩大）助吸气；深层为肋间内肌，收缩时可降肋助呼气。

3. 膈

膈位于胸、腹腔之间，为一块向上膨隆的扁肌（图 4-30）。周围部为肌腹，起自胸廓下口周缘及腰椎前面，各部肌束向中央集中移行为腱膜，称中心腱。

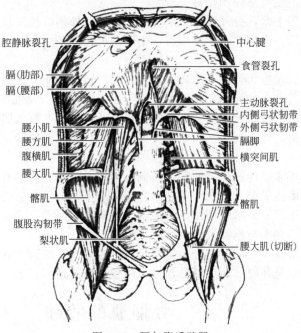

图 4-30　膈与腹后壁肌

膈上有三个孔：第 12 胸椎前方有主动脉裂孔，有主动脉和胸导管通过；主动脉裂孔左前方有食管裂孔，有食管和迷走神经通过；食管裂孔右前方中心腱上有腔静脉孔，有下腔静脉通过。

膈是主要的呼吸肌，收缩时膈肌顶部下降，使胸腔容积扩大，助吸气；舒张时膈肌顶部上升，胸腔体积缩小，助呼气。膈肌与腹肌同时收缩，可增加腹压，协助排便、呕吐、女性分娩等。

4. 腹肌

腹肌位于胸廓下部与骨盆之间，参与构成腹腔的前外侧壁和后壁，分为前外侧群和后群两部分。腹肌收缩时可降肋助呼气，还具有保护、固定腹腔脏器、运动脊柱的功能。

5. 会阴肌

会阴肌位于小骨盆下口处，主要有肛提肌、会阴浅横肌、会阴深横肌和尿道括约肌等。

会阴肌与其筋膜一起共同构成盆膈与尿生殖膈。盆膈位于后部，有直肠穿过；尿生殖膈位于前部，男性有尿道穿过，女性有尿道和阴道穿过。

五、四肢肌

四肢肌包括上肢肌和下肢肌。

1. 上肢肌

上肢肌形态较下肢肌细小，与上肢的精细活动有关，包括肩肌、臂肌、前臂肌和手肌。

（1）肩肌　分布在肩关节周围，可运动肩关节，主要的是三角肌。三角肌略呈三角形，从前、后、外侧三个面包裹肩关节，可使臂外展。三角肌外上 2/3 部肌质丰厚，且无重要的神经和血管，是临床肌内注射的常用部位。

（2）臂肌　位于肱骨周围，分前、后两群。前群主要是肱二头肌，可屈肘关节、使前臂旋后。后群主要是肱三头肌，可伸肘关节，使肩关节后伸和内收。

（3）前臂肌　位于尺骨、桡骨周围，肌肉数量多，较细小，分前、后两群。前群主要与手屈功能有关；后群主要与手伸功能有关。

（4）手肌　分布于手掌，分外侧、中间和内侧三群。外侧群较发达，可运动大拇指，形成丰满的隆起为大鱼际；内侧群可运动小指；中间群可运动 2～4 指。

2. 下肢肌

下肢肌形态较上肢肌粗大，与下肢直立行走有关，包括髋肌、大腿肌、小腿肌和足肌。

（1）髋肌　大多起自骨盆的内面和外面，止于股骨，分前、后两群，与髋关节的运动有关。前群主要有髂腰肌，可屈髋关节和外旋髋关节；后群主要有臀大肌，位于臀部浅层，是伸髋关节强有力的肌肉，外上 1/4 区域肌质肥厚，且血管和神经较少，是临床肌内注射的最常用部位。

（2）大腿肌　位于股骨周围，分前群、内侧群和后群三群。前群有 2 块，缝匠肌是全身最长的肌，屈髋关节和膝关节；股四头肌是全身体积最大、力量最强的肌，可伸髋关节。

（3）小腿肌　位于胫骨、腓骨周围，分前群、外侧群和后群三群，可使足做屈伸运动，还可使足内翻和外翻，并参与维持人体的直立姿势和行走。

（4）足肌　大部分位于足底，可分为足背肌和足底肌。足底肌也分为内侧群、外侧群和中间群。足背肌的作用是伸趾。足底肌的作用是屈指和维持足弓。

第三节　骨骼肌的收缩

一、神经-肌肉接头处的兴奋传递

骨骼肌的收缩是在躯体神经的控制之下进行的。躯体神经通过神经-肌肉接头，将神经冲动传递给骨骼肌纤维，使骨骼肌纤维发生收缩。

1. 神经-肌肉接头的结构

躯体运动神经在接近骨骼肌细胞时轴突末梢裸露，形成分支。分支末端膨大，附着在肌纤维的肌膜上，形成神经-肌肉接头，又称运动终板，由接头前膜、接头后膜和接头间隙三部分组成（图 4-31）。

（1）接头前膜　就是轴突末梢的细胞膜，内含大量的囊泡，称接头小泡，小泡内含有神经递质乙酰胆碱（ACh）。

（2）接头间隙　为接头前膜和接头后膜之间的狭窄间隙，充满细胞外液。

（3）接头后膜　也称终板膜，是与接头前膜对应的肌细胞膜，存在着能与 ACh 特异性结合的胆碱能受体，具有化学门控通道的功能，属于离子通道耦联受体。

2. 神经-肌肉接头的兴奋传递过程

当神经冲动沿神经纤维传至轴突末梢时，接头前膜去极化，电压门控通道开放，Ca^{2+}内流进入轴突末梢，促使接头小泡前移与接头前膜相接触并融合，以出胞的方式释放出ACh。ACh通过接头间隙扩散，与接头后膜表面的胆碱能受体结合并将其激活，接头后膜局部去极化，产生终板电位。终板电位达到阈电位时就引发肌肉细胞膜爆发一次动作电位。动作电位通过局部电流沿肌细胞膜进行传递，最终使骨骼肌出现兴奋，从而完成神经纤维-肌肉细胞之间的兴奋传递。ACh发挥作用后立即被接头间隙及后膜上的胆碱酯酶分解灭活，保证了一次神经冲动产生一次骨骼肌收缩。

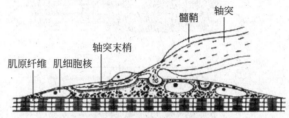

图 4-31　神经-肌肉接头的结构

3. 神经-肌肉接头的兴奋传递特点

神经-肌肉接头兴奋的传递不同于单根神经纤维上的兴奋传导，有以下特点。

（1）单向传递　兴奋只能由接头前膜传向后膜而不能反传。

（2）时间延搁　神经-肌肉接头的兴奋传递速度较单根神经纤维兴奋传导慢，涉及递质释放、扩散以及递质与受体结合等化学过程，历时较长，称时间延搁。

（3）易受药物和其他环境因素的影响　细胞外液pH值、温度的改变，药物等因素都可影响神经-肌肉接头的兴奋传导。

知识链接

神经-肌肉接头的兴奋传递是一个多环节的复杂过程，任何环节的异常都可导致肌肉收缩功能障碍。一些药物也可通过影响神经-肌肉接头兴奋传递而发挥药理作用，如新斯的明等药物可通过抑制胆碱酯酶、加强ACh的作用而用于治疗重症肌无力；筒箭毒、三碘季铵酚等药物可通过竞争ACh受体、阻断神经-肌肉接头而松弛骨骼肌，用作外科手术肌肉松弛剂。

二、骨骼肌的兴奋-收缩耦联

1. 肌丝滑行学说

目前用肌丝滑行学说来解释肌细胞的收缩机制。该学说认为肌纤维收缩时粗、细肌丝并没有缩短，而是细肌丝在横桥扭动的作用下向粗肌丝滑行，由于粗肌丝、细肌丝的相对滑动，使肌纤维缩短（图4-32）。

2. 兴奋-收缩耦联

兴奋-收缩耦联是指将肌细胞膜的动作电位与肌细胞的机械收缩联系起来的中介过程。当神经冲动经运动终板传至肌细胞时，肌细胞膜产生动作电位。动作电位从肌细胞膜沿着横小管传入三联体，使终池膜上Ca^{2+}通道开放，终池内的Ca^{2+}释放入胞浆中，导致胞浆

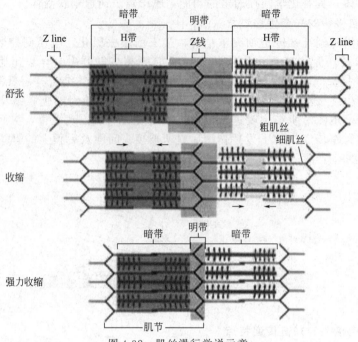

图 4-32 肌丝滑行学说示意

中 Ca^{2+} 浓度迅速增高，启动上述肌丝滑行过程，使肌纤维收缩。

当神经冲动停止时，终池膜上的 Ca^{2+} 通道关闭，膜上的 Ca^{2+} 泵将 Ca^{2+} 泵回终池中储存，胞浆内 Ca^{2+} 浓度降低，肌纤维舒张。

三、骨骼肌收缩的外部表现

骨骼肌收缩是指产生肌肉张力增加和肌肉长度缩短的两种机械变化。人体内骨骼肌的收缩由躯体运动神经控制，产生两种机械变化。在不同情况下，肌肉收缩的表现形式不同。

1. 等长收缩与等张收缩

（1）等长收缩　肌肉收缩时只有张力增加而无长度缩短，称为等长收缩。等长收缩时，粗肌丝产生的力作用于细肌丝，没有发生细肌丝的滑行运动。因为没有肌肉长度的缩短，被肌肉作用的物体不发生位移，因此，等长收缩时肌肉并不会对外做功。在体内，等长收缩主要维持人体的姿势。如人体站立时，为了对抗重力和维持姿势而发生的有关肌肉的收缩主要就是等长收缩。

（2）等张收缩　肌肉收缩时只有长度缩短而无张力增加，称为等张收缩。等张收缩时，粗肌丝产生的力作用于细肌丝，拉动细肌丝滑动，肌肉缩短，使作用的物体发生位移，而张力不再增加。等张收缩的意义是使被作用的物体产生位移，对物体做功。如伸直的手臂提高物体时其手臂肌肉就是等张收缩。

2. 单收缩与强直收缩

骨骼肌受到一次短促的刺激，先是产生一次动作电位，接着出现一次机械收缩，称为单收缩。如果骨骼肌受到连续不断的刺激，则出现连续而持久的收缩，称为强直收缩。

四、影响骨骼肌收缩的主要因素

肌肉收缩需要克服的阻力称为负荷。骨骼肌的收缩主要受到前负荷、后负荷和肌肉收缩能力的影响。

1. 前负荷

前负荷是指肌肉在收缩前所承受的负荷。前负荷决定了肌肉在收缩前的长度，即肌肉的初长度。在一定范围内，肌肉的初长度与前负荷呈正变关系，当超过一定限度时，则呈反变关系。实验结果分析表明，对于每一块肌肉，都存在一个使肌肉产生最大收缩力时的肌肉初长度，称最适初长度，此时的前负荷称最适前负荷。

2. 后负荷

后负荷是指肌肉在收缩后所承受的负荷。后负荷是肌肉收缩的阻力或做功的对象。当后负荷增大时，肌肉的张力增加，但缩短的速度减慢。当后负荷大于肌肉收缩所能产生的最大收缩力时，肌肉收缩不表现为长度缩短，表现为等长收缩。

3. 肌肉收缩能力

肌肉收缩能力是指肌肉本身与前负荷、后负荷无关的，决定收缩效能的内在特性，即肌肉内部的功能状态。肌肉收缩能力受到许多因素的影响，但主要取决于兴奋-收缩耦联过程中 Ca^{2+} 水平和横桥 ATP 酶活性。某些神经递质、体液环境、药物等因素也可影响肌肉收缩能力。如 Ca^{2+}、肾上腺素可使肌肉收缩能力增加；酸中毒、缺氧可使肌肉收缩能力减弱。

本章小结

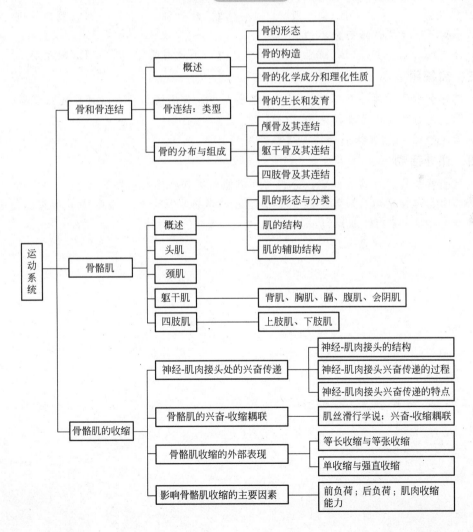

目标检测

一、名词解释

1. 关节 2. 颅囟 3. 骨盆 4. 随意肌 5. 兴奋-收缩耦联

二、单项选择

1. 下列属于长骨的是：
   A. 肋骨　　　　　B. 跟骨　　　　　C. 胸骨　　　　　D. 肱骨
2. 下列属于脑颅的是：
   A. 上颌骨　　　　B. 颧骨　　　　　C. 筛骨　　　　　D. 腭骨
3. 滑膜关节的基本结构是：
   A. 关节面、关节囊和关节腔　　　　B. 关节面、关节囊和关节盘
   C. 关节面、关节囊和韧带　　　　　D. 关节面、关节囊和关节软骨
4. 全身运动最灵活的关节是：
   A. 肘关节　　　　B. 肩关节　　　　C. 髋关节　　　　D. 膝关节
5. 成人肌内注射首选的肌肉是：
   A. 三角肌　　　　B. 胸大肌　　　　C. 臀大肌　　　　D. 股四头肌
6. 下列不属于肌的形态分类的是：
   A. 长肌　　　　　B. 短肌　　　　　C. 不规则肌　　　D. 轮匝肌

三、简答题

1. 简述骨的化学成分及作用，比较老年人与少儿骨的结构特点（可列表）。
2. 简述脊柱的生理弯曲及意义。
3. 简述神经-肌肉接头兴奋传递过程。

四、课外活动

1. 请查找资料，并结合知识，分析俯卧撑能够锻炼到哪些主要肌肉？
2. 一自由体操运动员训练中膝关节突然出现疼痛，行走或上楼时明显加重。请查找资料，分析可能哪些结构受到损伤？

神经系统

Chapter 05

学习目标

通过学习本章，学生应掌握神经系统的基本结构，理解神经系统在全面调节机体功能活动中的主导作用，准确理解使用常用术语，为后续学习药理学课程中传出神经系统药物、麻醉药、中枢神经系统药物和医学基础课程中脑血管疾病的病因及治疗奠定基础。

知识目标

1. 掌握神经系统的基本组成及常用术语；突触生理；自主神经结构特点；递质和受体及其主要功能；神经系统对内脏活动的调节。
2. 熟悉神经系统的位置形态及内部结构；感觉传导通路；神经系统对躯体运动的调节。
3. 了解脊神经、脑神经的分布；脑的高级功能和脑电图。

技能目标

形成对于脑、脊髓、神经等标本模型的观察、识别能力。

神经系统（图 5-1）是人体内起主导作用的调节系统。它不仅可以直接或间接地调节体

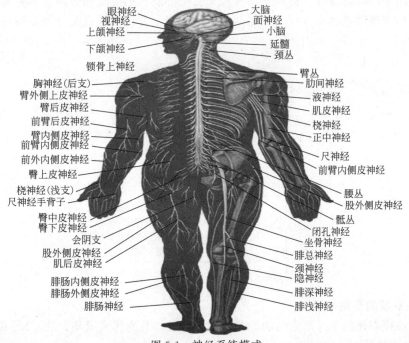

图 5-1 神经系统模式

内各器官、组织和细胞的活动，并使之相互联系、相互制约、相互协调而成为统一的整体，而且还可使机体适应内外环境的变化，从而在复杂多变的环境中得以维持自身生命活动的正常进行。人类的神经系统高度进化，脑成为思维意识活动的器官，并且出现了语言中枢，具有社会生活，可以进行生产劳动，不仅能适应和认识世界，而且能改造客观世界。

神经系统的调节活动非常复杂，但其活动的基本方式是反射。感受器接受体内外各种刺激，并把刺激的能量转换为神经冲动；冲动沿传入神经纤维传入神经中枢，神经中枢再将传入冲动所携带的信息经分析处理、进行整合后，发出相应的指令；这种指令又以神经冲动的形式沿传出神经传至效应器，以调节各器官的活动。

第一节　神经系统的解剖结构

一、神经系统的组成及常用术语

1. 神经系统的组成

神经系统可分为中枢神经系统（central nervous system，CNS）和周围神经系统（peripheral nervous system，PNS）。

中枢神经系统包括脑和脊髓，分别位于颅腔和椎管内。

周围神经系统一端与中枢神经系统的脑或脊髓相连，另一端通过神经末梢与身体其他器官系统相联系（图5-1）。

周围神经系统按与中枢的联系（连接部位）分为与脑相连的12对脑神经和与脊髓相连的31对脊神经；根据周围神经支配范围（分布对象）的不同，可分为分布于体表、骨、关节和骨骼肌的躯体神经和分布于内脏、心血管、平滑肌和腺体的内脏神经；根据神经冲动的传播方向，可分为将神经冲动自感受器传向中枢的传入神经（又称感觉神经）和将神经冲动自中枢传向周围效应器的传出神经（又称运动神经）。

内脏神经中的传出部分（内脏运动神经）支配心肌、平滑肌和腺体，不受人主观意识支配，故又称自主神经或植物神经，根据其形态结构和生理功能特点又分为交感神经和副交感神经（表5-1）。

表5-1　神经系统的组成

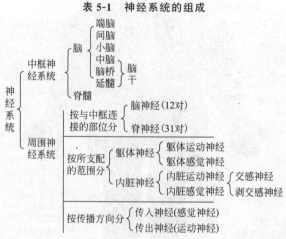

2. 神经系统的常用术语

（1）神经核和神经节　形态与功能相似的神经元，其胞体常聚集，在CNS称为神经核，在PNS称为神经节。

(2) 灰质与白质　CNS 内，神经元胞体和树突聚集的部位色泽灰暗，称为灰质；神经纤维聚集的部位色泽亮白，称为白质。位于大脑和小脑表面的灰质又称皮质；位于大脑和小脑深部的白质称为髓质。

(3) 纤维束和神经　CNS 内，起止、行程和功能基本相同的神经纤维聚集成束，称为纤维束；PNS 内，神经纤维聚集形成粗细不等的神经纤维束，称为神经。

(4) 网状结构　在 CNS 内（主要是脑干内），神经纤维交织成网，神经元的胞体散在其中，称为网状结构。

神经系统常用术语见表 5-2。

表 5-2　神经系统常用术语

组成	CNS	PNS
胞体、树突	灰质、皮质、神经核	神经节
轴突	白质、髓质、纤维束	神经

二、中枢神经系统

(一) 脊髓

作为低级中枢的脊髓，与脑的各级中枢之间联系广泛。脊髓可完成一些简单的反射；也可通过上行传导束将人体躯干、四肢各部的感受信息上传至脑；并通过下行传导束将脑的控制调节信息传至躯干和四肢。

1. 脊髓的位置和外形

位于椎管内，脊髓上端经枕骨大孔与延髓相连，下方于第一腰椎处形成终丝（新生儿可达第 3 腰椎水平），后者已不是一种神经组织，它起着固定脊髓的作用。

脊髓呈扁圆柱形，成年男性脊髓平均长 42～45cm。全长有两处膨大，位于上部的含有支配上肢神经的颈膨大和位于下部的含有支配下肢神经的腰骶膨大（图 5-2）。

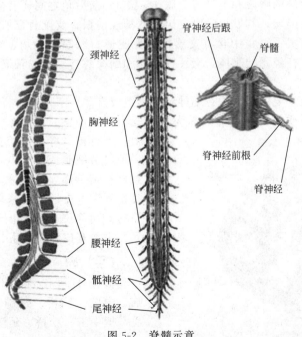

图 5-2　脊髓示意

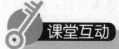

课堂互动

脊髓膨大出现具有怎样的生理意义?

脊髓表面有6条纵沟:前正中裂、后正中沟、一对前外侧沟、一对后外侧沟。前、后外侧沟中分别连有脊神经前根和后根。前、后根在椎间孔处汇合成脊神经,有31对脊神经。

每对脊神经前根、后根相连的一段脊髓,称为一个脊髓节段。故脊髓有相应的31个脊髓节,即颈脊髓8节,胸髓12节,腰髓5节,骶髓5节,尾髓1节。

2. 脊髓的内部结构

在脊髓的横切面上,中央有一纵贯脊髓全长的中央管,内含脑脊液。中央管周围有H形的脊髓灰质,灰质周围是白质(图5-3)。

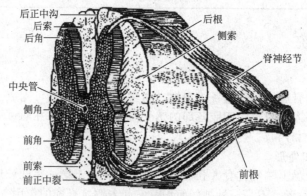

图5-3 脊髓横切示意

(1)灰质　灰质由神经元的胞体和树突组成,纵贯脊髓全长,灰质前端膨大称前角,后端窄细称后角,在脊髓的胸段和上腰段(胸1~腰3)前后角之间还有向外侧突起的侧角。

前角中含运动神经元,其发出的轴突组成脊神经前根,支配骨骼肌;后角中含有联络神经元,与感觉传导有关;侧角中含有交感神经元胞体。骶髓无侧角,在其2~4节段的前、后角之间,有副交感神经元的胞体。交感神经元和副交感神经元的轴突加入前根,支配平滑肌、心肌和腺体。

(2)白质　白质主要由纵行的有髓神经纤维组成脊髓各节段间、脊髓与脑之间的上、下行联系通路。每侧白质借脊髓表面的纵沟分为三个索:前索、外侧索和后索。各索主要由上、下行神经纤维束组成。上行传导束起自脊神经节细胞或脊髓灰质,可将各种感觉信息自脊髓传递至脑,主要有薄束、楔束、脊髓丘脑束、脊髓小脑束等。下行传导束起自脑的不同部位,主要止于脊髓前角运动神经元,主要有皮质脊髓束、红核脊髓束等。

(二)脑

脑位于颅腔内,分为大脑、间脑、小脑、中脑、脑桥、延髓6个部分(图5-4)。通常把中脑、脑桥、延髓三部分合称脑干。

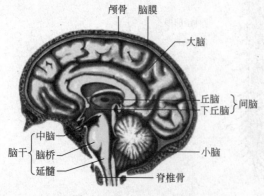

图5-4 脑的正中矢状面

1. 脑干

位于颅后窝枕骨大孔上方，其上端与间脑相连，被大脑半球覆盖，下端在枕骨大孔处与脊髓相续，背侧与小脑相连，脑干内的腔室为第四脑室。脑干自上而下由中脑、脑桥和延髓三部分组成。脑干能承上启下地传导各种上下行神经冲动，也是许多反射活动的中枢，延髓更被称为生命中枢。

（1）脑干的外形　分腹侧面和背侧面（图5-5）。延髓形似倒置的圆锥体，延髓腹面中线两侧有一对纵行隆起，称为锥体，由大脑皮质发出的锥体束（主要为皮质脊髓束）构成。椎体下端大部分纤维左右交叉称为锥体交叉。延髓背面，上部中央管开放为第四脑室，第四脑室向上通中脑水管，向下通脊髓中央管。

脑桥腹面宽阔膨隆，为基底部。下面借延髓脑桥沟与延髓分界，上缘与中脑相连。中脑背侧面有两对圆形隆起，上方一对为上丘，是视觉反射中枢；下方一对为下丘，是听觉反射中枢。

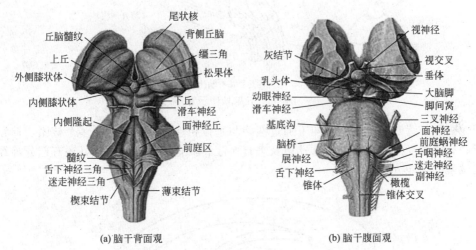

(a) 脑干背面观　　　　(b) 脑干腹面观

图 5-5　脑干示意

（2）脑干的内部结构　脑干的内部由灰质、白质和网状结构组成。

① 脑干的灰质为分散的神经核团，包括脑神经核和非脑神经核。脑神经核与第3～12对脑神经相连，按其功能可分为躯体感觉核、内脏感觉核、内脏运动核及躯体运动核。脑干的灰质，除脑神经核以外，还有很多与上行、下行的传导束相关联的神经核，称为非脑神经核，具有特定的功能或在传导通路中继中起作用，如延髓中的薄束核、楔束核、中脑中的红核和黑质等。

② 脑干的白质主要由上、下行的神经传导束组成，是大脑、小脑和脊髓相互联系的重要通路。上行传导束主要有脊髓丘脑束、内侧丘系、外侧丘系、脊髓小脑束等；下行传导束主要有皮质脑干束、皮质脊髓束和红核脊髓束等。

③ 脑干网状结构由纵横交错的神经纤维和散在的灰质核团组成，是中枢神经系统内重要的整合部位，主要影响躯体运动，参与睡眠、觉醒，调节内脏活动等。

2. 间脑

间脑位于中脑上方、两大脑半球之间，大部分被大脑半球所覆盖，并与两半球紧密连接。间脑主要分为丘脑和下丘脑两部分，间脑间的腔隙称为第三脑室，前上方借视间孔与左、右半桥内的侧脑室相通，向下通中脑水管（图5-4）。

丘脑位于间脑的背部，是一对卵圆形的灰质块，内部被白质纤维形成的内髓板分隔为前核群、内侧核群和外侧核群三个核群（图 5-6）。前核群与内脏活动有关；内侧核群对维持大脑皮质兴奋状态有重要作用；外侧核群是皮质下的感觉中枢，是感觉传导的中继站。在丘脑的后面有内、外侧膝状体。内侧膝状体是听觉的皮质下中枢，外侧膝状体是视觉的皮质下中枢。内、外侧膝状体接受传入纤维传来的神经冲动，发出纤维投射到大脑皮质相应中枢。

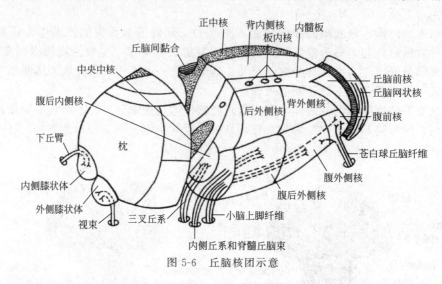

图 5-6　丘脑核团示意

下丘脑位于背侧丘脑下方，向下通过漏斗与垂体相连。下丘脑含有多个核团，神经元联系广泛，有些神经元能接受神经冲动以及来自血液和脑脊液的理化信息，还有部分神经元具有合成激素的功能（图 5-7）。

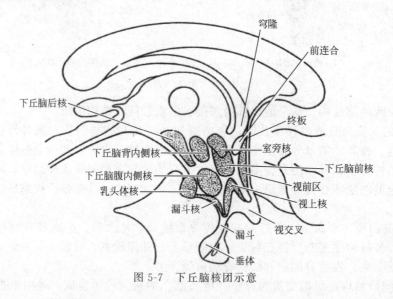

图 5-7　下丘脑核团示意

3. 小脑

小脑位于颅后窝内，两侧膨隆的部分称为小脑半球，中间较窄的部分称为小脑蚓（图 5-8）。小脑与脑干之间的腔隙为第四脑室。小脑表面为灰质，称为小脑皮质；皮质的深部是白质，又称髓体；白质内常有灰质核团，总称小脑核。小脑通过一些纤维束与脑干相连，并进一步与大脑、脊髓发生联系。根据结构联系和功能特点，可将小脑分为三叶：绒球小结叶与身体平衡功能有关；前叶与肌张力调节有关；后叶对大脑皮质所控制的随意运动协调作用。

4. 大脑

大脑又称端脑，是脑的最高级部分。人类的大脑是在长期进化过程中发展起来的思维和意识的器官。

大脑由左、右大脑半球构成。大脑覆盖于间脑、中脑和小脑的上面，两侧大脑半球借胼胝体连接，其间的裂隙称为大脑纵裂。大脑与小脑之间有大脑横裂。

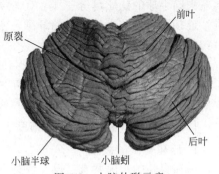

图 5-8 小脑外形示意

（1）大脑半球的外形 大脑半球的表面凹凸不平，布满深浅不同的大脑沟，沟之间的隆起称为大脑回。每侧大脑半球都有三个面：上外侧面、内侧面和底面。每侧半球借三条沟（外侧沟、中央沟和顶枕沟）分为五叶：中央沟的前方为额叶，中央沟高于顶枕沟之间为顶叶，顶枕沟后方为枕叶，外侧沟下方为颞叶，隐于外侧沟深处为岛叶（图 5-9）。

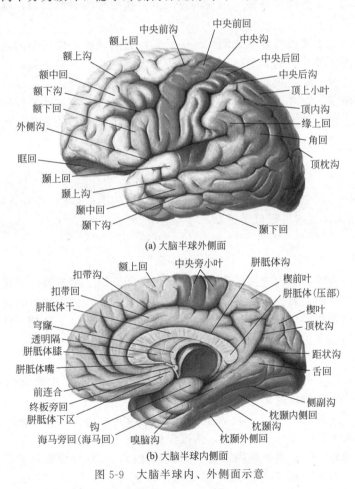

图 5-9 大脑半球内、外侧面示意

（2）大脑半球的内部结构 覆盖在大脑半球表面的灰质称大脑皮质。皮质深面的白质称髓质。在大脑半球的基底部髓质内含有灰质团块，称基底核或基底神经节，包括尾状核、豆状核、屏状核和杏仁体，前二者合称纹状体。大脑半球内的腔隙称侧脑室。

第五章 神经系统 67

大脑半球的髓质可分三类：①联络纤维，联系同侧大脑半球各个部分皮质；②连合纤维，连接左右大脑半球皮质的纤维，主要是胼胝体；③投射纤维，由联系大脑皮质和皮质下结构的上下行纤维构成。

内囊是位于背侧丘脑、尾状核与豆状核之间的投射纤维，内含皮质脊髓束、皮质延髓束、丘脑皮质束以及视觉、听觉传导束等。如果内囊病变（如出血等），可同时损伤几种传导束，出现偏瘫、偏盲、偏身感觉障碍等多种症状。

（三）脑和脊髓的被膜、脑室、脑脊液和脑屏障

1. 脑和脊髓的被膜

脑和脊髓的被膜共有三层，由外向内分别是硬膜、蛛网膜和软膜。它们具有保护、支持和营养的功能。

（1）硬膜　厚而坚韧，包被脊髓的称为硬脊膜；包被脑的称为硬脑膜。硬膜可保护脑和脊髓，并防止细菌的入侵。硬脊膜与椎管内面骨膜之间有硬膜外腔，不与颅相通，有脊神经根通过，临床上进行硬膜外麻醉即将药物注入此腔，阻滞脊神经的传导。硬脑膜由颅骨内膜和硬膜合成，两层在某些部位分开，内衬内皮细胞，构成颅内静脉管道，称硬脑膜窦，是脑的静脉回流途径之一。

（2）蛛网膜　位于硬膜与软膜之间，是一层无血管的薄膜，由很薄的结缔组织构成。蛛网膜在颅顶部形成颗粒状突起，并深入硬脑膜静脉窦内，称蛛网膜颗粒，脑脊液由此渗入硬脑膜窦，回流入静脉。蛛网膜与软膜间的腔隙，称为蛛网膜下隙。

（3）软膜　很薄，富含血管，紧贴于脑和脊髓的表面。在脑室的某些部位，软脑膜、毛细血管和室管膜上皮共同突入脑室内形成脉络丛，是产生脑脊液的主要结构。

> **知识链接**
>
> 脑膜炎主要发生在软脑膜和蛛网膜。炎性渗出物及颅内压增高等刺激软脑膜，可出现剧烈头痛、项强直及喷射性呕吐等症状。

2. 脑室

脑室为脑内的腔隙，其内充满脑脊液。脑室包括侧脑室、第三脑室和第四脑室。侧脑室位于左、右大脑半球内，左、右各一；第三脑室位于间脑内，向上经室间孔与左、右侧脑室相通，向下借中脑背侧的中脑水管与第四脑室相连；第四脑室位于延髓、脑桥背面和小脑之间，与蛛网膜下隙相通。脑室内均有脉络丛，是脑脊液生成的主要部位。

3. 脑脊液

脑脊液是无色透明的液体，充满于蛛网膜下隙、脑室和脊髓中央管内，具有缓冲、保护、营养、运输代谢产物以及调整颅内压的作用。

成年人脑脊液总量约150mL，每天生成的脑脊液约800mL，同时有等量的脑脊液被吸收入血液。脑脊液由各脑室脉络丛产生，依次经侧脑室、室间孔、第三脑室、中脑水管和第四脑室，流入蛛网膜下隙，沿蛛网膜下隙流向大脑背面，经蛛网膜粒渗透到硬脑膜窦（主要是上矢状窦）内，归入静脉（图5-10）。脑脊液不断循环，保持动态平衡。若脑脊液循环障碍可导致脑积水或颅内压升高，脑组织受压移位等，出现脑疝，如枕骨大孔疝。

4. 脑屏障

中枢神经系统内，在毛细血管与脑组织间隙和脑脊液之间存在着一种对物质交换起屏障作用的结构，称为脑屏障。它能选择性地让某些物质透过，而另一些物质却不易透过，对脑

起保护作用，包括三部分，即血-脑屏障、血-脑脊液屏障、脑脊液-脑屏障。

存在于血液和脑组织之间的屏障称血-脑屏障，其结构基础是脑和脊髓的毛细血管内皮、毛细血管的基膜及神经胶质细胞突起形成的胶质膜。血-脑屏障严格地选择、控制物质通过，如 O_2、CO_2、某些麻醉药以及乙醇等容易通过血-脑屏障；另一些物质，如甘露醇、蔗糖和许多离子则不易通过或不能透过，这对维持脑内微环境的稳定及神经元的正常功能十分重要。临床上选用药物治疗脑的疾病时，应注意考虑药物透过血-脑屏障的能力，以达到预期疗效。

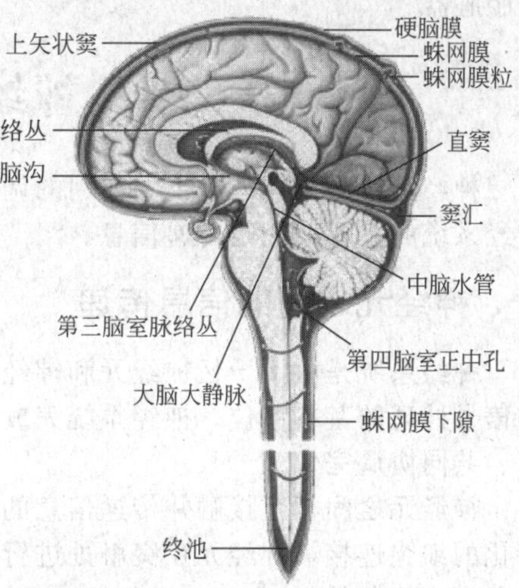

图 5-10 脑脊液循环模式

三、周围神经系统

1. 脊神经

脊神经共 31 对，包括颈神经 8 对、胸神经 12 对、腰神经 5 对、骶神经 5 对、尾神经 1 对。

脊神经是混合性神经，含有躯体感觉、内脏感觉、躯体运动和内脏运动四种纤维成分。每对脊神经由脊神经前根和后根在椎间孔处合并而成一条脊神经干，前根含运动神经纤维，发自前角；后根含感觉神经纤维，膨大部分称脊神经节。脊神经干出椎间孔后立即分为四支，即前支、后支、脊膜支和交通支。人类除胸神经前支保持明显的节段性外，其余的前支分别交织成颈丛、臂丛、腰丛和骶丛，再由各丛分支分布于相应的区域（图 5-11）。

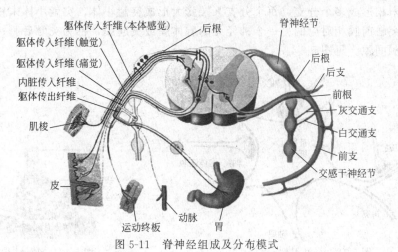

图 5-11 脊神经组成及分布模式

2. 脑神经

与脑相连的神经称脑神经，共有 12 对，主要分布于头面部，其排列顺序通常用罗马字母顺序表示。依次为嗅神经、视神经、动眼神经、滑车神经、三叉神经、展神经、面神经、听神经、舌咽神经、迷走神经、副神经和舌下神经。

在 12 对脑神经中，第Ⅰ、Ⅱ、Ⅷ对脑神经是感觉神经；第Ⅲ、Ⅳ、Ⅵ、Ⅺ、Ⅻ对脑神经是运动神经；第Ⅴ、Ⅶ、Ⅸ、Ⅹ对脑神经是混合神经。其中第Ⅹ对迷走神经还分布到胸、腹腔脏器。

第二节　神经系统活动的一般规律

神经系统是人体内起主导作用的调节系统,中枢神经系统的主要功能是处理信息,周围神经系统的主要功能是传递信息。

一、神经元之间的信息传递

神经系统是由上千亿神经元和神经胶质细胞组成的有序神经网络,神经元则是这个系统中信号处理的基本单位。神经系统完成任何一种调节功能,都是通过若干神经元进行信息联系、共同协调完成。

神经元之间相互接触并传递信息的部位,称为突触。突触是神经元与神经元之间的一种特化的细胞连接,神经元在突触处进行信息交流,通过突触联系,神经元可对其他神经元产生兴奋或抑制效应。

1. 突触的类型

依据神经元与神经元之间接触部位的不同,突触可分为轴突-胞体式突触、轴突-树突式突触、轴突-轴突式突触等(图5-12)。依据突触传递产生的效应不同,可将突触分为兴奋性突触和抑制性突触。依据神经元与神经元之间传递方式的不同,突触可分为化学性突触和电突触。化学性突触的信息传递以化学物质为媒介。电突触则实际上是一种缝隙连接,局部电流从一个神经元通过缝隙连接到达另一个神经元是其信息传递的方式。脑和脊髓内绝大部分都是化学性突触,因此通常所说的突触即指化学性突触。

2. 突触的结构

经典的化学性突触由突触前膜、突触间隙以及突触后膜三部分组成(图5-13)。一个神经元的轴突末梢形成多个分支,每个分支末端膨大形成突触小体,突触小体末梢的膜称为突触前膜;与突触前膜相对应的另一个神经元的胞体膜或突起膜,称为突触后膜;两膜之间的间隙称为突触间隙。见图5-13。

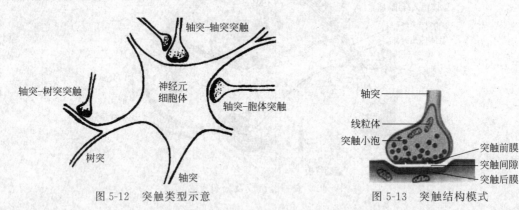

图5-12　突触类型示意　　　　　图5-13　突触结构模式

突触前膜膜上有Ca^{2+}通道,膜内含有大量的线粒体和囊泡,囊泡内含有神经递质,又称突触小泡。突触后膜上含有与突触小泡内神经递质相对应的受体或化学门控通道。突触间隙内充满细胞外液。

3. 突触传递

突触传递是指突触前神经元的信息抵达突触后神经元,引起突触后神经元活动的过程,它与神经-肌肉接头处的传递有许多相似之处。

首先，神经冲动到达轴突末梢时，引起突触前膜发生去极化的变化，继而使突触前膜对Ca^{2+}通透性增加，细胞外的Ca^{2+}进入突触小体；Ca^{2+}的进入促使一定数量的突触小泡向前膜靠近，然后通过出胞作用将小泡内所含的化学递质释放到突触间隙中；递质经突触间隙扩散，迅速到达突触后膜，并与其上的特异性受体结合；这种结合引起受体蛋白质分子内部的变构作用，使突触后膜上某些离子通道开放，从而使得某些离子得以跨突触后膜转移，导致突触后膜发生电位变化，产生兴奋性或抑制性突触后电位，突触后电位可以总和，从而引起突触后神经元的兴奋或抑制。

(1) 兴奋性突触后电位（excitatory post synaptic potential，EPSP）突触后膜在递质作用下发生去极化，突触后神经元兴奋性升高，这种去极化电位变化称为兴奋性突触后电位。突触前神经元的兴奋传到其轴突末梢后，突触小体释放兴奋性递质，递质与受体结合后，将提高突触后膜对一部分离子，如Na^+、K^+、Cl^-等，特别是Na^+的通透性，以Na^+内流为主，引发EPSP。

(2) 抑制性突触后电位（inhibitory post synaptic potential，IPSP）突触后膜在递质作用下发生超极化，突触后神经元兴奋性下降，这种超极化电位变化称为抑制性突触后电位。突触前神经元的兴奋传到轴突末梢后，突触小体释放的递质属于抑制性递质。递质与受体结合后，将提高突触后膜对K^+、Cl^-，尤其是Cl^-的通透性，以Cl^-内流为主，引发IPSP。

一个神经元常与多个神经元发生突触联系，产生的突触后电位既有EPSP也有IPSP，都属于局部电位，因此突触后膜上会发生整合效应。当IPSP占优势、总趋势为超极化时，则突触后神经元的兴奋性降低；当EPSP占优势、总趋势为去极化时，则突触后神经元的兴奋性增高；当去极化达到阈电位水平时，突触后神经元爆发动作电位，发放神经冲动。

4. 突触传递的特征

(1) 单向传递 由于递质只能由突触前膜释放，然后作用于突触后膜的特异性受体，所以，兴奋只能从突触前神经元传向突触后神经元，而不能逆传。

(2) 突触延搁 兴奋通过突触传递时，需要经历递质的释放、扩散、与突触后膜的受体结合、产生突触后电位等一系列过程，相对于兴奋在神经纤维上的扩布来说，耗时较长，因而称之为突触延搁。

(3) 总和 突触传递是通过兴奋性突触后电位与抑制性突触后电位实现的，而这类电位变化都具有局部电位变化的性质。通过总和来引起突触后神经元的活动产生变化。

(4) 对内环境变化的敏感性和易疲劳性 突触部位易受内环境变化的影响，如缺O_2、CO_2过多、酸性代谢产物和某些药物都可改变突触的传递能力或影响递质的释放及递质与受体的结合，从而影响突触的传递。突触也是反射弧中最易疲劳的环节，疲劳现象的产生与神经递质的减少耗竭、信息通过突触的效率下降有关。

二、神经递质与受体

突触传递过程由神经递质作为信息传递的媒介，通过作用于相应受体来实现，因此神经递质和受体是化学性突触传递最重要的物质基础。

（一）神经递质

神经递质是指在神经系统内传递神经元信息或把神经元信息传递至效应器的化学物质。神经系统内含有许多种化学物质，但只有符合一定条件的化学物质才能确认为神经递质。确认神经递质的条件如下：①在突触前神经元内含有合成该递质的前体物质与合成酶系，因而能够合成该递质；②在神经末梢内的突触小泡可以贮存该递质，以免被胞浆内其他酶系所破坏，并且当冲动抵达末梢时，突触小泡内的该递质能释放入突触间隙；

③该递质通过突触间隙扩散，作用于突触后膜受体而发挥其生理作用；④突触部位有使该递质失活的酶或摄取回收该递质的环节；⑤用递质拟似剂或受体阻断剂能加强或阻断该递质的作用。

除神经递质外，有些神经元合成和释放的化学物质能够增强或减弱递质信息传递，但并不在神经元之间直接起信息传递作用，这类对神经递质信息传递起调节作用的物质称为神经调质。二者之间并无明显分界。

1. 外周神经递质

外周神经递质包括内脏运动神经和躯体运动神经末梢所释放的递质，主要有乙酰胆碱、去甲肾上腺素和肽类三类。

凡是以乙酰胆碱作为递质的神经纤维称为胆碱能纤维，包括内脏运动神经的节前纤维、副交感节后纤维、交感节后纤维中的一部分（如支配汗腺和骨骼肌血管的节后纤维）以及躯体运动神经纤维。

凡是以去甲肾上腺素作为递质的神经纤维称为肾上腺素能纤维，包括绝大部分的交感神经节后纤维。

近年来，在胃肠中还发现了释放嘌呤类或肽类物质为递质的神经纤维，称为嘌呤能或肽能神经纤维。

2. 中枢神经递质

中枢神经递质和调质种类较多，比较复杂，已达100多种，大致归纳为胆碱类、胺类、氨基酸类、肽类和嘌呤类（表5-3）。

表5-3 主要中枢神经递质的分布和功能特点

分类	名称	主要分布部位	功能特点
胆碱类	乙酰胆碱	脊髓、脑干网状结构、丘脑、边缘系统	与感觉、运动、学习与记忆等活动有关
胺类	去甲肾上腺素	低位脑干的网状结构	与心血管活动、觉醒、睡眠、情绪活动有关
	肾上腺素	延髓	参与心血管活动的调节
	多巴胺	黑质-纹状体通路、中脑-边缘系统通路、结节-漏斗部通路	与心血管活动、精神情绪活动、垂体内分泌功能调节有关
	5-羟色胺	脑干中缝核	与睡眠、体温调节、情绪反应及痛觉有关
氨基酸类	γ-氨基丁酸	大脑、小脑皮质、脊髓	抑制性神经递质、内分泌调节、镇痛
	甘氨酸	脑干、脊髓	抑制性神经递质
	谷氨酸	大脑皮质、小脑、纹状体、脊髓	兴奋性神经递质
	门冬氨酸	丘脑、下丘脑	兴奋性神经递质
肽类	下丘脑调节肽	下丘脑	调节垂体激素分泌及自主神经等功能活动
	阿片肽	脑内	调节痛觉
	脑-肠肽	胃肠和脑内	与摄食活动调节有关
嘌呤类	腺苷	中枢内	抑制性调质

（二）受体

受体是指能与某些化学物质（如递质、激素等）发生特异性结合并诱发生物效应的特殊生物分子。

受体种类很多，介绍两种人体分布最为广泛的受体如下。

1. 胆碱能受体

泛指能与乙酰胆碱结合而发挥生理效应的受体。胆碱能受体存在着不同的类型，主要分为以下两种类型。

（1）毒蕈碱型受体（M型受体） 这类受体广泛分布于副交感神经节后纤维所支配的效应器细胞膜上，因能与毒蕈碱结合并产生乙酰胆碱样效应而得名。乙酰胆碱与这类受体结合后，产生一系列副交感神经兴奋的效应，包括心脏活动的抑制、支气管平滑肌的收缩、胃肠道平滑肌的收缩、膀胱逼尿肌的收缩、消化腺分泌活动的增强等。这种效应称为毒蕈碱样作用或M样作用。阿托品是M型受体阻断剂，可阻断乙酰胆碱的M样作用，但正常情况下并不出现M样作用，因为乙酰胆碱发挥作用后即被受体部位的胆碱酯酶所分解。有机磷农药中毒患者表现出瞳孔缩小、支气管痉挛、流涎、大小便失禁等症状正是由于有机磷能破坏胆碱酯酶，导致效应细胞膜上乙酰胆碱蓄积所致。因此在抢救患者用药时，除采用大剂量阿托品阻断M受体以解除中毒症状外，联合使用胆碱酯酶复活剂（如解磷定等），才能使抢救更为有效。

（2）烟碱型受体（N型受体） 这类受体主要存在于交感和副交感神经节神经元的突触后膜以及骨骼肌终板膜上，能与烟碱结合，故称为烟碱受体。与烟碱结合产生的效应类似于乙酰胆碱与之结合产生的效应，这类效应称为烟碱样作用（N样作用），表现为肌肉震颤、心动过速、血压上升等。筒箭毒能阻断N样作用。N受体可分为N_1和N_2两种亚型。N_1受体分布于自主神经节前神经元突触后膜上，六烃季铵可阻断其功能；N_2受体分布于骨骼肌终板膜上，十烃季铵可阻断其功能。

2. 肾上腺素能受体

指能与儿茶酚胺类物质（如去甲肾上腺素、肾上腺素等含有邻苯二酚基本结构的胺类）相结合的受体。肾上腺素能受体也有不同的亚型，可分为α型肾上腺素能受体（简称α受体）和β型肾上腺素能受体（β受体）两类。肾上腺素能受体广泛分布于中枢和周围神经系统。

（1）α型肾上腺素能受体 α受体又可再分为$α_1$和$α_2$受体两种亚型。儿茶酚胺与α受体（主要是$α_1$受体）结合后产生的平滑肌效应以兴奋为主，如血管收缩、子宫收缩、扩瞳肌收缩等；但与小肠平滑肌上的$α_2$受体结合却表现为抑制性的舒张。

酚妥拉明是α受体的阻断剂。哌唑嗪可选择性阻断$α_1$受体，育亨宾可选择性阻断$α_2$受体。

（2）β型肾上腺素能受体 β受体又可分为$β_1$、$β_2$和$β_3$三种亚型。儿茶酚胺与β受体（主要是$β_2$受体）结合后产生的平滑肌效应以抑制为主，如血管、子宫、小肠和支气管等的舒张，但与心肌$β_1$受体结合产生的效应却是兴奋性的。$β_3$受体主要分布于脂肪组织，与脂肪分解有关。

普萘洛尔（心得安）是β受体阻滞剂，对$β_1$和$β_2$受体无选择性。阿替洛尔和美托洛尔是$β_1$受体阻滞剂，丁氧胺（心得乐）是$β_2$受体阻滞剂。

3. 其他递质的受体

中枢神经系统内的递质种类较多，相应的受体种类也较多，除有胆碱能受体和肾上腺素能受体外，还有多巴胺受体、5-羟色胺受体、氨基丁酸受体、甘氨酸受体、阿片受体等。

第三节 神经系统的感觉功能

感觉是客观事物在人脑中的主观反映，感觉的形成首先要通过各种感受器接受内外环境的刺激，并转换为神经冲动经特定的传入途经传至大脑皮质特定的中枢，引起相应的感觉。

一、感受器及其生理特性

1. 感受器的定义与结构特点

感受器是指分布于体表或机体内部专门感受机体内外环境变化的刺激，并将其转化为传入神经冲动的结构或装置。

2. 感受器的分类

常用的感受器（图 5-14）分类方法有多种。根据感受器所分布的位置可分为内感受器与外感受器；根据感受器所接受适宜刺激的性质可分为机械感受器、化学感受器、电磁感受器等；根据感受器所接受适宜刺激的具体性质及其所引起的感觉或效应来分类，则外感受器又可分为视、听、嗅、味、热、冷、触、压等感受器，内感受器亦可分为多种感受器。一般说来，外感受器受到相应的刺激皆能引起主观意识清晰的感觉；内感受器虽不能引起主观意识清晰的感觉，但它们与体内许多反射性调节有关。

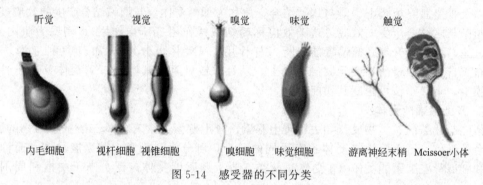

图 5-14 感受器的不同分类

3. 感受器的一般生理特性

（1）感受器的适宜刺激　各种感受器都有其最敏感或最容易接受的刺激，这种刺激即称为适宜刺激。例如，一定波长的电磁波是视网膜感光细胞的适宜刺激，一定频率的声波是耳蜗毛细胞的适宜刺激等。一般说来，感受器对非适宜刺激不起反应，即使起反应，所需刺激强度也要大得多。因此，当环境中出现某种刺激时，总是由对它最敏感的那种感受器所接受而引起相应的效应。

（2）感受器的换能作用　各种感受器都能将作用于其上的刺激能量转换为传入神经上的冲动（即动作电位），这种作用即称为换能作用。

（3）感受器的编码作用　感受器将外界刺激转换为神经冲动，不仅仅是发生能量形式的转换，而且将刺激所包含的环境变化的信息转移到传入神经冲动特有的序列和组合之中，这就是感受器的编码作用。

（4）感受器的适应现象　当刺激持续作用于感受器时，虽然刺激强度维持不变，但感觉神经冲动发放频率却逐渐下降，此种现象即称为感受器的适应。"入芝兰之室，久而不闻其香"即是一种感受器适应的现象。

二、感觉传导路

感受器感受刺激后所产生的神经冲动传导到大脑皮质的通路，称感觉传导路，主要包括浅感觉和深感觉两条传导通路。

1. 浅感觉传导通路

浅感觉是指皮肤与黏膜的痛、温、触、压等感觉而言，由于它们的感受器位置较浅，因此由这些感受器上行的感觉传导系统称为浅感觉传导通路（图 5-15）。一般由三级神经元组成。

（1）躯干、四肢的浅感觉传导通路　其感觉神经元（第一级神经元）位于脊神经节内，在脊髓灰质后角更换神经元（第二级神经元）后其纤维交叉到对边，组成脊髓丘脑束上行至丘脑，在丘脑再次更换神经元（第三级神经元）后，发出纤维参与组成丘脑皮质束，再上行投射至大脑皮质躯干和四肢的感觉区。

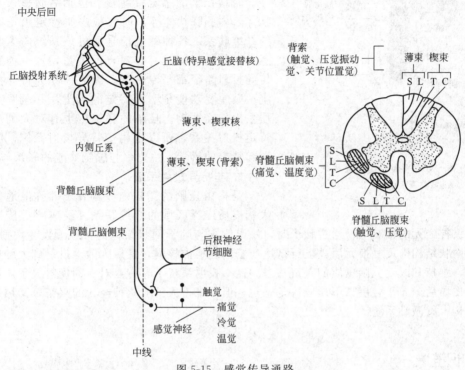

图 5-15　感觉传导通路

（2）头面部的浅感觉传导通路　其感觉神经元（第一级神经元）位于三叉神经节内，感觉神经纤维经三叉神经传入，进入脑桥后换元（第二级神经元）交叉到对边，组成三叉丘系上行至丘脑，在丘脑再次更换神经元（第三级神经元），发出纤维参与组成丘脑皮质束，经内囊投射至大脑皮质感觉区。

2. 深感觉传导通路

深感觉是指感受肌肉、肌腱、关节和韧带等深部结构的本体感觉和精细触觉。精细触觉是指辨别两点距离、感受物体形状及纹理粗细等的感觉。深感觉传导通路（图 5-15）也由三级神经元组成。

躯干、四肢的深感觉传导通路感觉神经元（第一级神经元）也位于脊神经节内，进入脊髓后，在同侧后索内上行，并组成薄束和楔束上行至延髓，在延髓薄束核和楔束核换元（第二级神经元）交叉到对边，组成内侧丘系上行至丘脑，在丘脑再次更换神经元（第三级神经元），发出纤维参与组成丘脑皮质束，经内囊投射至大脑皮质感觉区。

3. 感觉传导通路的特点

感觉传导通路一般有三级神经元，第一级位于脊神经节或脑神经节内；第二级位于脊髓后角或脑干内，第三级位于丘脑内。各种感觉传导通路的第二级神经元发出的神经纤维，一般交叉到对侧,最后投射到大脑皮质的相应区域。

三、丘脑和感觉投射系统

丘脑是感觉传导的接替站,除嗅觉外,各种感觉的传导通路均在丘脑内更换神经元,然后投射到大脑皮质。丘脑向大脑皮质的投射分为两大系统,即特异投射系统和非特异投射系统(图5-16)。

1. 特异投射系统

是指丘脑的感觉接替核(包括后腹核、外侧膝状体、内侧膝状体等)向大脑皮质特定感觉区投射的纤维联系。各种感觉信息通过该系统向大脑皮质感觉区的投射都具有点对点的关系,每一种感觉的传导投射路径都是专一的,因而称其为特异投射系统。其主要功能是引起特定的感觉,并激发大脑皮质发出神经冲动。丘脑的联络核也有对大脑皮质的特定投射关系,所以也属于特异投射系统,但它不引起特定的感觉,主要参与感觉功能的联系与协调。

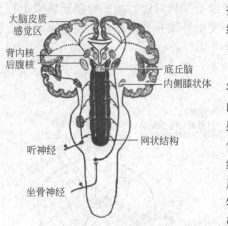

图5-16 感觉投射系统示意
实线代表特异性投射,虚线代表非特异性投射

2. 非特异投射系统

是指由丘脑的髓板内核群发出并弥散地投射到大脑皮质广泛区域的纤维联系。经典感觉传导通路的第二级神经元的轴突上行通过脑干时,发出侧支与脑干网状结构的神经元发生突触联系,在脑干网状结构内反复换元后,上行抵达丘脑的髓板内核群,最后弥散地投射到大脑皮质广泛区域,维持和改变大脑皮质的兴奋状态。这一投射系统不具有点对点的投射关系,上行纤维进入皮质后分布于各层,不形成特定感觉,但可维持大脑皮质神经元的兴奋,又称为脑干网状结构上行激动系统。

知识链接

由于脑干网状结构上行激动系统是经多突触接替上行,因此该系统的功能活动易受药物影响发生传导阻滞。巴比妥类药物可通过阻断上行激动系统的传导而起到催眠作用;全身麻醉药对大脑皮质的抑制作用也与它阻断了上行激动系统的传导有关。

四、大脑皮质的感觉分析功能

人类大脑皮质是产生感觉的最高级中枢。特异投射系统的各种感觉冲动上传达大脑皮质,通过大脑皮质的精细分析与综合,产生特定的感觉。躯体感觉代表区主要有体表感觉区、本体感觉区、内脏感觉区、视觉区、听觉区、嗅觉区与味觉区。

1. 体表感觉区

全身体表感觉在大脑皮质的投射区主要位于中央后回,又称第一体表感觉区(图5-17)。对中央后回的感觉投射有以下规律。

(1)交叉投射 一侧体表的感觉传入投射到对侧大脑皮质中央后回的相应区域,即具有交叉性,但头面部感觉的投射是双侧性的。

(2)倒置安排 躯体各部位感觉投射区域的空间分布是倒立的。例如,下肢的感觉投射区在顶部(膝部以下的投射区在皮质内侧面);上肢代表区在中间部;头面部投射区在底部,

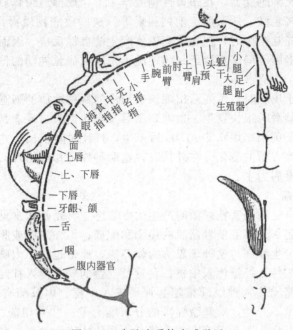

图 5-17 大脑皮质体表感觉区

但头面部感觉区的内部分布仍是正立的。

(3) 精细正比 投射区的大小与不同体表部位的感觉灵敏程度有关。感觉灵敏度越高，投射区域也越大。例如，拇指、食指和唇的感觉投射区很大，而躯干的感觉投射区却很小。人脑在中央前回与岛叶之间还有第二体表感觉区。全身体表感觉在此区的投射也有一定的区划安排，但正立而不倒置，而且投射具有双侧性。此区仅能对感觉信息做比较粗糙的分析。

2. 本体感觉区

本体感觉是指深部感觉，包括肌肉、关节等的运动觉和位置觉。本体感觉投射区主要在中央前回。

3. 内脏感觉区

内脏感觉区分布于第二体表感觉区、运动辅助区和边缘系统皮质等部位。

4. 视觉区

视觉投射区位于枕叶距状裂的上、下缘。左侧枕叶皮质接受左眼颞侧和右眼鼻侧视网膜传入纤维的投射；右侧枕叶接受右眼颞侧与左眼鼻侧视网膜传入纤维的投射。

5. 听觉区

听觉投射区位于颞叶的颞横回。听觉的投射具有双侧性，即一侧听觉区接受双侧耳蜗听觉感受器传来的冲动。

6. 嗅觉区与味觉区

嗅觉区在大脑皮质的投射区位于边缘叶的前底部（包括梨状区皮质的前部、杏仁核的一部分）。味觉区在中央后回头面部感觉区的下侧。

五、痛觉

1. 痛觉感受器与痛觉

一般认为，痛觉感受器是游离神经末梢，广泛分布于皮肤、肌肉、关节和内脏等处。它无须特殊的适宜刺激，任何形式的刺激，只要强度达到对组织产生伤害的程度都可引起痛觉。痛觉感受器属于化学感受器，在伤害性刺激作用下，局部组织释放出某些致痛物质，如K^+、H^+、组胺、5-羟色胺、缓激肽、前列腺素等，这些致痛物质再作用于游离神经末梢，引起痛觉传入冲动。痛觉产生时，往往引起机体产生防御性反应，因而具有对机体的保护意义。临床上采用普鲁卡因等局部麻醉药封闭神经，来阻断痛觉冲动的传入，达到镇痛效果。

2. 皮肤痛觉

伤害性刺激作用于皮肤时，可先后出现快痛与慢痛两种性质的痛觉。快痛是一种定位清楚而尖锐的刺痛，在刺激时很快发生，撤除刺激后又很快消失。慢痛是一种定位不明确而又难以忍耐的烧灼痛，于刺激作用 0.5~1.0s 后产生，持续时间较长，并伴有心率加快、血压升高以及呼吸和情绪等方面的变化。在外伤时，这两种痛觉相继出现，不易明确区分；而皮肤发生炎症时，常以慢痛为主。

3. 内脏痛与牵涉痛

内脏痛是内脏器官受到伤害性刺激时产生的疼痛感觉，是临床常见症状。内脏疾病除引起内脏痛外，还能引起邻近体腔壁骨骼肌的痉挛和疼痛；另外胸膜或腹膜受到炎症、牵拉或摩擦等刺激时，也会产生疼痛。这种现象称为体腔痛，通常也归于内脏痛。内脏痛觉冲动主要通过交感神经干中的传入纤维传入中枢；食管及气管的痛觉传入神经混合在迷走神经内进入中枢；盆腔脏器的痛觉传入神经纤维随盆神经进入中枢。内脏痛有以下特点：①发生缓慢、持续时间长，定位不清楚，对刺激性质的分辨能力差；②对切割、烧灼等刺激不敏感，对机械牵拉、缺血、炎症等刺激敏感。③常伴有明显的情绪活动和一些自主神经反应，如恶心、呕吐、心血管和呼吸活动的改变。④可发生牵涉痛。

某些内脏疾病常引起一定的体表部位发生疼痛或痛觉过敏，此种现象称为牵涉痛。例如，心绞痛患者常感到心前区和左上臂内侧区疼痛；胆囊炎时发生右肩区疼痛；阑尾炎早期发生上腹部或脐区痛等。了解牵涉痛的规律有助于临床诊断。

牵涉痛的产生机制尚不明确，有会聚学说和易化学说两种解释（图 5-18）。会聚学说认为患病内脏的传入纤维与发生牵涉痛的皮肤部位的传入神经纤维由同一后根进入脊髓，它们在脊髓内换元的部位也很靠近，由于日常生活中的疼痛多来自体表，大脑皮质因而将内脏痛觉传入冲动误认为来自皮肤，故产生牵涉痛。易化学说认为内脏传入冲动增加是提高了脊髓相应中枢的兴奋性并向周围扩散，从而对体表传入冲动产生易化作用，使平常不致引起疼痛的皮肤刺激变成了致痛刺激，故产生牵涉痛。

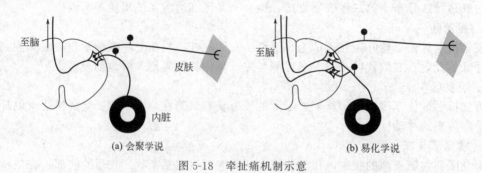

图 5-18 牵扯痛机制示意

第四节 神经系统对躯体运动的调节

人类在生活和劳动中进行着大量的、各种形式的有意识的运动，这类运动都是由骨骼肌的活动所完成的，这类运动称为躯体运动。各种躯体运动往往都是由多个肌群相互协调和配合完成的,而这种协调与配合则是在神经系统调节下进行的。神经系统对各种姿势和随意运动的调节都是复杂的反射活动,从脊髓上至大脑皮质的中枢神经系统各级水平都发挥着重要作用。

一、脊髓对躯体运动的调节

1. 脊髓的运动神经元与运动单位

躯体运动最基本的反射中枢在脊髓。在脊髓灰质前角中存在着大量的运动神经元,末端释放神经递质乙酰胆碱。前角运动神经元可分为 α 和 γ 两类。α 运动神经元兴奋时,所支配的肌纤维收缩;γ 运动神经元兴奋时,可调节肌梭对牵张刺激的敏感性。

脊髓对躯体运动的调节主要有屈肌反射和牵张反射。

2. 屈肌反射与对侧伸肌反射

一侧肢体皮肤受到伤害性刺激时,该侧肢体发生屈肌收缩而伸肌舒张以致该肢体屈曲的反射称为屈肌反射。屈肌反射使肢体能及时避开伤害性刺激而具有保护性意义。屈肌反射的强度与刺激强度有关。刺激强度增大时,屈肌反射的范围也扩大。例如,足趾受到较弱的刺激时,只引起踝关节屈曲;刺激强度加大时,可致膝关节乃至髋关节也屈曲;刺激强度很大时,则在该肢体发生屈曲的基础上,还引起对侧肢体伸直的反射活动。这种反射活动称为对侧伸肌反射,其生理意义在于发生屈肌反射时维持躯体姿势的平衡。

3. 牵张反射

骨骼肌受到外力牵拉而伸长时,受牵拉的同一肌肉会产生反射性收缩,此种反射称为牵张反射(图 5-19)。牵张反射有肌紧张和腱反射两种类型。

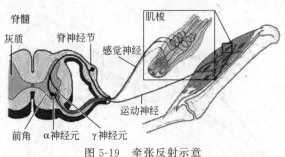

图 5-19 牵张反射示意

(1)肌紧张 缓慢而持续牵拉肌腱所引起的牵张反射称为肌紧张。它表现为骨骼肌轻度而持续地收缩,是由同一肌肉的不同运动单位交替收缩产生的,使骨骼肌维持一定的紧张性而不被拉长。人体的肌紧张主要表现在伸肌,其生理意义在于维持一定的躯体姿势,如人体克服重力保持直立姿势等。

(2)腱反射 快速牵拉肌腱时引起的牵张反射称为腱反射,表现为被牵拉肌肉的明显缩短。例如,临床上用叩诊锤叩击股四头肌肌腱引起股四头肌收缩,出现小腿向前方伸直的膝跳反射;叩击跟腱引起腓肠肌收缩的跟腱反射等。临床上常采用检查腱反射的方法来了解神经系统的功能状态,如腱反射减退或消失,提示反射弧某个部分受损;如腱反射亢进,则提示脊髓以上的高位中枢有病变。

4. 脊休克

如上所述,脊髓对躯体运动具有重要的调节作用。但是,在整体内,脊髓是在高级中枢的调节下发挥作用的。当脊髓被横断而与高级中枢突然离断后,断面以下脊髓将暂时丧失参与反射活动的能力而进入无反应的状态,这种现象称为脊休克。脊髓与高位中枢离断的动物称为脊动物。

脊休克的主要表现为：横断面（实验中一般在颈部脊髓第五节段以下横断脊髓，否则易致动物死亡）以下脊髓所支配的骨骼肌紧张性减弱甚至消失，外周血管扩张，发汗反射不能进行，直肠和膀胱中分别有粪和尿的潴留。

脊休克后，脊髓的反射功能可逐渐恢复，恢复的速度与不同种属动物脊髓反射对高位中枢的依赖程度有关。如蛙和大鼠在脊髓离断数分钟后即可恢复，犬需数天，而人类至少需要数周。恢复过程中，简单、原始的反射（如屈肌反射、腱反射）早于复杂的反射（如对侧伸肌反射）恢复。脊髓大多数内在功能活动能恢复到接近正常，但仍不能满足机体生理功能的需要。离断水平以下的感觉和随意运动能力将永久性丧失。

二、脑干对肌紧张的调节

脑干对肌紧张和躯体姿势具有重要的调节作用。利用定向仪刺激动物脑内不同部位，发现脑内某些部位具有加强肌紧张和肌运动的作用，这些部位称为易化区；而另一些部位则有抑制肌紧张及肌运动的作用，这些部位称为抑制区。在正常生理情况下，抑制区和易化区的活动强度保持平衡，使全身骨骼肌的紧张程度处于生理状态的水平。

在动物实验中，于动物的中脑上丘、下丘之间横断脑干，动物将立即出现四肢伸直、头尾昂起、脊柱挺硬的角弓反张状态，这种现象称为去大脑僵直（图5-20）。这是由于脑干网状结构抑制区失去了与大脑皮质、纹状体等部位的联系后，活动明显减弱，使易化区的活动占有较大的优势，因此表现出伸肌紧张性亢进的现象。当人类中脑发生损伤、缺血或炎症等疾病时，也可出现头后仰、四肢僵直、上臂内旋、手指屈曲等去大脑僵直现象，表示病变已严重侵犯脑干。

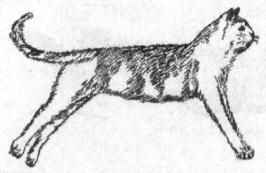

图 5-20　去大脑僵直

三、小脑对躯体运动的调节

小脑与大脑皮质、丘脑、脑干网状结构、红核、前庭核以及脊髓等保持着广泛的联系，在维持身体平衡、调节肌紧张和协调随意运动等功能方面具有重要作用。根据小脑的传入、传出神经纤维的联系，可将小脑分为前庭小脑、脊髓小脑和皮质小脑三个主要的功能部分。

1. 维持身体平衡

主要是前庭小脑的功能。前庭小脑主要由绒球小结叶构成。实验证明，切除或破坏绒球小结叶，动物会出现平衡失调；临床也观察到，第四脑室附近有肿瘤的患者，往往由于肿瘤压迫或损伤绒球小结叶，患者站立不稳，但其随意运动仍然能协调好。绒球小结叶的平衡功能与前庭器官及前庭核的活动密切相关。

2. 调节肌紧张

主要是脊髓小脑的功能。脊髓小脑包括小脑前叶以及后叶的中间带区部分。它对肌紧张的调节包括易化和抑制双重作用，这些作用都是通过脑干网状结构的易化区和抑制区实现的，但抑制作用也可能与小脑前叶直接抑制前庭外侧核的活动有关。小脑前叶对肌紧张的双重作用随动物的进化程度不同而表现不同，动物的进化程度越高，其易化作用也表现得越突出。因此，人类小脑损伤后主要表现出肌紧张降低、肌无力等症状。

3. 协调随意运动

主要是皮质小脑的功能。皮质新小脑主要指小脑半球的外侧部，它与大脑皮质存在着双向性联系，形成大脑、小脑之间的反馈联系。这一反馈联系在人类最突出，它对大脑皮质发动随意运动具有重要的调节作用。当皮质小脑损伤后，患者不能完成精巧的动作，肌肉在动作进行过程中发生抖动而把握不住方向（意向性震颤），可出现随意运动的力量、方向及准确性异常，行走摇晃呈酩酊蹒跚状，静止时则无异常的肌肉运动出现。这种小脑损伤后的动作协调障碍称为小脑性共济失调。

四、大脑对躯体运动的调节

（一）基底核对躯体运动的调节

基底核（图 5-21）又称基底神经节，按经典概念主要指尾核与豆状核构成的纹状体。豆状核由壳核与苍白球构成，其中尾核与壳核又称新纹状体，苍白球称为旧纹状体。丘脑底核以及中脑的黑质与红核在功能上与纹状体密切联系，因此，常与基底核一并讨论。

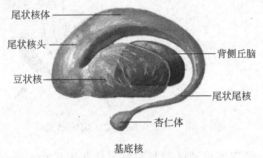

图 5-21　基底核的结构示意

基底核各部分之间的联系以苍白球为中心，尾核、壳核、丘脑底核以及黑质均有纤维投射到苍白球，苍白球也发出纤维与丘脑底核、黑质相联系，苍白球还与丘脑、下丘脑、红核以及脑干网状结构有纤维联系。

基底核对躯体运动的调节，主要在于参与随意运动的稳定、肌紧张的控制以及本体感觉传入冲动的处理。临床上，基底核损害所引起的运动功能障碍可分为两大类：一类是运动过多而肌紧张减退的综合征，例如舞蹈病，表现为头部和上肢不自主的舞蹈样动作，并伴有肌张力降低等；另一类是运动过少而肌紧张亢进的综合征，如帕金森病，也称震颤麻痹，其症状包括全身肌紧张增强甚至肌肉强直、随意运动减少、运动迟缓、面部表情呆板，并且常伴有静止性震颤（多见于上肢）。

目前认为，中脑黑质内含有多巴胺神经元，而纹状体内存在乙酰胆碱递质系统。由黑质上行抵达纹状体的多巴胺能抑制纹状体乙酰胆碱递质系统的活动。舞蹈病的主要病变部位在纹状体，其中的胆碱能神经元和 γ-氨基丁酸能神经元功能减退，而黑质多巴胺能神经元功能相对亢进。临床上用利血平来耗竭多巴胺，缓解症状。帕金森病的病变部位在黑质，多巴胺能神经元变性，多巴胺递质合成受损，脑内多巴胺含量明显下降，导致乙酰胆碱递质系统的功能亢进，因而出现一系列症状。临床上利用多巴胺的前体左旋多巴以增强多巴胺的合成，或应用 M 受体阻断剂如东莨菪碱或苯海索来缓解症状。

(二)大脑皮质对躯体运动的调节

大脑皮质是调节躯体运动的最高级中枢。大脑皮质运动区对躯体运动的调节是通过锥体系和锥体外系的下行传导通路实现的。

1. 大脑皮质运动区（中央前回）调节躯体运动的特点

人类大脑皮质运动区主要位于中央前回。此外，还有辅助运动区和第二运动区，前者位于大脑皮质内侧面，后者与第二体表感觉区重叠。大脑皮质调节躯体运动具有下列特点（图5-22）。

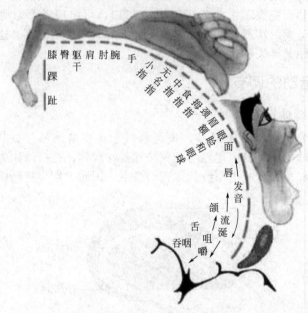

图 5-22　大脑皮质运动区定位示意

（1）交叉支配　指一侧皮质运动区控制对侧躯体肌肉运动。但对于头面部肌肉，除面神经支配的下部面肌和舌下神经支配的舌肌为对侧皮质运动区控制外，其余部分皆受双侧皮质运动区控制。

（2）具有精细的功能定位　其定位安排大体上呈倒立的人体投影分布，即下肢代表区在中央前回顶部（膝关节以下代表区在皮质的内侧面），上肢代表区在中间部，头面部代表区在底部，但头面部代表区内部安排仍为正立分布。

（3）各运动代表区的大小与运动的精细程度有关　运动越精细，代表区越大。例如，手部运动代表区与整个下肢运动代表区的大小几乎相等。

2. 运动传导通路

运动传导通路是从大脑皮质发出神经冲动到达骨骼肌的通路，分锥体系和锥体外系（图5-23）。两者在功能上相互协调、相互配合，共同完成人体各项复杂的随意运动。

（1）锥体系　锥体系主要管理骨骼肌的随意运动，是大脑皮质下行控制躯体运动的最直接通路，它包括皮质脊髓束和皮质脑干束，两者又合称锥体束。一般将大脑皮质的运动神经元称为上运动神经元，而脊髓前角和脑神经运动核的运动神经元称为下运动神经元。上运动神经元的轴突组成下行的锥体束。其中，下行止于脑神经运动核的纤维称为皮质脑干束（皮质核束），脑神经运动核的神经元（下神经元）发出的躯体运动纤维随脑神经到达并支配头面部的肌肉；下行止于脊髓前角运动神经元的纤维称为皮质脊髓束，脊髓前角的运动神经元（下神经元）发出的纤维随脊神经到达躯干或四肢的骨骼肌，支配躯干和四肢的随意运动。

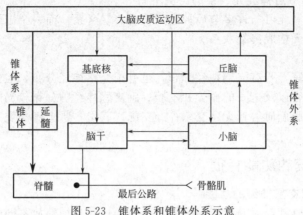

图 5-23 锥体系和锥体外系示意

（2）锥体外系　锥体外系指的是锥体系以外所有下行控制躯体运动的传导系统。它包括大脑皮质、纹状体、丘脑、红核、黑质、脑桥、前庭核、小脑、脑干网状结构，以及其间的联络纤维等，这些结构共同组成复杂的多级神经元。经多次换元后，到达脊髓前角或脑神经运动核。锥体外系的主要功能是参与肌紧张的调节和躯体姿势的维持，以及协调肌群的活动。

锥体系与锥体外系对于肌紧张有相互拮抗的作用，前者易化脊髓运动神经元使肌紧张增强，后者传递抑制性信息使肌紧张减弱，两者保持相对平衡。大脑的运动功能需要锥体系与锥体外系的协同活动完成，在锥体外系维持机体稳定、保持适宜的肌张力和姿势协调的情况下，锥体系执行精细的运动动作。

第五节　神经活动对于内脏活动的调节

机体通过内脏神经调节内脏的活动。内脏神经包括运动（传出）神经和感觉（传入）神经。内脏运动神经主要分布于平滑肌、心肌和腺体，因主要参与调节机体的生长、发育、繁殖、代谢、呼吸、消化和吸收等动植物所共有的"植物性功能"而常称为植物性神经，它调节内脏活动时，在很大程度上不受意志控制，不具有随意性，因而又被称之为自主神经。实际上，内脏运动神经的活动也受大脑皮质和皮质下各级中枢的调节，与躯体运动神经在功能上相互依存、相互协调，使机体得以维持内环境与外环境的相对平衡。

一、自主神经系统的结构特点

自主神经系统根据其结构和功能上的特点分为交感神经和副交感神经两大部分，交感神经和副交感神经的结构特点如下。

1. 中枢的发源部位不同

交感神经发源于脊髓的胸腰节（C1～L3）的灰质侧角；副交感神经则发源于脑干副交感核和脊髓骶段（S2～S4）灰质内。

2. 周围神经节的位置不同

从中枢发出的自主神经纤维在抵达效应器前必须先进入周围神经节换元，然后再发出神经纤维支配效应器官。由中枢发出到神经节的纤维称为节前纤维；由神经节发出到效应器的纤维称为节后纤维。交感神经节位于脊柱两旁（椎旁节）和脊柱前方（椎前节）；副交感神经节位于所支配的脏器附近（器官旁节）或脏器壁内（器官内节）。因此，副交感神经节前纤维比交感神经节前纤维长，而交感神经节后纤维比副交感神经节后纤维长。

3. 节前神经元与节后神经元联系的比例不同

一个交感节前神经元可与许多节后神经元构成突触联系，而一个副交感节前神经元则只能与较少的节后神经元构成突触联系。

4. 分布范围不同

虽然许多内脏器官上既有交感神经分布，也有副交感神经分布，但交感神经分布的范围更广，遍及头颈各器官以及全身的血管和皮肤；副交感神经则分布较局限，大部分血管、汗腺、立毛肌以及肾上腺髓质等皆无副交感神经支配。其中，肾上腺髓质直接接受交感神经节前纤维的支配。

二、自主神经系统的功能特征

1. 交感神经与副交感神经的功能

交感神经和副交感神经对其效应器官的作用是通过其末梢释放不同的递质，作用于不同的受体实现的（图5-24）。大多数交感神经末梢释放的递质为去甲肾上腺素，只有少数交感神经末梢释放的递质为乙酰胆碱；副交感神经末梢释放的递质则主要是乙酰胆碱，只有极少数副交感神经节后纤维释放的递质既不是去甲肾上腺素，也不是乙酰胆碱。胆碱能和肾上腺素能受体的分布及效应见表5-4。

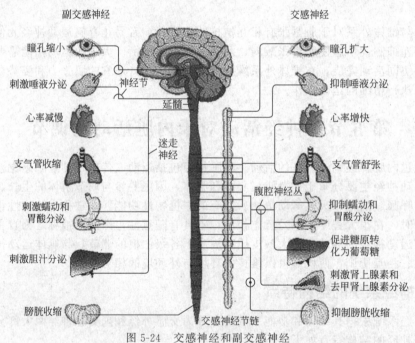

图 5-24 交感神经和副交感神经

表 5-4 自主神经系统胆碱能和肾上腺素能受体的分布及效应

效应器		胆碱能系统		肾上腺素能系统	
		受体	效应	受体	效应
内脏神经节		N_1	节前-节后兴奋传递		
眼	虹膜环行肌	M	收缩（缩瞳）		
	虹膜辐射状肌			α_1	收缩（扩瞳）
	睫状体肌	M	收缩（视近物）	β_2	舒张（视远物）

续表

效应器		胆碱能系统		肾上腺素能系统	
		受体	效应	受体	效应
心	窦房结	M	心率减慢	β_1	心率加快
	房室传导系统	M	传导减慢	β_1	传导加快
	心肌	M	收缩力减弱	β_1	收缩力加强
血管	冠状血管	M	舒张	α_1	收缩
				β_2	舒张(为主)
	皮肤黏膜血管	M	舒张	α_1	收缩
	骨骼肌血管	M	舒张	α_1	收缩
				β_2	舒张(为主)
	脑血管	M	舒张	α_1	收缩
	腹腔内脏血管			α_1	收缩(为主)
				β_2	舒张
	唾液腺血管	M	舒张	α_1	收缩
支气管	平滑肌	M	收缩	β_2	舒张
	腺体	M	促进分泌	α_1	抑制分泌
				β_2	促进分泌
胃肠	胃平滑肌	M	收缩	β_2	舒张
	小肠平滑肌	M	收缩	β_2	舒张
	括约肌	M	舒张	α_1	收缩
	腺体	M	促进分泌	α_2	抑制分泌
	胆囊和胆道	M	收缩	β_2	舒张
膀胱	逼尿肌	M	收缩	β_2	舒张
	括约肌	M	舒张	α_1	收缩
输尿管平滑肌		M	收缩	α_1	收缩
子宫平滑肌		M	可变	α_1	收缩(有孕)
				β_2	舒张(无孕)
皮肤	汗腺	M	促进温热性发汗	α_1	促进精神性发汗
	竖毛肌			α_1	收缩
唾液腺		M	分泌大量稀薄唾液	α_1	分泌少量黏稠唾液
代谢	糖酵解			β_2	加强
	脂肪分解			β_2	加强

2. 交感神经与副交感神经的功能特点

(1) 双重神经支配 人体多数器官都接受交感神经和副交感神经的双重支配。但交感神经几乎支配全身所有内脏器官,而副交感神经则分布较局限。有些器官如肾上腺髓质、汗腺、竖毛肌、皮肤和肌肉内的血管等,就只接受交感神经支配。

(2) 拮抗作用 指交感神经和副交感神经对接受它们两者双重支配的大多数器官具有相反的作用。例如,交感神经兴奋引起心跳加快加强、血压升高、胃肠运动抑制、支气管扩张等；副交感神经兴奋时结果则相反，引起心跳减慢减弱、血压下降、胃肠运动加强、支气管收缩。但某些器官有例外，如唾液腺，这两类神经对它的作用却具有协同性，均促进分泌，但交感神经促进分泌的唾液量少而黏稠，副交感神经促进分泌的唾液量多而稀薄。

（3）紧张性作用 交感神经和副交感神经持续地发放低频神经冲动，使其支配的效应器官经常维持一定程度的活动状态，这种作用即称为紧张性作用。各种自主功能的调节都是在紧张性作用的基础上进行的。

（4）对整体生理功能的调节 交感神经系统的活动一般比较广泛，往往不会仅涉及个别神经及其支配的效应器官，而是常常以整个系统来参加反应。当机体遭遇各种紧急情况如剧烈运动、窒息、寒冷、失血、紧张、恐惧时，交感神经活动显著增强，肾上腺髓质激素分泌量剧增，这一反应系统称为交感-肾上腺髓质系统，引起心跳加快、皮肤和内脏血管收缩、循环血量增加、血压升高、支气管扩张、消化道活动减弱，肾上腺髓质激素分泌增多、肝糖原分解加速及血糖升高等现象。交感神经系统的这种动员机体许多器官的潜在功能，促使机体迅速适应内外环境剧烈变化的反应称为应急反应。

副交感神经系统的活动比较局限，机体安静时活动增强，常伴有胰岛素分泌，因此这一反应系统常称为迷走-胰岛素系统。这一系统兴奋时，机体出现心血管活动减弱、支气管平滑肌收缩、胃肠功能加强、瞳孔缩小等变化，其目的在于促进消化，积蓄能量，加强排泄功能，使机体尽快修整恢复，从而发挥保护机体的作用。

三、各级中枢对内脏活动的调节

在中枢神经系统的各级水平都存在调节内脏活动的核团，它们在内脏反射活动的整合中起着不同的作用。较简单的内脏反射通过脊髓整合即可完成，而调节较复杂的内脏反射活动则需要延髓以上中枢参与。

1. 脊髓

脊髓内有调节部分内脏反射活动的初级中枢，通过由脊髓发出的交感神经和副交感神经调节部分内脏的活动，如血管运动、排尿、排便、发汗和勃起反射等。但平时这些反射活动受到高位中枢的控制，当脊髓离断、脊休克期过去后，上述反射活动逐渐恢复，但已无法适应正常生理功能的需要。

2. 脑干

脑干中存在着许多调节内脏活动的重要中枢。如循环、呼吸等基本生命活动反射性调节的基本中枢即位于延髓。因此，延髓若由于受压、穿刺受到损伤时，可迅速造成死亡，以致延髓就被认为是生命的基本中枢。此外，中脑是瞳孔对光反射中枢的所在部位。

3. 下丘脑

下丘脑的功能较为复杂。它作为大脑皮质下调节内脏活动的较高级中枢，却并不单纯调节内脏活动，而是能把内脏活动与机体的其他生理过程联系起来，使内脏活动与其他生理过程得以协调。下丘脑的主要功能有以下几个方面。

（1）体温调节 下丘脑存在着调节体温的基本中枢。通过大量实验研究证明，下丘脑前部存在大量对温度变化敏感的神经元，是下丘脑的温度感受装置；下丘脑后部则是将机体各处温度感受装置的传入信息进行综合处理，从而调节机体的产热与散热过程，使体温得以维持相对稳定的整合部位。

（2）摄食行为的调节 用埋藏电极刺激清醒动物下丘脑外侧区，引起动物贪食，食量大增；而破坏此区，则引起动物拒食，动物可因此消瘦乃至死亡。

（3）水平衡调节 机体的水平衡是通过调节水的摄入和排出两个方面来实现的：人体通过渴感引起摄水，而排水则主要取决于肾脏的活动。下丘脑内既存在控制摄水的区域，也存在控制排水的区域。下丘脑控制摄水的区域与摄食中枢极为靠近。破坏下丘脑外侧区后，动物除拒食外，饮水也明显减少；而刺激下丘脑外侧区某些部位，则可引起动物饮水增多。下丘脑控制排水的功能主要是通过视上核与室旁核分泌抗利尿激素来实现的。

(4) 对情绪反应的影响　情绪是一种心理活动现象，目前尚缺乏有关情绪的确切定义。祖国医学中将人的情绪活动概括为"喜、怒、忧、思、悲、恐、惊"等七种，即常说的七情。各种刺激，例如痛觉、视觉、听觉、嗅觉、味觉、渴觉、饥饿觉等，在一定条件下都可引起情绪反应。情绪反应中发生一系列的生理变化，可称为情绪的生理反应，它包括自主神经功能、躯体运动功能及内分泌功能的变化。实验证明，下丘脑与情绪反应有着密切的关系。

(5) 对生物节律的控制　下丘脑视交叉上核的神经元具有日周期节律活动，这个核团是体内日周期节律活动的控制中心。它的这种节律性活动可能与视网膜到视交叉上核的传入冲动有关，因为切断该神经通路，其节律性活动即发生改变。

此外，下丘脑的一些神经元能分泌多种肽类物质，称为下丘脑调节肽，通过垂体门脉系统到达腺垂体，对腺垂体的激素分泌发挥重要的调节作用。

4. 大脑皮质对内脏活动的调节

大脑皮质是调节内脏活动的高级中枢。动物实验中，电刺激新皮质不仅能引起躯体反应，还能引起内脏活动的改变。新皮质主要指进化程度较新、分化程度最高的大脑半球外侧面结构，是内脏神经功能的高级中枢和高级整合部位。例如，刺激中央前回的内侧面，会产生直肠与膀胱运动的变化；刺激中央前回的外侧面，会产生呼吸及血管运动的变化；刺激中央前回外侧面的底部，产生消化管运动及唾液分泌的变化。

大脑皮质的边缘系统包括边缘叶及与其密切相隔的皮质下结构。边缘叶是指大脑半球内侧面的新皮质下面，呈环形包绕在脑干顶端周围的结构。边缘叶在结构和功能上与大脑皮质的岛叶、颞极、眶回等，以及皮质下的杏仁核、隔区、下丘脑、丘脑前核以及中脑被盖内侧区等都有着密切的关系，因而有人将边缘叶连同这些结构统称为边缘系统（图 5-25）。边缘系统的功能比较复杂，涉及内脏活动、情绪反应、记忆活动以及觉醒与睡眠等。边缘系统通过调节许多初级中枢的活动来调节内脏的功能活动，是调节内脏活动的高级中枢。

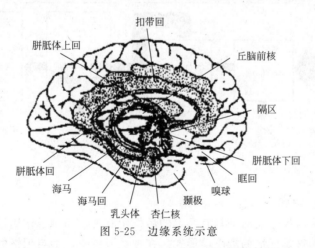

图 5-25　边缘系统示意

第六节　脑的高级功能

脑是中枢神经系统的最高级部位，除了产生感觉、协调躯体运动和内脏活动以外，还涉及一些更为复杂的功能，如学习与记忆、语言功能、电活动、睡眠与觉醒等功能，一般将这些依赖于大脑皮质的存在的高级整合功能称为脑的高级功能或者高级神经活动。

一、学习与记忆

学习与记忆是脑的重要功能之一。学习是指机体接受外界新事物刺激而获得新经验与新行为模式的神经活动过程；记忆则是指机体将学得的有关信息贮存和提取再现的神经活动过程。不断地学习和记忆，需通过条件反射的建立来实现。

1. 人类的学习与记忆过程

来自外界环境的大量信息不断通过感觉传入系统进入大脑，其中只有极少的一部分能较长期地贮存起来，大部分却被遗忘掉。根据信息在大脑内贮存时间的长短，记忆可分为短时记忆与长时记忆。短时记忆又可分为感觉性记忆与第一级记忆。感觉性记忆指的是感觉信息进入大脑感觉区内贮存的时间极短的一种记忆，所贮存的信息只能在不到1s的时间内用于分析，随后即消失。第一级记忆是指少量信息（如几个文字或几个数字等）贮存时间可达几秒到1min左右的记忆。例如，在刚查到电话号码后，可暂时记住而用于拨号，但随即忘记该号码，这种记忆即属于第一级记忆。长时记忆又可分为第二级记忆与第三级记忆。第二级记忆指信息贮存时间较长的一种记忆，贮存时间可持续几分钟到几天，有的还可长达几年。第三级记忆指深刻于脑海中的记忆，常可持续终生，例如对自己的名字、居住过多年的地名等的记忆。

在感觉性记忆阶段，感觉信息若经过注意和处理，那些不连续的、先后进入的信息被整合成新的连续印象，就可以使感觉性记忆转入第一级记忆。信息在第一级记忆阶段若得到进一步的反复学习和运用，则可使信息贮存时间延长而转入第二级记忆。那些长年累月在运用（复习）的记忆则终生难忘，属于第三级记忆（图5-26）。

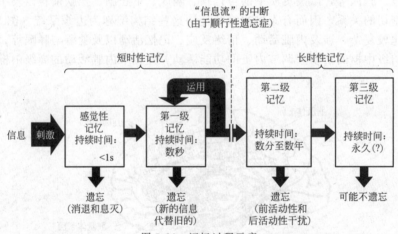

图 5-26 记忆过程示意

2. 学习与记忆的机制

感觉性记忆主要与神经元活动具有一定的后作用有关，即刺激作用过去后，神经元活动仍保留一定的时间，这是记忆的最简单形式。在神经系统中，参与记忆的各结构之间形成许多环路联系，环路内的连续活动可能是第一级记忆的基础。例如海马环路的连续活动，就与第一级记忆的保持以及第一级记忆转入第二级记忆有关。

短时记忆只涉及原有突触联系的增强。长时记忆则涉及脑内结构以及神经生化方面的改变。例如，金鱼在建立条件反射的过程中，用嘌呤霉素抑制其脑内蛋白质的合成，则金鱼不能建立条件反射，学习记忆能力发生明显障碍，这说明记忆有赖于脑内新蛋白质的合成。又例如，生活在复杂环境中的大鼠，其大脑皮质较厚，而生活在简单环境中的大鼠，其大脑皮质较薄，这说明，学习记忆活动多的大鼠，建立起较多的新突触联系，因而其大脑皮质也较发达。突触可塑性可能是学习与记忆的生理学基础这一观点已被普遍接受。

中枢神经递质也影响学习和记忆。中枢胆碱能递质系统的功能很复杂，它不仅与精神性活动有密切的关系，而且在学习与记忆的过程中也具有很重要的作用。脑干网状结构上行激动系统以及大脑皮质内部均有乙酰胆碱递质，它对大脑皮质起兴奋作用，这是学习与记忆功能的基础。阿托品中毒患者发生意识丧失、幻视等，学习与记忆功能即发生障碍。海马环路中含有丰富的乙酰胆碱递质，它对第一级记忆的促进作用以及第一级记忆转入第二级记忆的促进作用皆具有重要意义。例如，正常青年受试者长期服用阿托品后，可发生记忆减退。动物实验中也发现，给海马注射拟胆碱药有促进记忆的作用，可使已建立的条件反射得到巩固；而将抗胆碱药东莨菪碱注入海马，则使记忆减退，条件反射不易保存。老年人的健忘症亦可能由于中枢胆碱能递质系统的功能减退所造成，故给予拟胆碱药可使记忆功能得到改善（但应注意严格控制用量）。垂体后叶的升压素（即抗利尿激素）也与学习记忆有关。动物经训练后，将升压素注入海马齿状回可增强其记忆。临床研究亦发现，老年人血液中垂体后叶素含量减少，用升压素喷鼻则可使记忆效率提高，而采用升压素治疗健忘症也能收到一定的效果。

此外，在中枢神经递质中，还发现 5-羟色胺、γ-氨基丁酸以及某些神经肽都与学习记忆有关。最近又发现一氧化氮在长时记忆中具有重要作用。

二、大脑皮质的语言功能

人类由于从事社会化的生活与生产实践，促进了大脑皮质的高度发展，从而也促进了语言的发生和发展。人类能以词语的含义建立条件反射，借助语言来进行思维和表达思维，这是人区别于其他动物的主要特征。

1. 第一信号系统与第二信号系统

条件反射是由刺激信号引起的信号活动。条件刺激就其信号意义来说可以分为两类。一类是现实的具体信号，例如声、光、嗅、味、触等各种具体刺激信号，巴甫洛夫称之为第一信号。另一类信号则是现实的抽象信号，这是以语言、文字的内涵来表达的信号，是第一信号的信号，因而称为第二信号。以上两类刺激信号通过传入通路作用于大脑皮质时，大脑皮质都会发生相应的反应。巴甫洛夫将对第一信号发生反应的大脑皮质功能系统称为第一信号系统，而对第二信号起反应的大脑皮质功能系统称为第二信号系统。人和动物都有第一信号系统，但第二信号系统却是人类所特有的。

第二信号系统是随个体的发育过程并随第一信号系统的建立和强化而形成的：初生婴儿只有非条件反射，出生 4～5 个月的婴儿已有了第一信号系统的全部活动，直到学说话时出现第二信号系统的活动。第二信号系统的活动在出生后的第二年中得到迅速发展，也即小儿在出生后的第二年是语言功能发展最快的时期。

2. 大脑皮质的语言中枢

人类大脑皮质的语言功能有一定的代表区，各区对语言功能的管理侧重面有所差异（图 5-27）；例如，在临床中发现，中央前回底部前方（又称布洛卡区）受损患者，能听懂别人的讲话，但自己却不会讲话，而其发音器官又无异常，此为运动失语症，故该区域称为运动性语言区；额中回后部受损患者，丧失书写功能但能听懂别人讲话，自己也能讲话、能看懂文字，而且手的其他运动功能正常，此为失写症，该区域称为书写区；颞上回后部受损患者，能讲话，能写字，能看懂文字，也能听到别人发音，但是不懂别人讲话的内容，此为感觉失语症，该区称为听觉性语言区；角回受损患者，视觉正常，但看不懂文字的含义，此

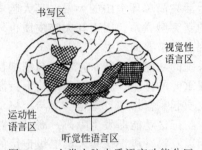

图 5-27 人类大脑皮质语言功能分区

为失读症,该区为视觉性语言区。

以上关于大脑皮质语言功能区往往集中于一侧大脑半球,此大脑半球称为优势半球。习惯用右手的人(右利者),其优势半球在左侧,因此,左侧大脑皮质有关语言功能的区域受损,将引起前述语言功能的障碍。左利者(习惯用左手的人)语言中枢大多位于右半球,但也有在左半球者。

优势半球的现象说明两侧大脑半球的功能是不对称的。这种不对称性还表现在,以左半球为优势半球者,其右侧大脑半球对空间辨认以及深度、触觉、音乐等非语词性认识功能占优势。但上述优势现象是相对的,因为右半球有一定的语言功能,而左半球也有一定的非语词性认识功能,而且,两侧大脑半球还能通过其间的连合纤维在功能上发生联系。

三、大脑皮质的电活动

在无特殊外来刺激的情况下,大脑皮质仍具有持续的节律性的电位变化,此称为自发脑电活动。如果将引导电极直接安放于大脑皮质表面,用脑电图仪可以记录到自发脑电活动的波形,此称为皮质电图;若将引导电极置于头皮表面,用脑电图仪记录到的自发脑电活动波称为脑电图。在激动、困倦、睡眠等不同状态下,脑电图的波形和频率有明显的差别(图 5-28)。

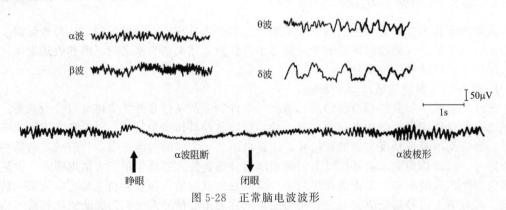

图 5-28 正常脑电波波形

① α 波:波幅为 20~100μV,频率为 8~13Hz。在清醒、安静、闭目时出现,睁眼或进行紧张性思维或接受其他刺激时消失(α 阻断),大脑枕叶显著。α 波是人体大脑皮质处于清醒安静状态时的主要脑电表现。

② β 波:波幅为 5~20μV,频率为 14~30Hz。在觉醒睁眼、兴奋激动、注意力集中时出现,额叶、顶叶较为显著。β 波是大脑皮质在紧张活动下的主要脑电表现。

③ θ 波:波幅为 100~150μV,频率为 4~7Hz。在疲倦、睡眠、深度麻醉时出现,颞叶、顶叶较显著。θ 波显示中枢神经系统处于抑制状态。

④ δ 波:波幅为 20~200μV,频率为 0.5~3.5Hz。在睡眠、深度麻醉、极度疲劳及婴儿期出现,额叶较显著。δ 波是睡眠状态的主要脑电表现。

目前有较多的人认为,脑电波的形成主要与大脑皮质神经元的突触后电位的总和有关,单个神经元的突触后电位太弱,只有许多神经元的突触后电位总和起来才足以引起皮质表面的电位变化。大脑皮质众多神经元的电位变化在频率与位相趋于一致,也即同步化时,脑电波表现为高振幅、低频率的慢波;大脑皮质众多神经元的电位变化不一致,即去同步化时，脑电波则表现出低振幅、高频率的快波。在头皮表面还可记录到大脑皮质诱发电位，但由于诱发电位夹杂在自发脑电活动之中而难以分辨，目前运用电子计算机使自发脑电相互抵消，诱发电位则多次叠加而被显示出来。以这种方法记录到的诱发电位称为平均诱发电位。平均诱发电位目前已成为研究人类的感觉功能、神经系统疾病以及行为与心理活动的一种方法。

四、觉醒与睡眠

睡眠与觉醒是交替进行的，一般呈日周期性节律变化。成人每天需要睡眠7~9h，婴儿需要18~20h，儿童需要12~14h，老年人需要5~7h。睡眠与觉醒是机体生命活动所必需的两个既对立又有着密切联系的重要生理过程。机体在觉醒状态下能迅速适应环境变化，主动与外界环境发生联系，进行生产劳动、生存竞争等活动。机体通过睡眠则能消除疲劳，恢复精力与体力，有利于保持良好的觉醒状态。近年来，睡眠的重要生理意义及其与临床的关系日益受到重视。

1. 觉醒

觉醒状态可分为脑电觉醒和行为觉醒两种。行为觉醒状态是指动物出现觉醒时的各种行为表现；脑电觉醒是指脑电波呈现去同步化快波，而行为上不一定处于觉醒状态。

脑电觉醒的维持与脑干网状结构上行激动系统（乙酰胆碱递质系统）和脑干蓝斑上部去甲肾上腺素递质系统的活动有关。行为觉醒状态的维持可能与中脑黑质多巴胺递质系统的功能有关。

2. 睡眠

根据脑电波的变化特点，睡眠可分为两种时相：慢波睡眠以及快波睡眠。

（1）慢波睡眠　慢波睡眠又称为正相睡眠。在此期，脑电图表现为同步化慢波，生理功能发生明显的改变。生理功能的改变包括：①嗅、视、听、触等感觉功能减退；②骨骼肌的肌紧张降低、腱反射减弱；③一系列自主神经系统功能的变化，例如瞳孔缩小、心率减慢、血压下降、呼吸变慢、尿量减少、代谢率降低、体温下降、消化管运动和消化腺分泌活动增强（但唾液分泌减少）等副交感神经系统活动占优势的表现。此外，汗腺分泌活动亦增强，生长素的分泌也明显增多。慢波睡眠有利于促进生长和恢复体力。

（2）快波睡眠　快波睡眠又称为异相睡眠，此期内，脑电图主要表现为去同步化低幅快波，各种感觉功能和肌紧张进一步降低，并出现阵发性的眼球快速运动、部分肢体的抽动、心率加快、血压升高、呼吸加快而不规则等现象。这些阵发性活动因常成为快波睡眠期间心绞痛或呼吸衰竭发作的诱因而受到临床的重视。眼球的快速运动是一种眼球沿左右方向进行的快速摆动，摆动频率可达每分50~60次。因此，快波睡眠也常称为快速眼球运动睡眠。此外，在快波睡眠期间，被勉强唤醒者大多会诉说正在做梦，并可追述梦境，说明做梦也是快波睡眠的特点之一。快波睡眠与幼儿神经系统的成熟有密切关系，有利于建立新的突触联系，促进学习记忆和精力恢复。

在整个睡眠过程中，上述两个睡眠时相是相互转换的。成人一般以慢波睡眠开始入睡，待80~120min后转入快波睡眠，快波睡眠持续20~30min后又转入慢波睡眠，如此反复进行转换。在整个睡眠过程中，这种转换进行4~5次，越接近睡眠后期，快波睡眠的持续时间也越长。在成年人，慢波睡眠与快波睡眠均可直接转为觉醒，但觉醒不能直接转入快波睡眠，只能进入慢波睡眠。

本章小结

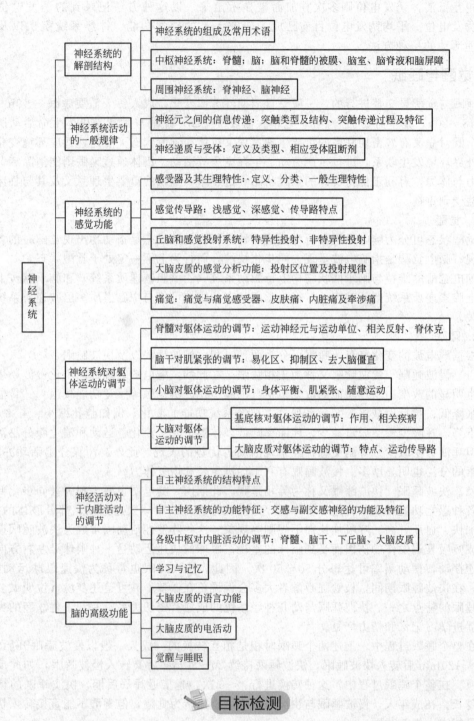

目标检测

一、名词解释

1. 脑屏障 2. 突触 3. 神经递质 4. 受体 5. 脊休克 6. 去大脑僵直 7. 牵涉痛

二、单项选择

1. 人体内最重要的调节系统是：
   A. 内分泌系统　　　　　B. 神经系统　　　　　C. 免疫系统
   D. 循环系统　　　　　　E. 生殖系统

2. 中枢神经系统内，神经元胞体聚集的团块是：
   A. 白质　　　　　　　　B. 髓质　　　　　　　C. 神经核
   D. 神经节　　　　　　　E. 网状结构

3. 脊神经共有：
   A. 12对　　　　　　　　B. 26对　　　　　　　C. 30对
   D. 31对　　　　　　　　E. 8对

4. 关于脑干的组成，下列正确的是：
   A. 由丘脑、中脑和脑桥组成　　　　B. 由间脑、中脑和脑桥组成
   C. 由间脑、中脑和延髓组成　　　　D. 由丘脑、脑桥和延髓组成
   E. 由中脑、脑桥和延髓组成

5. 神经调节的基本方式是：
   A. 反应　　　　　　　　B. 递质　　　　　　　C. 激素
   D. 反射　　　　　　　　E. 适应

6. 神经元之间接触并传递信息的部位称：
   A. 突触　　　　　　　　B. 闰盘　　　　　　　C. 紧密连接
   D. 缝隙连接　　　　　　E. 神经节

7. 在动物中脑上、下丘之间切断脑干，将出现：
   A. 脊髓休克　　　　　　B. 去大脑僵直　　　　C. 肢体麻痹
   D. 腱反射加强　　　　　E. 动作不精确

8. 突然横断脊髓后，脊髓离断面水平以下的随意运动将：
   A. 不变　　　　　　　　B. 暂时性消失　　　　C. 暂时性减弱甚至消失
   D. 永久增强　　　　　　E. 永久丧失

9. 基本生命中枢位于：
   A. 大脑　　　　　　　　B. 脊髓　　　　　　　C. 中脑
   D. 延髓　　　　　　　　E. 丘脑

10. 动作电位到达突触前膜引起递质释放，与下列哪项有关：
    A. Na^+外流　　　　　B. K^+外流　　　　　C. Na^+内流
    D. K^+内流　　　　　 E. Ca^{2+}内流

（11、12题共用备选答案）
A. 经典的传导通路是由3个神经元接替完成的
B. 产生特定的感觉
C. 调节肌紧张
D. 可维持大脑皮质的兴奋状态
E. 根据投射特征可分两类

11. 有关丘脑投射系统的叙述，错误的是：
12. 有关丘脑非特异性投射系统的功能，正确的是：

（13、14题共用备选答案）
A. 中央前回
B. 中央后回

C. 枕叶皮质
D. 大脑皮质内侧面
E. 边缘系统
13. 大脑皮质的主要运动区在：
14. 大脑皮质的感觉代表区在：
(15～18题共用备选答案)
A. 筒箭毒碱
B. 酚妥拉明
C. 阿托品
D. 普萘洛尔
E. 河豚毒素
15. M型胆碱受体的阻断剂是：
16. N型胆碱受体的阻断剂是：
17. α受体阻滞剂是：
18. β受体阻滞剂是：

三、多选题

1. 神经系统的主要下行传导通路是：
A. 痛觉、温度觉和粗略触-压觉传导通路
B. 本体感觉和精细触-压觉传导通路
C. 锥体系
D. 锥体外系
E. 听觉传导通路
2. 自主神经系统的功能特征有：
A. 具有紧张性作用
B. 对接受它们两者双重支配的大多数器官具有相反的拮抗性作用
C. 交感神经系统的活动一般比较广泛
D. 副交感神经系统的活动比较局限
E. 人体多数器官都接受交感神经和副交感神经的双重支配

四、简答题

1. 简述神经系统的组成和主要功能。
2. 简述脑脊液的产生和循环途径。
3. 试述突触的基本结构及突触传递的基本过程。
4. 特异性投射系统和非特异性投射系统的结构与功能各有何特点？
5. 试述自主神经系统的递质、受体及作用。

五、课外活动

1. 请查找资料，并结合神经系统知识，了解神经系统常见疾病。
2. 请查找资料，以神经系统递质与受体为切入点，思考如何寻找调节内脏活动的药物。

第六章 内分泌系统

Chapter 06

学习目标

通过学习本章，学生应掌握内分泌系统中各器官主要的解剖结构与生理功能，了解激素过多或不足导致疾病的机制，为后续专业课的学习奠定基础。

知识目标

1. 掌握内分泌系统的功能；掌握激素的概念与作用特征；掌握下丘脑和垂体的结构和功能联系；掌握甲状腺激素、生长素、催乳素、肾上腺糖皮质激素和胰岛素的生物学作用。
2. 熟悉内分泌系统的组成；甲状腺、肾上腺及垂体的位置和形态；下丘脑与垂体的关系。
3. 了解甲状旁腺素、降钙素、盐皮质激素的分泌部位及生物学作用。

技能目标

通过对标本、模型的观察，结合电脑投影及挂图，提升学生对甲状腺、肾上腺、垂体等内分泌腺外形的认知识别能力。

第一节 概 述

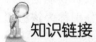

知识链接

1902 年，英国生理学家 Baylis 和 Starling 在实验中证实了一个可引起胰液分泌的化学物质。当时，他们冲破了机体功能调节神经主导论的束缚，大胆设想，提出了机体功能调节除神经系统外，体内还可能存在一个通过化学物质的传递以调节器官活动的方式，并把可引起胰液分泌的化学物质命名为促胰液素。此后，他们创用了源于希腊文的"hormone"即"激素"一词。他们的发现宣告了内分泌学的诞生。

一、内分泌系统的组成与主要功能

内分泌系统由内分泌腺和散在于人体某些组织器官中的内分泌细胞所组成。由于其分泌物直接进入血液或其他体液中，故称之为内分泌。

内分泌腺是由内分泌细胞集中而组成的结构上独立的器官，如垂体、甲状腺、甲状旁腺、肾上腺、胸腺、松果体等。有些内分泌组织无典型的腺体结构，内分泌细胞分散在组织器官中，如胰岛、睾丸中的间质细胞、卵巢中的卵泡、心、肺、肾、胃肠道、呼吸道、泌尿

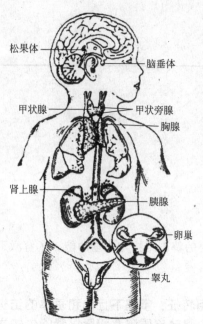

图 6-1 内分泌腺分布概况

生殖管道黏膜及中枢神经系统等处的内分泌细胞等（图 6-1）。

内分泌系统作为体内一个重要的信息传递系统，与神经系统密切联系，相互作用，共同调节各器官、系统的功能活动。可概括为：①调节新陈代谢。②调节水、电解质平衡，维持内环境稳态。③促进各组织器官的正常生长、发育和功能活动。④参与应激反应。⑤调节生殖器官的发育成熟和生殖活动等。

内分泌系统对机体的调节作用是通过其分泌的激素来实现的。激素是指由内分泌腺和内分泌细胞所分泌的高效能生物活性物质。

二、激素的分类及特性

（一）激素的分类

激素因其来源复杂，有多种分类形式，按其化学本质可分为以下两大类。

1. 含氮类激素

含氮类激素包括蛋白质类、肽类及胺类，人体内多数内分泌腺分泌的激素属于此类，这类激素易为胃肠道消化酶所破坏，故不宜口服。

2. 类固醇激素

类固醇激素主要包括肾上腺皮质激素和性激素，该类激素不易被消化酶破坏，可口服。此外，前列腺素属于脂肪酸衍生物。

（二）激素作用的一般特性

人体内的激素种类繁多，作用各异，但不同激素在发挥调节作用的过程中表现出一些共同的特征。

1. 相对特异性

激素释放入体液后，它只能选择性地作用于某些特定的器官、组织和细胞，表现为专一性作用，称激素作用的特异性。被激素选择性作用的特定器官、组织和细胞分别称为该激素的靶器官、靶组织和靶细胞。有些激素作用非常广泛，没有特定的靶细胞，如生长素几乎对全身的组织细胞的代谢过程都发挥作用。激素这一特征与其特异结合的靶细胞相应受体的分布有关。

2. 高效能生物放大作用

激素是体内高效能生物活性物质。正常情况下，其在血液中含量甚微，但作用却十分显著。当激素与受体结合后，可引起细胞内一系列效应逐级放大的酶促效应，称为激素的生物放大作用。因此，当体内某激素水平分布稍有升高或降低时，均可引起该激素所调节的器官功能出现异常。

3. 信息传递作用

激素在发挥作用的过程中，犹如传递信息的"信使"。其所携带的信息只能调节细胞原有的生理生化过程，既不增加新功能，也不提供额外能量，仅起传递信息的作用，从而实现内分泌系统对机体功能的调节，使靶细胞固有的功能活动增强或减弱。

4. 激素间的相互作用

当多种激素共同调节某一生理活动时，这些激素之间常呈现出协同作用、拮抗作用和允许作用,从而维持特定生理活动的相对稳定。

(1) **协同作用** 是指起同一作用。如生长素、胰高血糖素和糖皮质激素都能升高血糖,所以它们具有协同作用。

(2) **拮抗作用** 是指不同激素对某一生理效应发挥相反的作用。如胰岛素能降低血糖和胰高血糖素能升糖;再比如甲状旁腺激素有升高血钙作用,而降钙素有拮抗作用。

(3) **允许作用** 有些激素虽然不能直接对某器官、组织和细胞发挥作用,但其存在却是使其他激素发挥作用的必要条件,这种现象称为激素的允许作用,如皮质醇本身无缩血管效应,但它的存在能使去甲肾上腺素更有效地发挥缩血管作用。

三、激素的作用机制

1. 含氮类激素的作用机制——第二信使学说

含氮类激素首先与靶细胞膜上的特异性受体结合,激素作为携带调节信息的第一信使,从而激活细胞膜上的腺苷酸环化酶(adenyl cyclase,AC),在 Mg^{2+} 的参与下,腺苷酸环化酶可催化 ATP 转化为环酸腺苷(cyclic adenosine monophosphate,cAMP),cAMP 作为第二信使,激活胞质中无活性的蛋白激酶系统,并进一步引起细胞内特有的生理效应,实现激素的调节作用。故此作用机制也称第二信使学说(图 6-2)。此外,环磷酸鸟苷(cyclic guanosine monophosphate,cGMP)、三磷酸肌醇(inositol triphosphate,IP3)、二酰甘油(diacylglycerol,DG)和 Ca^{2+} 等也可作为第二信使。

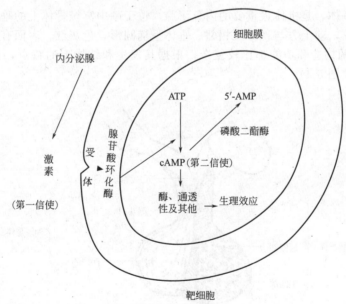

图 6-2 含氮类激素的作用机制

2. 类固醇激素的作用机制——基因表达学说

类固醇激素分子质量小,脂溶性高,可透过细胞膜与胞质内特异性受体结合成激素-胞质受体复合物。该受体复合物发生变构,同时获得穿过核膜的能力而进入细胞核内,与核内受体结合,形成激素-核受体复合物。激素-核受体复合物再与染色质的非组蛋白的特异位点结合,从而启动或抑制该部位的 DNA 的转录,促进或抑制 mRNA 的形成,诱导或减少某种蛋白质酶的合成,产生相应的生理效应(图 6-3)。

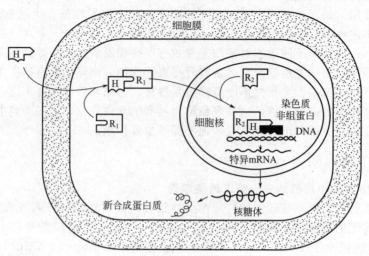

图 6-3　类固醇激素的作用机制

第二节　下丘脑与垂体

垂体又称脑垂体，是机体最重要的内分泌腺，位于颅中窝蝶骨体上的垂体窝内，上端借漏斗与下丘脑相连，前方与视交叉相邻。垂体呈椭圆形，色灰红，表面有一薄层被膜。重量不到 1g。垂体的构造和功能都比较复杂，根据其发生和结构上的特点，可分为腺垂体和神经垂体两部分（图 6-4）。

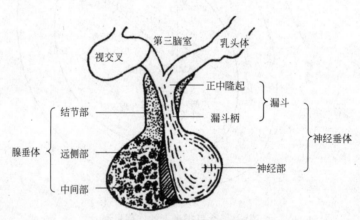

图 6-4　垂体结构示意

腺垂体由腺细胞组成，腺细胞可分三种：嗜酸性细胞分泌生长素；嗜碱性细胞分泌促甲状腺素、促肾上腺皮质激素和促性腺激素；嫌色细胞功能不详。

神经垂体由无髓神经纤维和神经胶质细胞构成，本身不能合成激素，只能贮存和释放由下丘脑神经元合成的抗利尿激素和催产素。

在形态结构与功能上，下丘脑与垂体联系非常密切，可将它们视为一个功能单位——下丘脑-垂体功能单位，这个功能单位包括下丘脑-腺垂体系统和下丘脑-神经垂体系统。

一、下丘脑-腺垂体系统

知识链接

下丘脑的结构

下丘脑位于丘脑的前下方,紧贴颅底中部,前以视交叉为界,下借漏斗与垂体相连。下丘脑的内部结构比较复杂,内有两组重要的神经内分泌细胞。一组是视上核和室旁核,其神经纤维下行至神经垂体,构成下丘脑-垂体束。由视上核和室旁核所合成的血管升压素和催产素沿下丘脑-垂体束(无髓神经纤维)的轴浆运输至神经垂体储存,组成下丘脑-神经垂体系统。另一组集中在下丘脑内侧基底部,构成下丘脑"促垂体区",其分泌的下丘脑调节肽,经垂体门脉系统运送到腺垂体,调节腺垂体功能,形成下丘脑-腺垂体系统。

(一) 下丘脑调节肽

下丘脑与垂体之间并无直接的神经联系,但在下丘脑内侧基底部存在下丘脑"促垂体区",可分泌下丘脑调节肽,经垂体门脉系统运送到腺垂体,调节腺垂体功能,形成下丘脑-腺垂体系统。现将目前已知的下丘脑调节肽的种类、化学性质及作用列表见表 6-1。

表 6-1 下丘脑调节肽的种类、化学性质及作用

种类	化学性质	主要作用
促黑激素释放因子(MRF)	肽	促进促黑激素的分泌
促黑激素释放抑制因子(MIF)	肽	抑制促黑激素的分泌
生长激素释放激素(GHRH)	44 肽	促进生长激素的分泌
生长抑素(GHRIH)	14 肽	抑制生长素的分泌
催乳素释放肽(PRP)	31 肽	促进催乳素的分泌
催乳素释放抑制因子(PIF)	多巴胺	抑制催乳素的分泌
促甲状腺激素释放激素(TRH)	3 肽	促进促甲状腺激素的分泌
促性腺激素释放激素(GnRH)	10 肽	促进黄体生成素、促卵泡激素的分泌
促肾上腺皮质激素释放激素(CRH)	41 肽	促进促肾上腺皮质激素的分泌

注:上表中调节性多肽确定了化学结构的称为激素(H),暂未弄清楚结构的称为因子(F)。

(二) 腺垂体激素

腺垂体是人体最重要的内分泌腺。它可合成和分泌 7 种激素:生长素(GH)、催乳素(PRL)、促黑激素(MSH)、促甲状腺激素(TSH)、促肾上腺皮质激素(ACTH)、卵泡刺激素(FSH)、黄体生成素(LH)。其中,TSH、ACTH、FSH 和 LH 通过调节各自的靶腺来发挥作用,所以又称为促激素。

1. 生长素(GH)

是由 191 个氨基酸组成的蛋白质激素,其生理作用主要是促进生长发育及物质代谢。

(1) 促进生长 机体生长发育受多种激素调节,GH 是起关键作用的激素。它能促进各组织器官的生长,尤其是对骨骼、肌肉及内脏器官(对脑组织无作用)作用显著。生长素的作用,主要是通过刺激肝等器官的靶细胞,产生一种称为生长素介质(somatomedin,SM)的小分子多肽物质实现的。生长素介质可促进软骨组织的增殖与骨化,使长骨增长。在幼年时生长激素分泌不足,可引起生长发育迟缓,身材矮小(智力正常)称侏儒症;若分泌过多,可引起长骨生长超过正常,身材高大,称巨人症;当成人分泌过多时,可出现手足粗

大、鼻高唇厚、下颌突出，肝、肾等内脏器官也增大，称之为肢端肥大症。

（2）调节代谢　GH可加速蛋白质代谢，促进氨基酸进入细胞，使蛋白质合成加强，分解减少；能加速脂肪分解，增强脂肪酸氧化；可抑制外周组织摄取与利用葡萄糖，使血糖升高。当GH分泌过多时，可产生垂体性糖尿病。

> **课堂互动**
>
> 患者，男性，35岁，近来感觉视物模糊，经常性头痛，速到医院就诊。医生体格检查：手足粗大，眉弓和颧骨比正常人长，嘴唇肥厚，下颌突出。结合病史医生建议患者做血清生长素检查，以及骨和软骨组织等影像学检查。
>
> 问题与思考：
> ① 据所学的知识推断此患者可能为何病？
> ② 该病发病的原因是什么？

2. 催乳素（PRL）

以女性分泌较多，尤其是在妊娠期和哺乳期。PRL作用广泛，主要生理作用如下所述。

（1）促进乳腺的发育生长，引起和维持分娩后泌乳。

（2）刺激黄体分泌孕激素，促进排卵和黄体生长。在男性则促进前列腺和精囊的生长，加强黄体生成素促进睾丸合成睾酮的作用。

3. 促黑激素（MSH）

主要生理作用是刺激黑色素细胞合成黑色素，使皮肤和毛发的颜色变深。

4. 促激素

（1）促甲状腺激素（TSH）　作用是促进甲状腺腺体增生以及甲状腺激素的合成与释放。

（2）促肾上腺皮质激素（ACTH）　主要作用是促进肾上腺皮质束状带和网状带的生长发育，促进糖皮质激素的合成与分泌。

（3）促性腺激素　有两种，即卵泡刺激素（FSH）和黄体生成素（LH）。FSH促进卵泡的生长发育，LH卵泡和黄体生成，当两者协同作用可使卵泡分泌雌激素。在男性，卵泡刺激素称为精子生成素，可促进睾丸的生精作用；黄体生成素称为间质细胞刺激素，刺激睾丸间质细胞分泌雄激素。

腺垂体激素的分泌，主要接受下丘脑调节肽的调节和血液中靶腺激素对下丘脑和腺垂体的反馈调节，从而形成下丘脑-腺垂体-靶腺轴，如下丘脑-腺垂体-甲状腺轴、下丘脑-腺垂体-肾上腺皮质轴、下丘脑-腺垂体-性腺轴，构成激素分泌的调节轴心，促进相应靶腺的组织增生和激素分泌。

二、下丘脑-神经垂体系统

下丘脑与神经垂体有着直接的神经联系。神经垂体没有腺细胞，不能合成激素，仅起贮存与释放由下丘脑视上核和室旁核所分泌激素的作用。视上核的神经内分泌细胞分泌血管升压素（vasopressin，VP），又称抗利尿激素（antidiuretic hormone，ADH）。室旁核分泌催产素（oxytocin，OT）。

1. 血管升压素

生理情况下，血浆VP浓度很低，主要作用是促进肾远曲小管和集合管对水的重吸收，使尿量减少，而不参与血压调节；只有当机体大失血时，血中VP浓度升高，能使小动脉平滑肌收缩，血压升高，对维持血压相对稳定有一定作用。

2. 催产素

催产素（OT）的基本作用是刺激子宫平滑肌和乳腺肌上皮细胞收缩。在分娩和哺乳时才能发挥。

（1）分娩时的作用 促进子宫收缩，它对妊娠子宫的作用较强，而对非妊娠子宫的作用较弱。临床上常用于引产和产后子宫收缩无力而引起的出血。

（2）哺乳时的作用 使乳腺腺泡周围的肌上皮细胞收缩，从而使乳汁排出。催产素还能维持乳腺泌乳，当婴儿吸吮母亲乳头时，刺激OT释放入血，引起排乳。

第三节 甲状腺

一、甲状腺的结构

甲状腺是人体内最大的内分泌腺，略呈H形，由左、右两个侧叶和中间的甲状腺峡部组成，成人重20～40g。侧叶呈锥体形，上端可达甲状软骨中部，下端可达第6气管软骨环高度。峡部连接左、右两侧叶，位于第2～4气管软骨前方。甲状腺血液供应丰富，呈棕红色，借结缔组织固定于喉和气管壁上，因此吞咽时甲状腺可随喉上下移动（图6-5）。甲状腺内含有许多大小不等的圆形或椭圆形滤泡（腺泡）。滤泡由单层上皮细胞围成。滤泡上皮细胞是甲状腺激素合成与释放的部位。滤泡腔是激素的贮存库，其内充满胶质，胶质是滤泡上皮细胞的分泌物，主要成分是甲状腺球蛋白。在甲状腺滤泡之间和滤泡上皮细胞之间有滤泡旁细胞，又称C细胞，其分泌降钙素，功能是调节钙、磷的代谢。

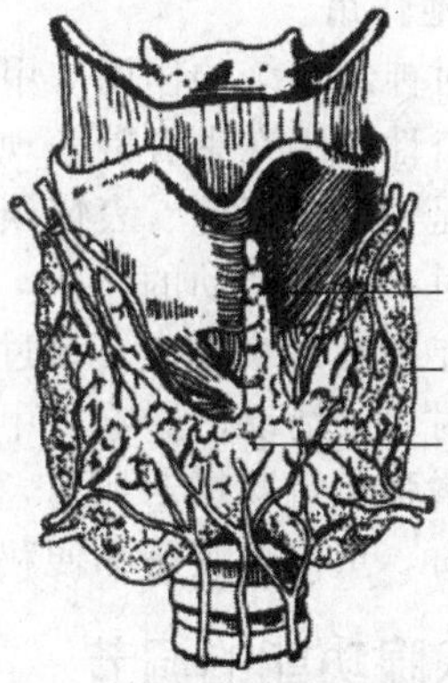

图6-5 甲状腺正面观

二、甲状腺激素的生理作用

甲状腺激素由甲状腺滤泡上皮细胞合成，在血中有两种形式：一种是甲状腺素，又称四碘甲腺原氨酸（T_4）；另一种是三碘甲腺原氨酸（T_3）。它们都是酪氨酸碘化物。碘和甲状腺球蛋白是合成甲状腺激素的原料，碘主要来自于食物。

甲状腺激素的合成包括：甲状腺滤泡对碘的摄取、I^-的活化、酪氨酸碘化等环节。某些药物，如毒毛花苷可抑制甲状腺滤泡对碘的摄取能力。而I^-的活化、酪氨酸碘化等过程均在甲状腺过氧化酶的催化作用下完成，硫氧嘧啶类药能抑制此酶活性，从而可抑制甲状腺素的合成，故临床上可用上述药物治疗甲状腺功能亢进症（简称甲亢）。

已合成的T_3、T_4贮存在甲状腺滤泡腔中。当血中T_3、T_4含量降低或机体需要量增加时，在腺垂体分泌的TSH作用下，甲状腺球蛋白在溶酶体蛋白水解酶的作用下，释放出T_3、T_4。T_3和T_4入血后，以游离和结合两种形式存在，但只有前者可发挥生物作用。

甲状腺激素在体内的生理作用十分广泛，作用迟缓且持久。其主要作用是促进人体代谢和生长发育的过程。

1. 对代谢的作用

（1）对能量代谢的调节 甲状腺激素可提高绝大多数组织细胞的能量代谢水平，增加组织的耗氧量和产热量，使基础代谢率升高。故测定基础代谢率，有助于了解甲状腺的功能。

临床上甲状腺功能亢进时，患者基础代谢率将升高。患者因产热过多而表现为怕热多汗；甲状腺功能低下时则相反，患者基础代谢率会降低，因产热不足而怕冷。

（2）对物质代谢的调节　甲状腺激素对蛋白质代谢、糖代谢和脂肪代谢均有调节作用。

①蛋白质代谢：此作用的发生，可因甲状腺素量的多少而不同。生理剂量的甲状腺激素可促进蛋白质的合成，尤其是肌肉、肝及肾的蛋白质合成明显增加。大剂量的甲状腺激素则使蛋白质分解加速，特别是骨骼肌蛋白质的分解增强，故临床上甲亢患者可出现消瘦乏力。甲状腺激素分泌不足时，蛋白质合成减少，肌肉萎缩无力，并可引起黏液性水肿，是甲状腺功能低下的典型表现。

②糖代谢：甲状腺激素可促进肠道对糖的吸收，增强糖原分解和异生，使血糖升高。故甲亢患者食糖稍多后，血糖便可迅速升高，甚至出现糖尿。

③脂类代谢：甲状腺激素可促进脂肪酸氧化。甲状腺激素既可促进胆固醇的合成，又可通过肝降解胆固醇，但后者作用较强。故甲亢患者血中胆固醇含量常低于正常，甲状腺功能减退症（简称甲减）患者血中胆固醇水平常高于正常。

2. 对生长发育的作用

甲状腺激素是维持正常生长发育不可缺少的激素，对婴儿脑和骨骼的发育尤为重要。另外，甲状腺激素对生长素有允许作用，缺少甲状腺激素，生长素便不能很好地发挥作用。甲状腺功能减退的婴幼儿，不仅身材矮小，而且智力低下，称为呆小症（克汀病）。

3. 其他作用

（1）对神经系统的作用　甲状腺激素除了影响中枢神经系统的发育，还能提高中枢神经系统的兴奋性。甲亢患者常表现为情绪易激动，兴奋失眠，可出现手指震颤等；甲减时则有记忆力减退、反应迟钝、表情淡漠、嗜睡等表现。

（2）对心血管活动的作用　甲状腺激素可使心率加快，心肌收缩力增强，心排血量增多，故甲亢患者可表现为心动过速。

（3）对胃肠活动的影响　甲状腺激素可使胃肠蠕动增强、消化腺分泌增加。甲亢患者可出现食欲增强，胃肠蠕动加速，胃排空加快，肠道吸收减少，甚至出现顽固性吸收不良性腹泻；甲减时，可出现腹胀和便秘。

三、甲状腺功能的调节

1. 下丘脑-腺垂体-甲状腺轴的调节

下丘脑释放的促甲状腺激素释放激素（thyrotropin releasing hormone，TRH）能促进腺垂体分泌促甲状腺激素（thyrotropic stimulating hormone，TSH），促甲状腺激素又能刺激甲状腺腺体增生和甲状腺激素（T_3、T_4）的合成和释放。血中甲状腺激素的高低，对TSH的分泌具有经常性的反馈调节作用。当血中T_3、T_4水平增高时，可反馈性抑制腺垂体TSH的分泌，使T_3、T_4的合成与释放减少；血中T_3、T_4水平降低时，对腺垂体TSH分泌的抑制作用则减弱，TSH分泌增多，使T_3、T_4的合成与释放增多，从而维持血中T_3、T_4含量的相对稳定。见图6-6。

2. 甲状腺的自身调节

甲状腺可根据机体含碘量的多少，调整自身摄

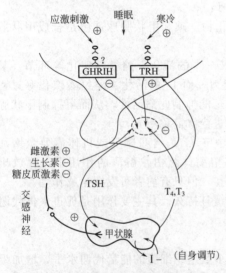

图6-6　甲状腺激素分泌调节示意

取碘的能力,称为甲状腺的自身调节。当食物供碘偏多时,甲状腺摄碘则减少,使甲状腺激素的合成不致过多;当碘供应不足时,甲状腺摄碘能力增强,甲状腺激素的合成增加,以满足机体的需求。

> **课堂互动**
>
> 患者,女性,50岁,1年半前无明显诱因出现双下肢水肿,之后逐渐感觉反应迟钝,怕冷,毛发干枯脱落,舌大声嘶,食欲减退。近半月双下肢水肿加重,伴呼吸困难,活动后加重。体格检查:颈静脉怒张,心脏向左扩大达腋前线,向右扩大于右锁骨中线。辅助检查:胸部X线示心包积液;T_3、T_4降低,TSH升高。初步诊断:甲状腺功能减退症,心包积液。
>
> 问题与思考:
> ① 此疾病与哪一种激素代谢有关?
> ② 甲状腺功能减退症患者的饮食应如何调理?

第四节 甲状旁腺与甲状腺C细胞

甲状旁腺为棕黄色、扁椭圆形、黄豆大小的腺体,位于甲状腺侧叶的后面,一般有上、下两对,有时甲状旁腺可埋入甲状腺组织内(图6-7)。腺细胞分主细胞和嗜酸性细胞两种,主细胞分泌甲状旁腺素(parathyroid hormone,PTH);嗜酸性细胞胞质内含有密集的嗜酸性颗粒,功能目前尚不清楚。

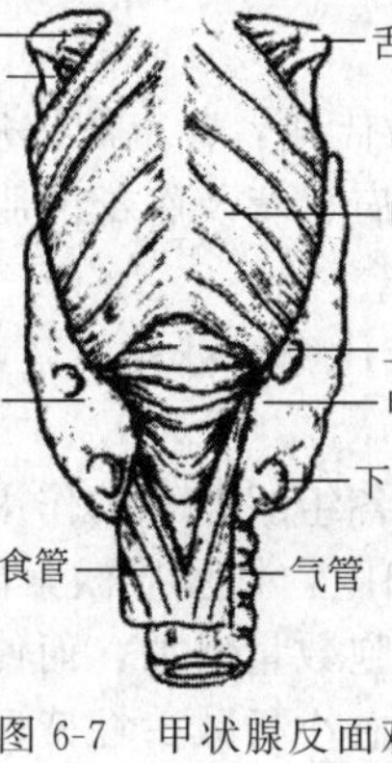

一、甲状旁腺素

甲状旁腺素(PTH)的主要作用是调节钙、磷代谢,通过作用于体内的骨组织、肾和小肠,使血钙升高,血磷降低,是维持血钙稳定的重要激素。

图6-7 甲状腺反面观

二、甲状腺C细胞

甲状腺C细胞(又称滤泡旁细胞)分泌的激素是降钙素(calcitonin,CT),其主要生理作用是降低血钙和血磷。它一方面可直接抑制破骨细胞的溶骨作用,增加成骨细胞的活动,使钙、磷沉积于骨;另一方面可抑制肾小管对钙、磷的重吸收,增加尿中钙、磷的排出,从而发挥降低血钙、血磷的作用。

第五节 肾上腺

肾上腺位于两侧肾的内上方,与肾共同包在肾筋膜内,左、右各一,左侧者近似半月形,右侧者呈三角形。其结构上包括周围部分的皮质和中央部分的髓质,两者在胚胎发生、组织结构和功能上均不相同,实际上是两个独立的内分泌腺。

一、肾上腺皮质

肾上腺皮质由外向内可分为球状带、束状带和网状带（图6-8），球状带细胞分泌盐皮质激素，主要是醛固酮；束状带细胞分泌糖皮质激素，主要是皮质醇，有少量皮质酮；网状带细胞分泌少量糖皮质激素和少量性激素。

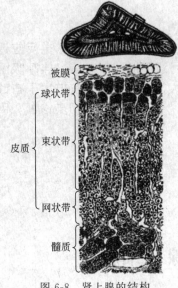

图6-8 肾上腺的结构

（一）肾上腺皮质激素的作用

1. 盐皮质激素的作用

盐皮质激素主要是醛固酮，内容见"泌尿系统"。

2. 糖皮质激素的作用

（1）对物质代谢的作用

① 糖代谢：糖皮质激素能对抗胰岛素的作用，促进糖异生，减少外周组织对葡萄糖的利用，具有显著的升血糖效应。若糖皮质激素分泌过多，可使血糖升高，引起类固醇性糖尿病；相反，肾上腺皮质功能减退时，可出现低血糖。

② 蛋白质代谢：糖皮质激素能促进肝外组织，尤其是肌肉组织的蛋白质分解。糖皮质激素分泌过多或长期使用糖皮质激素时，由于蛋白质分解增强，可出现生长停滞、肌肉消瘦、皮肤变薄、骨质疏松、伤口不易愈合等现象。

③ 脂肪代谢：肾上腺皮质功能亢进或长期大量使用糖皮质激素，可出现脂肪的异常分布，即面、肩、背及腹部的脂肪合成增加，四肢的脂肪组织分解增强，出现"向心性肥胖"的特殊体征。

④ 水盐代谢：糖皮质激素可增加肾小球的血流量，使肾小球滤过作用增强，从而促进水的排泄。

（2）对各组织器官的作用

① 血细胞：糖皮质激素能增强骨髓造血功能，使血液中的中性粒细胞、血小板、单核细胞和红细胞数量增加，而使淋巴细胞、嗜酸粒细胞、嗜碱粒细胞减少。故临床上可用糖皮质激素治疗血小板减少性紫癜、淋巴肉瘤和淋巴细胞性白血病。

② 循环系统：糖皮质激素能提高血管平滑肌对儿茶酚胺类物质的敏感性（即激素的允许作用），对维持正常血压、增强心肌收缩力有重要意义。

③ 神经系统：糖皮质激素可维持中枢神经系统的正常功能。小剂量可引起欣快感，大剂量则可引起注意力不集中、烦躁、失眠，严重时可出现幻觉等。

④ 消化系统：糖皮质激素可以促进胃酸、胃蛋白酶原的分泌，抑制胃黏液分泌，加速胃上皮脱落，连续应用可诱发或加剧溃疡病。糖皮质激素分泌降低时，可出现消化功能障碍。

（3）在应激反应中的作用 当人体受到伤害性刺激时，如创伤、失血、感染、中毒、饥饿、缺氧、寒冷、休克等，引起血中促肾上腺皮质激素（ACTH）和糖皮质激素浓度急剧增高，并引起一系列的非特异性反应，称为应激反应。通过应激反应，可增强人体对各种有害刺激的耐受力，对保护机体、维持生命极为重要。

此外，大量使用糖皮质激素还具有抗炎、抗毒、抗过敏、抗休克等药理作用。

(二) 肾上腺皮质激素分泌的调节

1. 盐皮质激素分泌的调节

醛固酮的分泌受肾素-血管紧张素系统和血钠、血钾水平的调节（详见泌尿系统）。

2. 糖皮质激素分泌的调节

糖皮质激素分泌主要受下丘脑-腺垂体-肾上腺皮质轴的调节（图6-9）。下丘脑释放的CRH可促进腺垂体分泌ACTH，ACTH则可促进肾上腺皮质的生长发育，并刺激糖皮质激素的合成与释放。同时，血中糖皮质激素的水平可反馈调节CRH和ACTH的分泌。临床上，长期使用糖皮质激素的患者，可反馈性抑制腺垂体ACTH的释放，导致肾上腺皮质萎缩。若突然停药，将引起肾上腺皮质功能不全的症状。因此，长期用药时不能骤然停药，应逐渐减量。

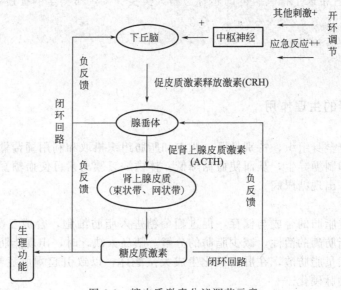

图6-9　糖皮质激素分泌调节示意

二、肾上腺髓质激素

肾上腺髓质分泌的肾上腺素（epinephrine，E）和去甲肾上腺素（norepinephrine，NE）生理作用广泛，当人体遇到紧急情况时，如恐惧、焦虑、剧痛、失血等，这一系统的活动明显增强，肾上腺素和去甲肾上腺素分泌大大增加，使中枢神经系统兴奋性增高，反应灵敏；心率加快，心肌收缩力加强，心输出量增加，血压升高；呼吸加深加快，肺通气量增大；肝糖原和脂肪分解增加，血糖升高，血中游离脂肪酸增多，以适应在应急情况下对能量的需要。这些变化都是在紧急情况下，通过交感神经-肾上腺髓质系统活动的加强所产生的适应性反应，称为应急反应。应急反应有利于人体随时调整各种功能，以应付环境的急变。引起应急反应的各种刺激同样也可引起应激反应，两者既有区别又相辅相成，使人体的适应能力更加完善。

第六节　胰　岛

胰岛是分散在胰腺之间的大小不等、形态不规则的内分泌细胞群的总称。胰岛主要由以下几种细胞构成：A细胞，分泌胰高血糖素；B细胞，分泌胰岛素；D细胞，分泌生长抑素；PP 细胞，分泌胰多肽。

知识链接

胰岛素

1921年，年轻的加拿大外科医生弗雷德里克·班廷历经艰辛，终于发现了胰岛素。胰岛素的发现成为医学史上一个伟大的里程碑。90多年过去了，仅有51个氨基酸的胰岛素，其作用之多样、机制之复杂，至今仍未完全解开，并且还没有任何药物可以替代胰岛素的作用。1958年，英国 NATURE 杂志断言"人工合成胰岛素在相当时间内难以实现"。但在1965年9月17日，我国首先成功地用人工方法合成了具有全生物活性的结晶牛胰岛素，为糖尿病患者带来了福音，同时也标志着人类在探索生命科学的征途中向前迈进了重要一步。

一、胰岛素

（一）胰岛素的生理作用

1. 糖代谢

胰岛素可加速全身组织，特别是肝、肌肉和脂肪组织摄取和利用葡萄糖，促进肝糖原和肌糖原的合成，抑制糖异生，从而使血糖降低。体内缺乏胰岛素可使血糖显著升高，超过肾糖阈可引起糖尿，出现糖尿病。

2. 脂肪代谢

胰岛素可促进脂肪的合成与储存，促进葡萄糖进入脂肪细胞，合成三酰甘油和脂肪酸。胰岛素还能抑制脂肪酶的活性，减少脂肪的分解。胰岛素缺乏时，出现脂肪代谢紊乱，脂肪分解增强，产生大量脂肪酸，在肝内氧化生成大量酮体，以致引起酮血症与酸中毒。同时，血脂升高易引起动脉硬化。

3. 蛋白质代谢

胰岛素能促进氨基酸进入细胞内；促进 DNA、RNA 和蛋白质的合成；抑制蛋白质的分解，因而有利于生长。同时，生长素的促蛋白质合成的作用，必须在有胰岛素存在的情况下才能表现出来。因此，对人体的生长来说，胰岛素也是不可缺少的激素之一。

知识链接

糖尿病是具有多病因及多种表现的代谢紊乱性疾病。以胰岛素分泌缺陷和（或）胰岛素活性障碍或二者兼有导致的糖、脂肪、蛋白质代谢失衡和慢性高血糖为特征。糖尿病可分为2种类型：1型糖尿病（胰岛素依赖型）和2型糖尿病（非胰岛素依赖型）。糖尿病治疗的目的在于减轻症状并将长期并发症发生风险降到最低，必须严格控制血糖水平。糖尿病现代治疗的五个方面：饮食疗法、运动疗法、药物疗法、血糖监测及糖尿病教育。

（二）胰岛素分泌的调节

1. 血糖浓度的调节

胰岛素的分泌主要受血糖水平的反馈调节。血糖浓度升高时，胰岛素分泌增加，使血糖水平降低；当血糖水平降至正常时，胰岛素分泌也恢复基础水平，从而维持血糖浓度相对稳定。此外，血中氨基酸和脂肪的水平升高，也能刺激胰岛素分泌。

2. 其他激素的调节作用

抑胃肽、生长激素、甲状腺激素、皮质醇等都可刺激胰岛素分泌。胰高血糖素、生长抑素则抑制胰岛素分泌。

3. 神经调节

迷走神经兴奋可直接促进胰岛素分泌，也可刺激胃肠激素的分泌而间接促进胰岛素分泌；交感神经兴奋则抑制胰岛素的分泌。

二、胰高血糖素

1. 生理作用

与胰岛素的作用相反，胰高血糖素是体内促进分解代谢和能量动员的激素。胰高血糖素具有很强的促进糖原分解和糖异生的作用，可使血糖明显升高。胰高血糖素还可激活脂肪酶，促进脂肪分解，同时又能加强脂肪酸氧化，使酮体生成增多。胰高血糖素对蛋白质也有促进分解和抑制合成的作用，并能使氨基酸加快进入肝细胞并转化为葡萄糖。

2. 分泌的调节

血糖浓度是最重要的调节因素。血糖浓度降低时，胰高血糖素分泌增加；血糖浓度升高时，其分泌减少。氨基酸可促进胰高血糖素的分泌。

第七节 其他激素

一、松果体及其分泌的激素

松果体为一椭圆形小体，在儿童期比较发达，成年后松果体可部分钙化形成钙斑。松果体分泌的激素主要为褪黑素（melatonin，MT）。MT对哺乳动物最明显的作用是抑制下丘脑-腺垂体-性腺轴，从而抑制性腺活动，防止儿童性早熟。松果体分泌MT呈明显的昼夜节律变化，白天分泌减少，而黑夜分泌增加。近年来的研究表明，在人和哺乳动物中，生理剂量的MT具有促进睡眠的作用，而且MT的昼夜分泌节律与睡眠的昼夜时相完全一致，因此认为MT是睡眠的促发因子，并参与昼夜睡眠节律的调控。

二、前列腺素

前列腺素（prostaglandin，PG）是广泛存在于动物和人体内的一组重要的组织激素。PG的化学结构一般是具有五元环和两条侧链的二十碳不饱和脂肪酸。根据其分子结构的不同，可把PG分为A、B、D、E、F、H、I等型。

PG的生物学作用极为广泛而复杂，几乎对机体各个系统的功能活动均有影响。例如，由血小板产生的血栓烷A_2能使血小板聚集，还有能使血管收缩的作用。相反，由血管内膜产生的PGH_2能抑制血小板聚集，并有舒张血管的作用。PGE_2有明显的抑制胃酸分泌的作用，它可能是胃液分泌的负反馈抑制物，PGE_2可增加肾血流量，促进排钠利尿。此外，PG对体温调节、神经系统、内分泌及生殖均有影响。

三、胸腺及其分泌激素

胸腺（thymus）是两个初级淋巴器官之一（另一个是骨髓），位于胸骨的后方、上纵隔前份。分为不对称的左、右两叶，呈长扁条状，质柔软。胸腺在青春期以前较发达，青春期后逐渐萎缩，在成人只残留少量结缔组织。

胸腺兼有内分泌功能，分泌胸腺素（thymosin）和促胸腺生成素（thymopoietin）等具有激素作用的活性物质。胸腺的网状上皮细胞分泌胸腺素，来自骨髓、脾和其他部位的原始细胞在胸腺素的作用下，从无免疫能力转化为具有免疫能力的 T 细胞，T 细胞经血液循环运输到周围淋巴器官，如淋巴结或脾内，在那里增殖并参与细胞和机体的免疫反应。胸腺素的另一个功能是抑制运动神经末梢的乙酰胆碱合成和释放，分泌过多会引起神经肌肉传导障碍，出现重症肌无力；促胸腺生成素可使胸腺在内的淋巴细胞分化为具有免疫反应的细胞成分。临床上常用的胸腺肽是从小牛胸腺发现并提纯的有非特异性免疫效应的小分子多肽。用于治疗各种原发性或继发性 T 细胞缺陷病、某些自身免疫性疾病、各种细胞免疫功能低下的疾病及肿瘤的辅助治疗。

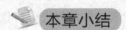

本章小结

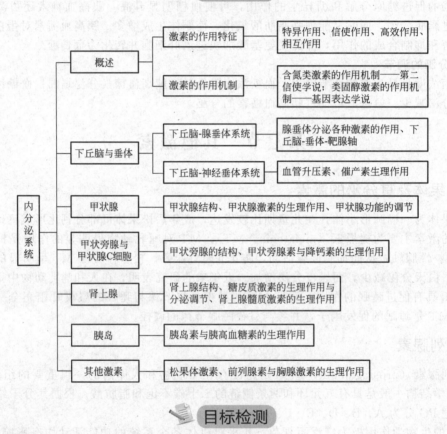

目标检测

一、名词解释

1. 激素　2. 允许作用　3. 应激反应　4. 应急反应

二、单项选择

1. 以下哪项是第二信使：
   A. 含氮激素　　　　　B. 类固醇激素　　　　C. RNA
   D. cAMP　　　　　　E. ATP
2. 侏儒症是由于：

A. 幼年时期缺乏生长素　　　　　　B. 幼年时期缺乏甲状腺激素
C. 幼年时期缺乏糖皮质激素　　　　D. 先天性大脑发育不全
E. 出生后大脑发育不全

3. 影响神经系统发育的最重要的激素是：
A. 糖皮质激素　　　　B. 生长素　　　　C. 盐皮质激素
D. 甲状腺激素　　　　E. 肾上腺素

4. 地方性甲状腺肿的主要发病原因是：
A. 食物中长期缺少钙　　　　B. 食物中长期缺少钠
C. 食物中长期缺少碘　　　　D. 食物中长期缺少维生素
E. 食物中长期缺少脂肪

5. 下列关于胰岛素的生理作用中，错误的是：
A. 降低血糖，促进糖原合成　　B. 促进脂肪的合成与储存
C. 促进葡萄糖的利用，抑制肝外蛋白质的合成
D. 抑制组织对葡萄糖的摄取和利用
E. 促进蛋白质的合成

三、简答题

1. 试述激素作用的一般特征。
2. 试述胰岛素的生理作用。

四、课外活动

1. 请依据本章所学的知识并查找资料分析临床应用糖皮质激素的患者为什么不能突然停药？
2. 请你深入图书馆查找资料回答，食物中长期缺碘为什么会引起甲状腺肿大？

第七章 血 液

Chapter 07

学习目标

通过学习，学生应对血液的组成及功能、血液凝固与纤维蛋白溶解、血型与输血原则及血型的鉴定内容有充分的认知，为后续专业课学习血液系统疾病及用药等相关内容奠定基础。

知识目标

1. 掌握血浆渗透压的概念、组成和生理意义；血量；各类血细胞的正常值、生理特性和功能；血液凝固的基本过程；ABO 血型系统、Rh 血型系统的分型、依据及输血原则。

2. 熟悉血液的组成及理化特性；生理止血的概念、过程和意义；抗凝系统的作用和纤维蛋白溶解；血小板在生理止血中的作用。

3. 了解血细胞生成的调节与破坏。

技能目标

掌握 ABO 及 Rh 血型的玻片法鉴定技术，能依据实验现象正确判断血型。

血液（blood）是由血浆（plasma）和血细胞（blood cell）组成的液态结缔组织，在心血管中循环流动，具有运输物质、缓冲 pH、维持内环境稳态及防御保护作用。

人体内因血液总量不足或组织器官的血流量不足、血液成分或理化特性改变、血液循环障碍等原因，均可造成人体功能损害及组织损伤，严重时危及生命。血液也是人体内环境中最活跃的部分，各器官功能改变或疾病往往会导致血液的成分及性质发生改变，故血液检验在医学诊断上具有重要意义。

第一节 血液的组成及功能

一、血液的组成和血量

（一）血液的组成

正常血液为红色黏稠液体，由血浆和悬浮其中的血细胞组成（图 7-1）。将经抗凝剂处理后的血液静置离心后，血液分为三层：上层淡黄色的是血浆，下层深红色是红细胞，二者之间白色薄层是白细胞及血小板。

血细胞在全血中所占的容积百分比称为血细胞比容（图 7-2）。正常成年男性为 40%～50%，女性为 37%～48%，新生儿约为 55%。血细胞比容主要反映全血中红细胞的相对数量。

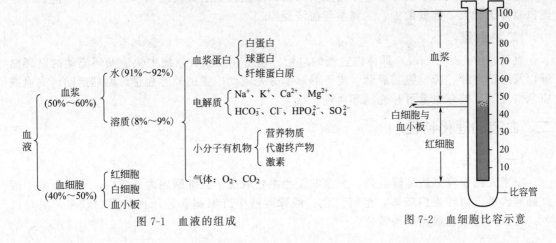

图 7-1 血液的组成　　　　　　　　　　　图 7-2 血细胞比容示意

血浆中水占 91%~92%，溶质占 8%~9%。临床检验、生理学和药理学实验研究常通过测定血浆的化学成分来研究机体物质代谢状况及某些生理功能（表 7-1）。

表 7-1 血浆的主要成分及含量

成分	浓度/(mmol/L)	成分	浓度/(mmol/L)
水（91%~92%）		蛋白质（6%~8%）	
电解质（<1%）		白蛋白	40~50g/L
Na^+	142	球蛋白	20~30g/L
K^+	4.3	纤维蛋白原	2~4g/L
Ca^{2+}	2.5		
Mg^{2+}	1.1	营养物质	
Cl^-	104	葡萄糖	5.6
HCO_3^-	24	氨基酸	2.0
$HPO_4^{2-}/H_2PO_4^-$	2	磷脂	7.5
SO_4^{2-}	0.5	胆固醇	4~7
气体		代谢产物	
O_2	0.1	尿素	5.7
CO_2	1	尿酸	0.3
N_2	0.5		
O_2	0.1		

1. 电解质

血浆中的电解质主要由离子组成，其中以 Na^+ 和 Cl^- 为主。由于这些晶体物质和水都可透过毛细血管壁与组织液进行交换，故血浆和组织液中电解质含量基本相同。各种离子在产生并维持血浆晶体渗透压、维持酸碱平衡、维持神经-肌肉兴奋性等方面起重要作用。

2. 血浆蛋白

是血浆中各种蛋白质的总称，是血浆中最主要的固体成分，含量为 60~80g/L。血浆蛋白质种类繁多，功能各异，包括白蛋白、球蛋白和纤维蛋白原三类。其中，白蛋白分子量小而数量多，是形成血浆胶体渗透压的主要因素；球蛋白具有免疫防御和运输物质功能；纤维蛋白原分子量大，数量最少，主要参与血液凝固。

（二）血量

血量（blood volume）即体内血液的总量。包括在心血管系统中快速循环流动的循环血量以及滞留在肝、肺、腹腔静脉、皮下静脉丛等处流动很慢的储存血量。剧烈运动、失血或应急情况下，储存血量可补充循环血量。

二、血液的理化特性

（一）颜色

正常人的血液一般呈鲜红色，血液的颜色主要取决于红细胞内血红蛋白。动脉血液中因红细胞含氧合血红蛋白较多，呈鲜红色；静脉血液中红细胞含还原血红蛋白较多，呈暗红色。血浆因含胆色素而呈淡黄色。

知识链接

为什么临床做某些血液化学成分分析检测时，常要求空腹采血？

进食较多的脂类食物，经吸收入血后会形成较多的血浆脂蛋白，而使血浆变得浑浊。如果血液呈乳白色并浑浊，表示血液中脂肪、蛋白质过多，被称为"乳糜血"。而空腹血浆相对清澈透明。临床做某些血液化学成分分析检测时，常要求空腹采血，就是为了避免食物对检测结果产生影响。

（二）密度

血液采用相对密度，所谓血液相对密度，就是将同体积的水的重量作为1，它与血液质量的比。正常人全血密度为1.050～1.060，密度大小主要取决于红细胞的数量和血浆蛋白的含量。血浆的密度为1.025～1.030，血浆蛋白的含量越多密度越大。红细胞的密度为1.090～1.092，其大小取决于红细胞内血红蛋白的含量。

（三）血液的黏滞性

流动的液体由于其内部颗粒之间的摩擦力，表现为黏滞性。血液的黏滞性是由血液中血细胞、血浆蛋白等分子或颗粒之间的摩擦所致，是形成血流阻力的重要因素之一。血液的黏滞性通常用与水相比的相对黏滞性来表示，若水的黏滞性为1，则全血的相对黏滞性为4～5，主要由血细胞比容所决定；血浆的相对黏滞性为1.6～2.4，主要由血浆蛋白的含量决定。血液黏滞性过高可使血液流动时的外周循环阻力增加，血压升高，还影响血液流动的速度，从而影响器官的血液供应。

（四）血浆的酸碱度

正常人血浆的pH值为7.35～7.45。血浆的pH值对维持机体正常代谢和功能活动十分重要，其相对稳定主要依赖于血液中的缓冲物质和正常的肺、肾功能。血液中最重要的缓冲对是$NaHCO_3/H_2CO_3$。当血浆pH值低于7.35时即为酸中毒，高于7.45时则为碱中毒。当血浆pH值低于6.9或高于7.8时将危及生命。

（五）血浆渗透压

渗透现象是指被半透膜隔开的两种不同浓度的溶液，水分子从低浓度通过半透膜向高浓度溶液中扩散的现象。渗透现象发生的动力是渗透压。渗透压是指溶液中的溶质分子透过半透膜吸水的能力。溶液渗透压的高低取决于溶液中溶质颗粒数目的多少，而与溶质的种类和颗粒的大小无关。

1. 血浆渗透压的组成

血浆渗透压包括血浆晶体渗透压和血浆胶体渗透压两种。血浆晶体渗透压约为770kPa，是由溶解在血浆中的晶体物质（无机盐等）形成的渗透压，约占血浆总渗透压的99%以上；血浆胶体渗透压一般不超过3.3kPa，是由血浆中的胶体物质主要是血浆蛋白形成的渗透压。

在临床或生理实验中，将渗透压与血浆渗透压相等的溶液称为等渗溶液，如0.9% NaCl溶液（又称生理盐水）和5%葡萄糖溶液。高于或低于血浆渗透压的溶液则被相应称为高渗溶液或低渗溶液。

2. 血浆胶体渗透压的作用

细胞膜和毛细血管管壁是具有不同通透性的半透膜，故血浆晶体渗透压和血浆胶体渗透压表现出不同的生理作用。

（1）血浆晶体渗透压的作用　血浆中的小分子晶体物质容易透过毛细血管壁，因此血浆与组织液晶体渗透压相等；而血浆中的晶体物质如各种离子绝大部分不能自由透过细胞膜，故血浆的晶体渗透压对维持细胞内外水平衡、保持细胞正常形态和体积具有重要作用。若将红细胞置于高渗溶液中，红细胞脱水、皱缩；反之若将红细胞置于低渗溶液中，红细胞吸水膨胀甚至破裂。

（2）血浆胶体渗透压的作用　形成血浆胶体渗透压的血浆蛋白通常不能透过毛细血管壁，故组织液中蛋白质含量低于血浆，因此血管内外的胶体渗透压不等。血浆胶体渗透压对维持血容量及调节血管内外水平衡具有重要作用。

第二节　血细胞

一、红细胞

（一）红细胞的数量、形态

正常成熟的红细胞无核，呈双凹圆盘状，中央较薄、周缘较厚，平均直径8μm。红细胞是血液中数量最多的血细胞，正常成年男性为$(4.5\sim5.5)\times10^{12}/L$，成年女性为$(3.5\sim5.0)\times10^{12}/L$。红细胞数可随外界调节和人的年龄不同而有所改变。红细胞中含有丰富的血红蛋白，正常成年男性红细胞含量为120~160g/L，成年女性为110~150g/L。

临床上将外周血中红细胞数、血红蛋白值及红细胞比容低于正常或其中一项明显低于正常称为贫血。

（二）红细胞的生理特性

红细胞具有可塑变形性、渗透脆性和悬浮稳定性等生理特征。

1. 可塑变形性

红细胞在通过直径比它小的毛细血管和血窦孔隙时可改变其形状，通过后仍恢复原形，这种特性称可塑变形性。正常双凹圆碟形的红细胞比异常球形红细胞变形能力强，衰老、受损红细胞的变形能力降低。

2. 渗透脆性

是指红细胞在低渗溶液中发生膨胀破裂的特性。正常状态下红细胞内的渗透压与血浆渗透压大致相等，使红细胞保持正常的大小和形态。将红细胞置于渗透压递减的低渗溶液中，水分将进入红细胞内，引起红细胞膨胀直至破裂，血红蛋白释放入溶液中，称为溶血。临床上以0.45%NaCl到0.3%NaCl溶液为正常人红细胞的脆性范围。一般来说，新生的红细胞渗透脆性较小，衰老的红细胞渗透脆性较大。

3. 悬浮稳定性

是指正常红细胞能相对稳定地悬浮于血浆中不易下沉的特性。通常以红细胞在第一小时末下沉的距离来表示红细胞的沉降速度，称为红细胞沉降率（ESR）。男性正常值为0～15mm/h，女性为0～20mm/h。红细胞沉降越快，其悬浮稳定性越小。影响红细胞悬浮稳定性的因素不在红细胞本身，主要取决于血浆蛋白的含量和种类。在某些疾病如活动性肺结核、风湿病时，红细胞彼此能较快地以凹面相贴，称之为红细胞叠连，血沉加快。

（三）红细胞的生理功能

红细胞的主要功能是运输O_2和CO_2，并能缓冲血液酸碱度的变化，这些功能都是通过红细胞中的血红蛋白来实现的。一旦红细胞破裂，血红蛋白逸出，溶解于血浆中，便失去其正常功能。

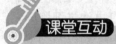

课堂互动

煤气中毒的机制是怎样的？

二、白细胞

（一）白细胞的数量、形态

白细胞无色，呈球形，有细胞核。正常成年人白细胞的数量为$(4.0～10.0)×10^9/L$。根据白细胞胞质中有无嗜色颗粒，将其分为有粒白细胞和无粒白细胞。有粒白细胞包括中粒细胞、嗜碱粒细胞和嗜酸粒细胞；无粒白细胞包括淋巴细胞和单核细胞。

检查白细胞总数及各种细胞的分类计数对于临床诊断有一定意义。在新药研发中，也将其列为检测项目，鉴别某种药物对机体有无亚急性和慢性毒性。

（二）白细胞的生理特性

除淋巴细胞外，所有的白细胞都能伸出伪足做变形运动穿过毛细血管壁，这一过程称为白细胞渗出。白细胞还具有朝向某些化学物质发生定向移动的特性，成为趋化性。能吸引白细胞发生定向移动的化学物质称为趋化因子，人体细胞的降解产物、抗原抗体复合物、细菌毒素等都具有趋化活性，白细胞可在组织间隙定向游走至炎症部位，将细菌等异物吞噬、消化和杀灭。

（三）白细胞的生理功能

白细胞是机体防御系统的一个重要组成部分，可通过吞噬作用和免疫反应，实现对机体的防御和保护。

1. 中性粒细胞

是白细胞中的主要成分。具有活跃的变形运动能力、敏锐的趋化性和很强的吞噬活性，能吞噬入侵的细菌、病毒、寄生虫、抗原抗体复合物及一些坏死的组织碎片等，在血液的非特异性免疫中起重要作用。中性粒细胞含有溶酶体颗粒，内有多种水解酶，可分解病原体及异物。当中性粒细胞吞噬数十个细菌后，自身解体，而释放的溶酶体酶可溶解周围组织形成脓液。临床上白细胞总数增多和中性粒细胞比例增高，常提示患有急性化脓性细菌感染。

2. 嗜碱粒细胞

当其存在于结缔组织和黏膜上皮时，称肥大细胞，其结构、功能与嗜碱粒细胞类似。嗜碱粒细胞的颗粒中含有组胺、肝素、嗜酸粒细胞趋化因子等；胞质中含有白三烯。组胺和白三烯可使毛细血管壁通透性增加，小血管平滑肌舒张，局部充血水肿，并可使细支气管平滑肌收缩，从而引起哮喘、荨麻疹甚至过敏性休克等各种过敏反应症状。肝素具有抗凝血作用。嗜酸粒细胞趋化因子能吸引嗜酸粒细胞聚集在局部以限制嗜碱粒细胞在过敏反应中的作用。

3. 嗜酸粒细胞

其主要作用是限制嗜碱粒细胞和肥大细胞在过敏反应中的作用；参与对蠕虫的免疫反应。在过敏反应及寄生虫感染疾病时，其数量明显增加。

4. 单核细胞

其由骨髓生成，进入血液时仍未成熟，吞噬能力较弱，在血液中生活2～3天后进入肝、脾、肺、淋巴结等组织转变为吞噬和消化能力极强的巨噬细胞。不仅能吞噬各种病原微生物和衰老死亡的细胞，还能识别和杀伤肿瘤细胞；合成和释放多种细胞因子，参与对其他细胞生长的调控；并在特异性免疫反应中起重要作用。

5. 淋巴细胞

也称免疫细胞，参与机体的特异性免疫反应，攻击具有特异性抗原的异物（肿瘤细胞、异体移植细胞等），杀灭病原微生物。根据细胞生长发育的过程、细胞表面标志和功能的差异，将其分为T淋巴细胞和B淋巴细胞两大类。血液中80%～90%的淋巴细胞属于T淋巴细胞，执行细胞免疫功能，如破坏肿瘤细胞、异体移植细胞等；B淋巴细胞主要停留在淋巴组织中，在抗原刺激下转化为浆细胞，产生抗体执行体液免疫功能。

三、血小板

（一）血小板的数量、形态

血小板是骨髓中成熟的巨核细胞脱落下来的胞质小块，体积小，形态不规则，不具有完整的细胞结构。正常成人血小板数量（100～300）×10^9/L。血小板数量低于$50×10^9$/L时，机体可出现异常出血倾向。血小板数量高于$1000×10^9$/L时，易发生血栓。

（二）血小板的生理特性

1. 黏附、聚集和释放

血小板与血管内皮下或血管端暴露的胶原纤维黏在一起的过程称为黏附；血小板彼此间相互黏着在一起的过程称为聚集；血小板受到刺激后，将颗粒中的ADP、5-羟色胺、儿茶酚胺、血小板因子等活性物质排出的过程称为释放。血小板的黏附、聚集和释放几乎同时发生。

2. 收缩和吸附

血小板内的收缩蛋白可使血凝块收缩变硬，形成牢固的止血栓。血小板的磷脂表面可吸附许多凝血因子，促进凝血过程。

（三）血小板的生理功能

1. 维持血管内皮完整性

血小板可沉积于血管内壁上，与内皮细胞相互粘连与融合，维持内皮的完整性。血小板还可通过释放生长因子促进血管内皮细胞、血管平滑肌细胞和成纤维细胞增殖，有利于受损血管修复。

2. 参与生理性止血

生理性止血是指小血管损伤破裂，血液从小血管内流出后数分钟自行停止的现象。首先，损伤性刺激引起局部血管反射性收缩、血小板释放5-羟色胺等缩血管物质使伤口缩小或封闭，暂时性止血；其次，血小板黏附、聚集形成松软的止血栓以阻塞血管伤口；最后在血小板参与下促进血液凝固形成血凝块，并使血块回缩形成牢固的止血栓，达到有效的生理性止血。

3. 促进凝血

血小板含有许多与凝血有关的因子，通称为血小板因子（PF），其中最主要的是 PF_3，它提供的磷脂表面能极大加快凝血酶原的激活速度。

知识链接

在活体的心脏和血管内，血液成分析出、凝集形成固体质块的过程，称为血栓形成。形成的固体质块称血栓。血栓主要由纤维蛋白、红细胞和血小板构成。血小板异常聚集是血栓形成的关键性起始步骤和血栓框架基础。血栓形成是急性冠脉综合征（不稳定型心绞痛、心肌梗死及冠脉血管成型术后）、心脏缺血性并发症、脑卒中的主要病理生理学问题。抗血小板药可抑制血小板聚集，从而抑制血栓形成。

四、血细胞的生成与破坏

人的一生中，每天都有衰老的血细胞被破坏，同时也有新生的血细胞进入血液循环。血细胞的生成与破坏这两个过程保持动态平衡，维持血液中血细胞数量的相对稳定。

（一）造血过程及调节

血细胞在造血器官中产生并发育成熟的过程称为造血。根据造血过程中细胞的形态和功能特征，造血过程可分为造血干细胞、定向祖细胞和前体细胞三个阶段，最后发育为各类血细胞。造血干细胞可分化为各种血细胞；定向祖细胞只能定向分化为一种血细胞；前体细胞在形态学上已是可辨认的各系幼稚细胞，再经历原始、幼稚（早、中、晚三期）及成熟三个发育阶段最后发育成熟。

知识链接

白血病

白血病是造血干细胞的恶性克隆性疾病。其病理特点是白血病细胞在骨髓和其他造血组织中异常增生伴分化成熟障碍，并浸润破坏其他组织器官，而正常造血功能受抑制。根据白血病细胞的成熟程度和自然病程，将白血病分为急性和慢性两大类。急性白血病（AL）的细胞分化停滞在较早阶段，多位原始细胞及早期幼稚细胞，病情发展迅速，自然病程仅几个月。慢性白血病（CL）的细胞分化停滞在较晚的阶段，多为成熟幼稚细胞和成熟细胞，并且发展缓慢，自然病程达数年。

（二）红细胞的生成与破坏

1. 红细胞的生成

（1）生成部位　在成人中，红骨髓是制造红细胞的唯一场所。红骨髓中的造血干细胞首先增殖分化为原红细胞，再经早幼、中幼、晚幼红细胞、网织红细胞发育为成熟红细胞。红细胞在发育过程中，体积由大变小，细胞核由大变小直至消失。若骨髓造血功能受到放射性、药物等理化因素的抑制，三种血细胞的生成将减少，称为再生障碍性贫血。

(2) 生成原料　铁和蛋白质是合成血红蛋白的基本原料。成人每天需要20～30mg铁用于红细胞的生成，其中95%来自于衰老红细胞破坏后血红蛋白分解释放的"内源性铁"，可以循环利用；其余5%（约1mg）则每天由食物提供。铁需求量增大、摄入不足、吸收利用障碍和长期慢性失血等，会导致机体缺铁，从而使血红蛋白合成减少，引起临床上常见的缺铁性贫血（小细胞低色素性贫血）。

(3) 成熟因子　红细胞在发育成熟过程中，需要叶酸和维生素 B_{12} 作为合成核苷酸的辅助因子，以促进红细胞的成熟。缺乏叶酸或维生素 B_{12} 时，DNA 的合成减少，幼红细胞分裂增殖减慢，红细胞体积变大，可导致巨幼红细胞性贫血。

(4) 生成调节　红细胞生成主要受促红细胞生成素（erythropoietin, EPO）和雄激素的调节。促红细胞生成素是一种由肾脏合成的糖蛋白，是红细胞生成的重要调节物。当机体缺氧时，EPO 释放增加，刺激红骨髓，使红细胞生成增加，增加循环血中红细胞数量，提高血液的携氧能力，以满足组织对氧的需求。高原居民、长期从事强体力劳动和体育锻炼的人，红细胞数量较多。双肾实质严重破坏的晚期肾脏病患者常因缺乏 EPO 而发生肾性贫血。

2. 红细胞的破坏

红细胞平均寿命120天。衰老的红细胞变形性差、脆性加大，在湍急的血流中受到碰撞易破损。衰老破损的红细胞易滞留于肝、脾的血窦中，并由单核-巨噬细胞清除。红细胞被吞噬后，血红蛋白分解，释放出铁、氨基酸和胆红素，其中铁和氨基酸可被重新利用，胆红素则经由肝脏排入胆汁，最后排出体外。

第三节　血液凝固与纤维蛋白溶解

一、血液凝固

血液凝固是指血液由流动的液体状态变成不能流动的胶冻状态的过程，简称凝血。其实质是血浆中的可溶的纤维蛋白原转变为不溶的纤维蛋白。形成的多聚体纤维蛋白交织成网，将很多血细胞网罗其中形成血凝块。血凝块收缩析出淡黄色的液体，称为血清。血液凝固是一系列复杂的酶促反应过程，需要多种凝血因子的参与。

（一）凝血因子

血浆与组织中参与血液凝固的物质统称凝血因子（表7-2）。按国际命名法用罗马数字编号的有12种，此外还有前激肽释放酶、高分子激肽原等。

表7-2　按国际命名法编号的凝血因子

编号	中文名称	编号	中文名称
因子Ⅰ	纤维蛋白原	因子Ⅷ	抗血友病因子
因子Ⅱ	凝血酶原	因子Ⅸ	血浆凝血激酶
因子Ⅲ	组织因子	因子Ⅹ	斯图亚特因子
因子Ⅳ	Ca^{2+}	因子Ⅺ	血浆凝血激酶前质
因子Ⅴ	前加速素	因子Ⅻ	接触因子
因子Ⅶ	前转变素	因子ⅩⅢ	纤维蛋白稳定因子

上述凝血因子中：①除因子Ⅳ是 Ca^{2+} 外，其余均为蛋白质。②多数以无活性的酶原形

式存在,激活后才具有酶的活性,这一过程称为凝血因子的激活,其活性形式以右下角加"a"表示。③除因子Ⅲ存在于组织中外,其余的凝血因子均存在于新鲜血浆中。④大部分凝血因子在肝合成,且因子Ⅱ、Ⅶ、Ⅸ、Ⅹ等在合成时需要维生素K参与,故又称它们为依赖维生素K的凝血因子。若肝功能障碍或维生素K缺乏,会因凝血障碍而发生出血倾向。

(二) 血液凝固过程

目前认为凝血过程大致分为三个基本步骤:凝血酶原激活物的形成;凝血酶的形成;纤维蛋白的形成(图7-3)。

1. 凝血酶原激活物的形成

凝血酶原激活物也称凝血酶原酶复合物,即因子Ⅹ酶复合物,是由因子Ⅹa、Ⅴ、Ca^{2+}和PF_3(血小板第3因子,为血小板膜上的磷脂)共同组成的一种复合物。因子Ⅹ的激活可经过内源性凝血途径和外源性凝血途径两条途径实现。

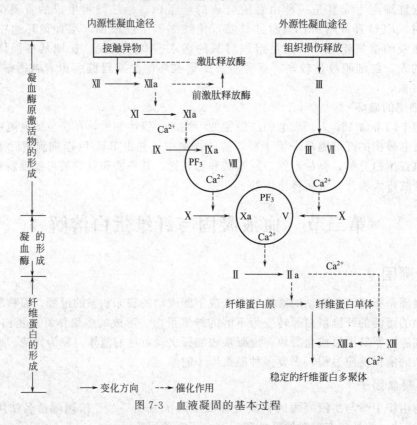

图7-3 血液凝固的基本过程

(1)内源性凝血途径 是指参与凝血的因子全部来自血液。当血管受损,血液与带负电荷的物质(如玻璃、血管内膜下胶原纤维等)接触,因子Ⅻ被激活为Ⅻa;Ⅻa进而激活Ⅺ为Ⅺa;在Ca^{2+}参与下Ⅺa激活Ⅸ为Ⅸa;Ⅸa再与激活的Ⅷa、PF_3、Ca^{2+}形成复合物进一步激活Ⅹ为Ⅹa。由于因子Ⅷa的存在,可使Ⅸa激活Ⅹ的速度加快20万倍,故因子Ⅷ缺乏使内源性凝血途径障碍,轻微的损伤可致出血不止,临床上称甲型血友病。

(2)外源性凝血途径 是指血管外的组织因子Ⅲ与血液接触而启动。当组织损伤血管破裂时,组织因子Ⅲ暴露,它是一种跨膜糖蛋白,与血浆中的Ca^{2+}、因子Ⅶ共同形成复合物进而激活因子Ⅹ。因启动该过程的因子Ⅲ来自血管外的组织,故称为外源性凝血途径。

2. 凝血酶的形成

在凝血酶原激活物的作用下，凝血酶原（因子Ⅱ）被激活生成凝血酶（因子Ⅱa）。

3. 纤维蛋白的形成

在凝血酶的作用下，溶于血浆中的纤维蛋白原转变为纤维蛋白单体；同时，凝血酶激活ⅩⅢ为ⅩⅢa，使纤维蛋白单体相互连接形成不溶于水的纤维蛋白多聚体，并彼此交织成网，将血细胞网罗在内，形成血凝块，完成血凝过程。

凝血是一个正反馈过程，每步酶促反应都有放大效应，一旦触发，凝血因子的相继激活就会迅速连续进行，形成"瀑布"样反应链，一直到完成为止。

（三）抗凝系统

正常情况下，血管中的血液一般不会发生凝固，在生理性止血时，凝血也仅限于受损伤的一段血管，说明正常人血浆中有很强的抗凝物质，其中最主要的是抗凝血酶Ⅲ和肝素。抗凝血酶Ⅲ是由肝脏合成的一种脂蛋白，它能与凝血酶结合形成复合物使其失活，还能封闭因子Ⅶ、Ⅸa、Ⅹa、Ⅺa、Ⅻa的活化中心，使因子失活阻断凝血过程。肝素是主要由肥大细胞和嗜碱粒细胞产生的一种酸性黏多糖，它与抗凝血酶Ⅲ结合后，能增强抗凝血酶Ⅲ的活性，同时抑制凝血酶原的激活，抑制血小板的黏附、聚集和释放，促使血管内皮细胞释放凝血抑制物和纤溶酶原激活物。所以肝素是一种很强的抗凝剂，无论在体内还是体外都有很强的抗凝作用，在临床实践中有广泛应用。

（四）凝血的加速与延缓

实际工作中，为减少出血或提取血清，需加速凝血；为防止血栓形成或获得血浆，又需抗凝或延缓凝血。外科手术常用温热生理盐水纱布等进行压迫止血就是利用纱布可激活凝血因子Ⅻ和适当加温使酶促反应加速而加快凝血。加速凝血一般通过加 Ca^{2+}、增加血液接触粗糙面、使用促凝剂（维生素K、氨甲苯酸、云南白药、三七等）、局部适度加温等方法；延缓凝血则通过加除钙剂（柠檬酸钠、草酸钾）、使用抗凝剂、增加血液接触光滑面和降低温度等方法来实现。

二、纤维蛋白溶解

血液凝固过程中形成的纤维蛋白被分解液化的过程，叫纤维蛋白溶解（简称纤溶）。凡参与纤溶过程的物质统称为纤溶系统，包括纤维蛋白溶解酶原（纤溶酶原）、纤维蛋白溶解酶（纤溶酶）、纤溶酶原激活物及抑制物。

纤溶的生理意义在于使生理止血过程产生的血凝块随时溶解，防止血栓形成，保证血流通畅。在生理性止血过程中，小血管内的血凝块常可成为止血栓堵塞血管，使出血停止，纤溶的存在对防止凝血过程的蔓延和血栓的形成具有重要意义。

纤维蛋白溶解的基本过程可分为两个阶段：纤溶酶原的激活与纤维蛋白的降解（图7-4）。

（一）纤溶酶原的激活

纤溶酶原是血浆中的一种β球蛋白，主要在肝、骨髓、嗜酸粒细胞和肾内合成，然后进入血液。

纤溶酶原只有在纤溶酶原激活物的作用下转变成纤溶酶后才具有活性。纤溶酶原激活物主要有以下三类。

1. 血管激活物

由血管内皮细胞合成并释放，当血管内出现纤维蛋白凝块时，可使血管内皮细胞释放大量的激活物，并吸附在纤维蛋白凝块上，有利于纤维蛋白凝块的溶解。

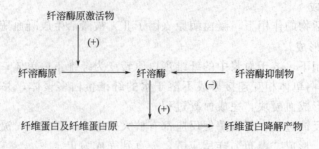

(+): 促进作用　　　(−): 抑制作用

图 7-4　纤维蛋白溶解系统激活与抑制示意

2. 组织激活物

存在于很多组织中，以子宫、卵巢、肾上腺、甲状腺、前列腺、肺等处组织中含量最高。主要在组织修复、伤口愈合等情况下，在血管外促进纤维蛋白溶解。女性月经血不凝，子宫、甲状腺等手术后易发生渗血，可能与这些组织激活物含量丰富有关。肾合成与分泌的尿激酶属于这一类激活物，已从人尿中提取作为溶血栓药物用于临床。

3. 依赖于凝血因子Ⅻa的激活物

在正常血浆中以无活性的激活物原的形式存在。在内源性凝血途径中，因子Ⅻa催化前激肽释放酶生成激肽释放酶，后者也同时激活纤溶系统，使血凝和纤溶互相配合保持动态平衡。

（二）纤维蛋白和纤维蛋白原的降解

纤溶酶是一种活性很强的蛋白酶，能使纤维蛋白和纤维蛋白原分解为许多可溶性的小肽，总称为纤维蛋白降解产物（FDP）。这些产物一般不再发生凝固，其中一部分物质还具有抗凝作用。

（三）纤溶抑制物及其作用

血浆中存在许多对抗纤维蛋白溶解的物质，统称为纤溶抑制物，主要有两类：一类是抗活化素，能够抑制纤溶酶原的激活；另一类是抗纤溶酶，能与纤溶酶结合成复合物并使其失活。目前临床上已应用广泛的止血药，如氨甲环酸、氨甲苯酸和6-氨基己酸等，都是通过抑制纤溶酶生成而发挥止血作用的。

（四）纤维蛋白溶解与凝血之间的动态平衡

凝血和纤溶都是机体的一种保护性生理过程，血液凝固系统和纤维蛋白溶解系统是两个既对立又统一的功能系统。正常情况下，机体的凝血与纤溶处于动态平衡状态，既保证出血时能有效止血，又能适时疏通血管，维持血流的正常运行。若凝血过强或纤溶过弱，易形成血栓；反之，纤溶过强或凝血过弱，易发生出血倾向。

第四节　血型和输血

一、血型

血型是血细胞膜上特异性抗原（凝集原）的类型。血型包括红细胞血型、白细胞血型、血小板血型等，通常所说的血型是指红细胞膜血型。若将血型不相容的两个人的血滴在玻片上混合，其中的红细胞即聚集成簇，这种现象称为红细胞凝集。红细胞凝集是一种不可逆反应，凝集的红细胞会破裂，血红蛋白会逸出，即溶血。当人体输入血型不相容的血液时，在血管内发生红细胞凝集和溶血，可危及生命。

造成红细胞凝集的机制是抗原抗体反应。镶嵌在红细胞膜上有一些特异糖蛋白，在凝集反应中糖蛋白起着抗原的作用，因而称它们为凝集原。能与红细胞膜上的凝集原起反应的特异抗体则称为凝集素。凝集素溶解在血浆中。发生抗原抗体反应时，由于每个抗体上具多个与抗原结合的部位，抗体在若干个带有相应抗原的红细胞之间形成桥梁，因而使它们聚集成簇。迄今已发现 ABO、Rh 等 25 个不同的红细胞血型系统。其中 ABO 血型系统是临床实践中意义最大的血型系统，其次是 Rh 血型系统。

白细胞和血小板上除了具有一些与红细胞相同的血型抗原外，还存在一些特有的抗原类型，如白细胞上的人类白细胞抗原（HLA），这是引起器官移植后免疫排斥反应的重要原因，HLA 分型是法医学上鉴定亲子关系的重要依据。血小板表面也有其特有的抗原系统，如 PI、Ko 系统等，血小板抗原与输血后血小板减少症的发生有关。

（一）ABO 血型系统

ABO 血型是根据红细胞膜上存在的凝集原 A 与凝集原 B 的情况而将血液分为 4 型（表 7-3）。

表 7-3 ABO 血型系统中的抗原和抗体

血型	红细胞表面抗原	血清中抗体
A	A	抗 B
B	B	抗 A
AB	AB	无
O	无	抗 A 和抗 B

1. ABO 血型系统的抗原（凝集原）

凡红细胞膜上只有 A 抗原者为 A 型；只有 B 抗原者为 B 型；A、B 抗原均有者为 AB 型；A、B 抗原均无者为 O 型。

2. ABO 血型系统的抗体（凝集素）

不同血型的人的血清中各含有不同的抗体，即不含有对抗他自身红细胞凝集原的抗体。在 A 型血的血清中，只含抗 B 抗体；B 型血的血清中，只含抗 A 抗体；AB 型血的血清中，不含抗 A 和抗 B 抗体；而 O 型血的血清中则含有抗 A 和抗 B 两种抗体。

血型抗体有天然抗体和免疫性抗体两类。ABO 血型系统存在天然抗体。新生儿出生后 2~8 个月开始产生 ABO 血型系统的天然抗体，8~10 岁达高峰。天然抗体多数为 IgM，相对分子量大，无法通过胎盘，故因母婴 ABO 血型不合而发生新生儿溶血病的情况较少见。但如果母体受到外源性 A 或 B 抗原的刺激，则可能产生免疫性抗体。该抗体属于 IgG 抗体，相对分子量小，可能通过胎盘进入胎儿体内，引起胎儿红细胞破坏导致新生儿溶血病。

ABO 血型系统还有其他亚型，主要是 A 型中的 A_1 和 A_2 亚型，此外 AB 型血型中也有 A_1B 和 A_2B 两种亚型。亚型的存在可能引起临床上血型误判，因此在输血时应特别注意亚型的存在。

（二）Rh 血型系统

Rh 血型系统是继 ABO 血型系统之后被发现的又一个红细胞血型系统。Rh 血型系统是红细胞血型中最复杂的一个系统。已发现 40 多种 Rh 抗原，与临床关系密切的是 D、E、C、c、e 五种抗原，其中 D 抗原的抗原性最强。通常将红细胞膜上含有 D 抗原（凝集原）的称为 Rh 阳性，没有 D 抗原（凝集原）的称为 Rh 阴性。与 ABO 血型不同，Rh 抗原只存在于红细胞上，在其他细胞和组织尚未发现。

Rh血型的重要特点是：Rh血型系统没有天然的抗体，无论Rh阳性，还是Rh阴性，其血清中均不含有抗Rh抗原的天然抗体。只有当Rh阴性的人在输入Rh阳性血液后，体内才会产生后天获得性抗Rh的免疫抗体。即Rh阴性的人第一次接受Rh阳性血液后不会发生红细胞凝集反应，但可产生抗Rh抗体。当他们再次接受Rh阳性血液时，就会发生凝集反应产生严重后果。

Rh系统与ABO系统之间的另一个不同是抗体特性，Rh系统的抗体分子较小，能透过胎盘。当Rh阴性的孕妇怀有Rh阳性的胎儿时，若分娩时胎儿的少量D抗原进入母体，母体即产生免疫性抗体。当母亲再次孕育Rh阳性的胎儿时，母亲体内的抗体可通过胎盘进入胎儿体内，引起抗原抗体免疫反应，红细胞凝集溶血，严重时可导致胎儿死亡。因此，Rh阴性母亲在生育第一胎后，应及时常规注射特异性抗D免疫球蛋白，中和进入母体的D抗原，可防止Rh阴性母体致敏，以预防第二次妊娠时新生儿溶血病的发生。

二、输血原则

输血是指将血液通过静脉输注给患者的一种治疗方法，在临床上应用广泛，如抢救大失血和保证一些手术顺利进行等。为了确保输血的安全和提高输血效率，必须遵守输血原则。输血的根本原则就是要避免发生凝集反应，首选同型输血。

1. 血型相合

输血首先必须鉴定血型，保证供血者与受血者的ABO血型相合，即要求同型输血。ABO血型系统不相容的输血常引起严重反应。对于育龄妇女和需要反复输血的患者，还必须考虑Rh血型也相合，以避免受血者在输血后产生抗Rh抗体而引起不良反应。

2. 配血相合

在输血前还必须进行交叉配血实验，该实验既能检验血型测定是否正确，还能发现供血者和受血者的红细胞或血清中是否存在其他不相容的血型抗原或抗体，避免因亚型不合而引发输血问题。交叉配血试验中，把供血者的红细胞和受血者的血清相混合称主侧；把受血者的红细胞与供血者的血清混合称为次侧（图7-5）。观察各有无凝集反应发生。两侧均无凝集反应者为配血合格，可以输血；如果主侧有凝集，则配血不合，禁止输血；如果主侧不发生凝集反应，而次侧发生凝集（这种情况常见于将O型血输给其他血型的受血者或AB型受血者接受其他血型的血液），只能在应急情况下进行少量、缓慢输血，并注意密切观察，如发生输血反应，应立即停止输注。

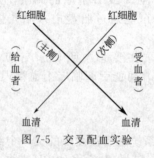

图7-5 交叉配血实验

3. 成分输血

成分输血即把人血中各种有效成分如红细胞、粒细胞、血小板和血浆分别制成高纯度或高浓度的制品，根据不同患者对输血的不同要求进行输注。这样既能减少输血的不良反应，又能节约血源。成分输血是当前输血技术发展的总趋势，也是输血科学化的重要标志之一。

本章小结

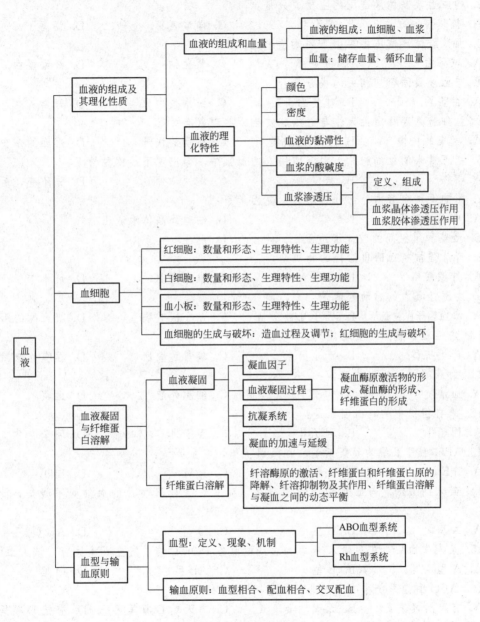

目标检测

一、名词解释

1. 血细胞比容　2. 可塑变形性　3. 渗透脆性　4. 血浆　5. 血清　6. 红细胞悬浮稳定性　7. 血型　8. 血液凝固　9. 血量　10. 血沉

二、单项选择

1. 下列哪种缓冲对决定着血浆的 pH：
   A. $KHCO_3/H_2CO_3$ B. Na_2HPO_4/NaH_2PO_4
   C. $NaHCO_3/H_2CO_3$ D. 血红蛋白钾盐/血红蛋白
2. 构成血浆晶体渗透压的主要成分是：
   A. 氯化钾   B. 氯化钠   C. 碳酸氢钾   D. 钙离子
3. 血浆胶体渗透压主要由下列哪项形成：
   A. 球蛋白   B. 白蛋白   C. 氯化钠   D. 纤维蛋白原
4. 与血液凝固密切相关的成分是：
   A. 白蛋白   B. 球蛋白   C. 纤维蛋白原   D. 肾素
5. 红细胞悬浮稳定性大小与红细胞发生哪些现象有关：
   A. 凝集的快慢   B. 叠连的快慢   C. 运动的快慢   D. 溶血的多少
6. 把正常人的红细胞放入血沉增快人的血浆中，会出现下述哪种情况：
   A. 不变   B. 减慢   C. 增快   D. 先不变，后增快
7. 影响毛细血管内外水分移动的主要因素是：
   A. 中心静脉压   B. 细胞外晶体渗透压
   C. 血浆和组织间的胶体渗透压   D. 脉压
8. 可加强抗凝血酶Ⅲ活性的物质是：
   A. 柠檬酸钠   B. 草酸钾   C. 维生素K   D. 肝素
9. 内源性凝血的始动因素是：
   A. 凝血因子Ⅳ被激活   B. 因子Ⅻ被激活   C. 血小板破裂   D. 凝血酶的形成
10. 中性粒细胞的主要功能是：
    A. 产生抗体   B. 产生肝素   C. 参与过敏反应   D. 吞噬外来微生物
11. 血液凝固后析出的液体：
    A. 血清   B. 体液   C. 细胞外液   D. 血浆
12. 来自组织中的凝血因子是：
    A. 因子Ⅰ   B. 因子Ⅱ   C. 因子Ⅲ   D. 因子Ⅹ
13. ABO血型系统的凝集素是一种天然抗体，它主要是：
    A. IgE   B. IgA   C. IgM   D. IgD
14. 某人的血细胞与B型血的血清凝集，而其血清与B型血的血细胞不凝集，此人血型是：
    A. A型   B. B型   C. O型   D. AB型
15. 某人失血后，先后输入A型血、B型血各150mL均未发生凝集反应，该人血型为：
    A. A型   B. B型   C. AB型   D. O型
16. ABO血型系统中有天然的凝集素；Rh系统中：
    A. 有天然凝集素   B. 无天然凝集素   C. 有天然D凝集素   D. 有抗D凝集素
17. 输血时主要考虑供血者的：
    A. 红细胞不被受血者的红细胞所凝集   B. 红细胞不被受血者的血浆所凝集
    C. 血浆不与受血者的血浆发生凝固   D. 血浆不被受血者的红细胞凝集

三、多选题

1. 缺乏什么可引起巨幼红细胞贫血：
   A. 叶酸

B. 铁
C. 维生素 B_6
D. 维生素 B_{12}
E. 维生素 C

2. 下列具有延缓凝血作用的因素有：
A. 注射维生素 K
B. 适当降低温度
C. 除去血液中的钙离子
D. 提供丰富的组织因子
E. 使用肝素

四、简答题

1. 何谓机体内环境？内环境稳态有何生理意义？
2. 血浆渗透压是如何构成的？其相对稳定有何生理意义？
3. 简述血液凝固的基本过程。
4. ABO 系统的同型血互相输入或受血者再次输入同一供血者的血液，为什么还要进行交叉配血试验？

五、课外活动

1. 请依据本章所学的知识并查找资料分析临床应用的凝血药和抗凝药的可能作用环节。
2. 请观察在医院输液时所用的生理盐水的浓度。

第八章 循环系统

Chapter 08

学习目标

通过学习本章，学生应掌握循环系统的组成，进而理解循环生理机制内容，为后续药理学专业课学习抗心绞痛药、抗心律失常药、慢性心功能不全药、抗高血压药等有关内容奠定基础，并为临床医学基础学习心血管疾病（如慢性心功能不全、高血压病等）提供必要的知识储备。

知识目标

1. 掌握心血管系统的组成、血液循环的路径与功能、心的结构及泵血功能、心肌生物电活动及其形成原理、动脉血压的形成机制及其影响因素，组织液生成。
2. 熟悉血管的结构及其功能特点；淋巴系统的组成及淋巴循环的生理意义；正常心电图波形。
3. 了解心泵血功能的评价及影响因素；静脉血压及血流；心血管活动的调节方式。

技能目标

利用水银血压计测定动脉血压。

第一节 概 述

一、循环系统的组成

循环是指各种体液（如血液、淋巴液）不停流动和相互交换的过程。循环系统是一套分布于全身的密闭管道系统，由心血管系统和淋巴系统组成。淋巴系统是静脉系统的辅助装置，一般所说的循环系统指的是心血管系统。

心血管系统是由心、动脉、毛细血管和静脉组成，心通过节律性的搏动，推动血液在其中不断流动，形成血液循环。根据血液循环途径和功能不同，可将其分为体循环和肺循环两部分（图 8-1）。

淋巴系统主要由淋巴器官、淋巴组织、淋巴管道及其中的淋巴液组成。淋巴液来源于组织液，沿各级淋巴管向心脏方向流动，最后注入静脉，因此淋巴系统是心血管系统的辅助部分。

二、体循环和肺循环

1. 体循环

体循环是由左心室射出的动脉血流入主动脉，又经主动脉各级分支，流向全身各器官的毛细血管，在此血液通过组织液与组织细胞进行物质和气体交换后，使动脉血变成了静脉

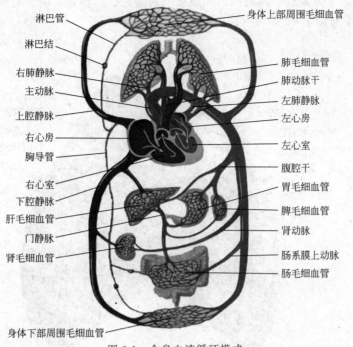

图 8-1　全身血液循环模式

血,再经过各级静脉属支,汇入上、下腔静脉,最后流回右心房。体循环的特点是路径长、流经范围广,以动脉血滋养全身各部,并将其代谢产物运送到肺和排泄器官。经过体循环使动脉血变成静脉血。

2. 肺循环

肺循环是由右心室射出的静脉血流入肺动脉,又经肺动脉各级分支到达肺泡毛细血管网,在此进行气体交换,静脉血变成动脉血,最后经左、右肺静脉回流入左心房。肺循环的特点是路径短,流经范围小(只经过肺),血液在此进行气体交换,摄取 O_2,排出 CO_2。经过肺循环使静脉血变成动脉血。

三、循环系统的主要功能

循环系统的主要功能是物质运输,通过血液和淋巴液将机体由外界摄取的氧气和营养物质运送到全身,供新陈代谢之用,同时把代谢产物如 CO_2、尿素等分别运送到肺、肾脏和皮肤等排出体外。淋巴器官和淋巴组织能产生淋巴细胞参与机体免疫。可见,循环系统参与新陈代谢和维持内环境稳态,保证人体生理活动正常进行。

第二节　循环系统的解剖结构

一、心脏

心脏是血液循环的动力器官,是中空的肌性器官,它通过节律性的搏动,推动血液在心血管系统内循环流动。

(一) 心脏的位置和形态

心脏位于胸腔中纵隔内,约 2/3 位于身体正中线的左侧,1/3 位于正中线的右侧。上方有入心的大血管，下方是膈；两侧借纵隔胸膜与胸膜腔、肺相邻；前方对向胸骨体和第2～6肋软骨；后方平对第5～8胸椎（图8-2）。

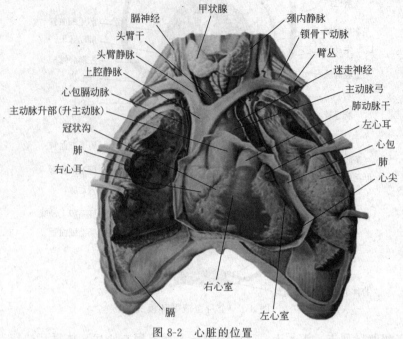

图8-2　心脏的位置

心脏形似倒置的、前后稍扁的圆锥体，周围裹以心包，大小与本人的拳头相似，它可分为一尖、一底、两面、三缘，表面尚有三条沟（图8-3）。

由上图可见，心脏的主要形态如下：心尖朝向左前下方，钝圆，由左心室构成，故在胸骨左侧第5肋间隙锁骨中线1～2cm处可触及心尖搏动。心底朝向右后上方，主要由左心房和小部分右心房构成，与出入心脏的大血管相连。胸肋面又称前面，膈面又称下面。左缘主要由左心室构成，右缘主要由右心房构成，下缘大部分由右心室，小部分由左心室构成。靠近心底处有环绕心脏的冠状沟，是心脏表面心房和心室的分界。在心室的胸肋面和膈面各有一纵行的浅沟，向心尖右侧延伸，分别称为前室间沟和后室间沟，两沟分别是左、右心室的表面标志。

（二）心腔的构造

心脏共有四个腔：分为右心房（right atrium）、右心室（right ventricle）、左心房（left atrium）、左心室（left ventricle）。心脏的内腔被房间隔和室间隔分为互不相通的左、右两部分，每一部分又分为上部的心房和下部的心室，同侧心房和心室之间以房室口相通（图8-4）。

1. 右心房

位于心的右上部，壁薄腔大，左前方锥体形囊状突起称右心耳。右心房有三个入口——上腔静脉口、下腔静脉口和冠状窦口。上、下腔静脉口接受全身静脉血的回流；冠状窦口是心脏本身的静脉血汇入右心房的部位。右心房有一个出口——右房室口，通向右心室。

2. 右心室

位于右心房左前下方，是心脏中最靠近胸前壁的部位。右心室入口即右房室口，周缘附有3片瓣膜，称右房室瓣或三尖瓣，瓣膜周缘借结缔组织的腱索与乳头肌相连。当心室收缩时，瓣膜关闭，封闭房室口，防止心室收缩时血液逆流回右心房。右心室的出口即肺动脉

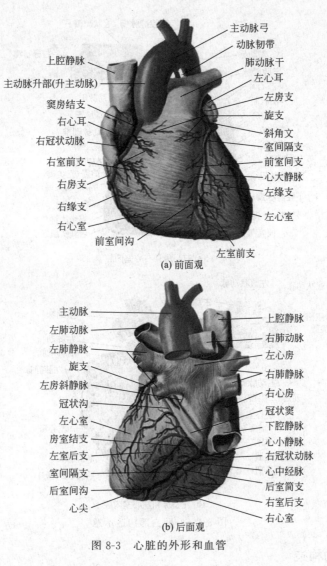

图 8-3 心脏的外形和血管

口，周缘有 3 片半月形瓣膜，称肺动脉瓣。当心室舒张时，瓣膜关闭，防止血液逆流回右心室。

3. 左心房

构成心底的大部分，为最靠后的心腔，其前部有凸向前方的锥体形结构称左心耳。左心房有四个入口——2 个左肺静脉口和 2 个右肺静脉口，由肺回流的动脉血由此注入左心房。左心房有一个出口——左房室口，通向左心室。

4. 左心室

位于右心室的左后下方，其左前下部构成心尖，其肌肉壁特别发达。左心室入口即左房室口，周缘附有 2 片瓣膜称左房室瓣或二尖瓣，也借腱索连于乳头肌，功能与三尖瓣相似。左心室的出口即主动脉口，周缘有 3 片半月形瓣膜，称主动脉瓣，功能与肺动脉瓣相似。

心室出入口的瓣膜只能单向开放，顺血流而开，逆血流而关，保证心腔内的血液定向流动。如果因病变致使瓣膜关闭不完全（闭锁不全）或不能完全开放（狭窄），则导致心腔内血流紊乱。

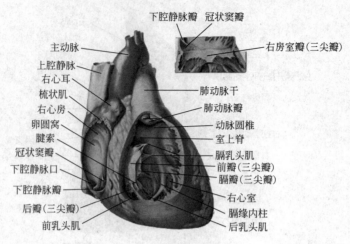

(a) 右心房和右心室内腔

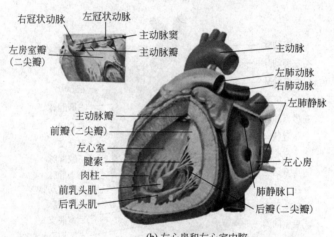

(b) 左心房和左心室内腔

图 8-4 心腔内部构造示意

（三）心壁的构造

心壁分为三层，由外到内分别为心外膜、心肌层和心内膜。

心内膜是被覆在心房和心室壁内表面的一层光滑的薄膜，表面是内皮，与血管内膜相延续。心瓣膜由心内膜突向心腔折叠而成。心肌层由心肌细胞组成，大部分心肌细胞完成收缩功能，小部分形成传导系统，完成产生并传导兴奋的功能。心房肌较薄，心室肌较厚，并且不连续，故心房和心室的收缩和舒张不同时进行。心外膜是浆膜，为心包的脏层部分，被覆于心肌表面，营养心的血管走行于心外膜内。

（四）心脏的传导系统

由特殊分化的心肌细胞组成，功能是产生并传导兴奋，维持心搏的正常节律。心脏的传导系统包括窦房结、房室结（房室交界）、房室束、左右束支、浦肯野纤维网。

窦房结是心的正常起搏点，位于上腔静脉与右心房交界处心外膜深面，呈长椭圆形。房室结位于冠状窦口与右房室口之间的心内膜深面，呈扁椭圆形，可将窦房结传来的兴奋传向心室。房室束起自房室结，沿室间隔向下分为左右束支，在心内膜下分散并交织成网，称为浦肯野纤维网，分布于心室肌。

（五）心的血管

心由左、右冠状动脉供血，其血液循环称为冠状循环。冠状循环非常重要，其血流量高达心输出量的 4%～5%，若冠状循环障碍将导致心绞痛甚至出现心肌梗死。

左、右冠状动脉均由主动脉根部直接发出，行于心外膜深面，分布于心壁（图 8-5）。左冠状动脉短而粗，分为沿前室间沟下行的前室间支和沿冠状沟左行的旋支。临床上，前室间支易发生阻塞，从而导致左心室前壁及室间隔前部心肌梗死。右冠状动脉向右行，至心的后面转入后室间沟下行称为后室间支，在下部与前室间支吻合。因为窦房结和房室交界的营养来自右冠状动脉，故临床上右冠状动脉阻塞常导致严重的心律失常。

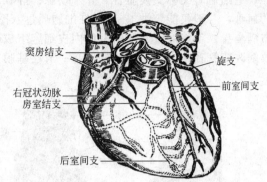

图 8-5 冠状动脉模式

心的静脉血由冠状窦及其属支、心前静脉和心最小静脉三条途径进入右心房，统称心静脉系统。心的静脉多与动脉伴行，绝大部分汇入冠状窦，经冠状窦口进入右心房。

（六）心包

心包是一圆锥形的纤维浆膜囊，包在心和大血管根部的外面。心包分为外层纤维心包和内层浆膜心包。纤维心包是坚韧的结缔组织囊；浆膜心包薄而光滑，分脏、壁两层，两层之间的狭窄间隙为心包腔，内含少量浆液，起润滑作用。心包可减少心脏跳动时的摩擦，并能防止心腔过度扩大，以保持循环血量恒定。若心包腔内大量积液，可限制心脏舒张，并影响静脉血回流。

二、血管

（一）血管种类与结构

血管是运输血液的管道，包括动脉、毛细血管和静脉三类。动脉起自心脏，不断分支，口径渐细，管壁渐薄，最后分成大量的毛细血管，分布到全身各组织和细胞间。毛细血管再汇合，逐级形成静脉，最后返回心脏。

1. 动脉

动脉是引导血液离开心脏的管道。按其管径大小可分为大、中、小三种动脉。动脉呈圆柱状，壁厚，分为内膜、中膜和外膜三层（图 8-6）。内膜的表层为内皮，薄而光滑，可减少血流阻力；中膜较厚，主要由环形平滑肌和弹性纤维等组成，使动脉具有弹性和收缩性。外膜主要由结缔组织构成，内有营养血管和神经等。大动脉中膜以弹性纤维为主，弹性较大，又称弹性动脉；中动脉中膜以平滑肌为主，又称肌性动脉，其舒张、收缩活动决定器官、组织的血流量，故中动脉又称分配血管；小动脉、微动脉口径较小，管壁以环形平滑肌为主，在神经、体液因素作用下，平滑肌可以收缩或舒张，使动脉口径变化而影响血流阻力，故又称为外周阻力动脉。

2. 静脉

静脉是引导血液返回心脏的管道。静脉管壁较动脉壁薄，腔大，也分大、中、小三种，管壁也分内膜、中膜和外膜三层（图 8-6）。静脉中膜的弹性纤维及平滑肌较动脉少，故弹性与收缩性较小。安静时，全身 60%～70% 的血液在静脉中，故静脉也称容量血管。静脉有深、浅之分，深、浅动脉相互连通，深静脉常与同名动脉伴行；浅静脉位于皮下，是注射、抽血、输液的常用血管。静脉内瓣膜可防止血液由于重力作用而倒流,下肢静脉的静脉瓣较多。

3. 毛细血管

毛细血管又称交换血管,介于动脉、静脉之间,是体内分布最广、管径最细、管壁最薄的血管,一般仅能容纳1~2个红细胞通过(图8-7)。许多毛细血管分支在组织间吻合成网,布满全身。毛细血管管壁由一层内皮细胞组成,当内皮细胞受到化学物质或机械刺激时,可收缩改变管径的大小。管壁外侧有一薄层基膜,具有极大的通透性,具有物质交换功能。

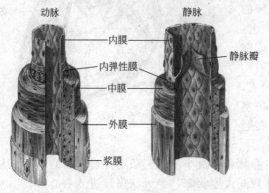

图 8-6 动脉、静脉模式

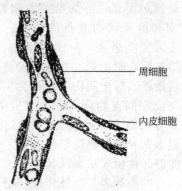

图 8-7 毛细血管示意

(二) 肺循环的血管

包括肺动脉和肺静脉。

肺循环的动脉短而粗,起自右心室,先后延续为肺动脉干、左肺动脉和右肺动脉。左、右肺动脉分别经左、右肺门入肺。肺动脉沿支气管经多次分支后形成肺泡毛细血管并吻合成网。后者延续为静脉,肺静脉左、右各两条,在两侧肺门处出肺,注入左心房。

(三) 体循环的血管

体循环的血管包括主动脉及分支,以及上、下腔静脉系和心静脉系。

1. 体循环的动脉

体循环的动脉从左心室发出,经主动脉及各级动脉延续为毛细血管分布于全身,如图8-8所示。

主动脉是体循环中的动脉主干,分升主动脉(主动脉升部)、主动脉弓和降主动脉。降主动脉又可分胸腔的胸主动脉和腹腔的腹主动脉。主动脉弓是升主动脉的延续,发出头臂干、左颈总动脉和左锁骨下动脉,头臂干又可分为右颈总动脉和右锁骨下动脉。腹主动脉在第4腰椎平面分为左、右髂总动脉,又各分为髂内动脉和髂外动脉(图8-9)。

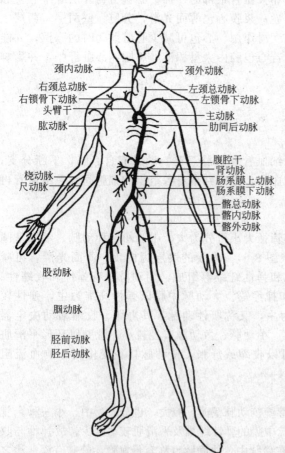

图 8-8 体循环动脉模式

人体解剖与生理

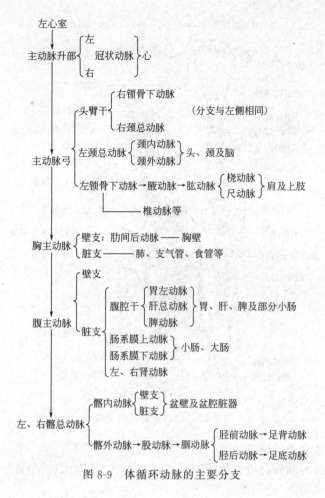

图 8-9 体循环动脉的主要分支

2. 体循环的静脉

体循环的静脉起于毛细血管网，经静脉各级属支逐渐汇合成较大静脉，最后汇合成上、下腔静脉和冠状窦，连于右心房。

体循环的静脉可分为三个系统：上腔静脉系、下腔静脉系（包括门静脉系）和心静脉系。上腔静脉系是收集头颈、上肢和胸背部的静脉血回心的管道。下腔静脉系是收集腹部、盆部、下肢部静脉血回心的管道。心静脉系是收集心脏静脉血的管道。

门静脉系是下腔静脉系中的一个重要部分，由肝门静脉及其属支组成，主要收集腹腔内的消化管道、胰和脾的静脉血入肝，其主要功能是将胃肠道吸收的营养物质输送到肝，在肝内进行合成、解毒和储存（图 8-10）。

肝门静脉经肝门入肝，在肝内反复分支，注入肝血窦，肝血窦相当于肝的毛细血管，经多次汇合后形成肝静脉，出肝入下腔静脉。口服药物经消化管吸收后，都要经门静脉先输送到肝。

三、淋巴系统

淋巴系统由淋巴管道、淋巴器官和淋巴组织组成（图 8-11），淋巴系统内流动着无色透明的淋巴液。淋巴循环是血液循环的辅助部分。

组织液在毛细血管动脉端生成，与细胞进行物质交换后，大部分经毛细血管静脉端重吸收入血液，小部分含水分及大分子物质的组织液进入毛细淋巴管成为淋巴。淋巴沿各级淋巴

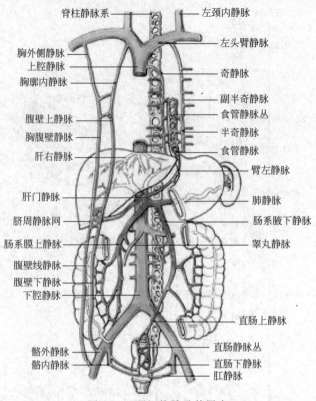

图 8-10 肝门静脉及其属支

管向心流动,并经诸多淋巴结的过滤,最后汇入静脉。

淋巴系统不仅能协助静脉进行体液回流,淋巴器官和淋巴组织还可产生淋巴细胞,过滤淋巴液,参与免疫反应。

(一) 淋巴管道

淋巴管道是输送淋巴液的管道,可分为毛细淋巴管、淋巴管、淋巴干和淋巴导管。

1. 毛细淋巴管

毛细淋巴管(图 8-12)是淋巴管的起始部分,以膨大的盲端始于组织间隙,彼此吻合成网。毛细淋巴管壁由单层内皮细胞呈覆瓦状邻接构成,无基膜,通透性较毛细血管更大,一些大分子物质如蛋白质、癌细胞、细菌、异物、细胞碎片等较容易进入毛细淋巴管。故癌细胞的淋巴转移是恶性肿瘤转移的主要途径之一。毛细淋巴管除脑、脊髓、骨髓、上皮、角膜、晶状体、牙釉质、软骨等处无分布外,几乎遍及全身。

2. 淋巴管

淋巴管由毛细淋巴管汇合而成,结构与静脉相似,但瓣膜更多。淋巴管依据位置不同可分为浅、深两类,二者之间有丰富的交通。淋巴管在向心行程中通常连有单个或成群的淋巴结。

3. 淋巴干

全身各部的淋巴管经过相应的淋巴结,最后汇合为较大的淋巴干。全身共有 9 条淋巴干,即左、右颈干,左、右锁骨下干,左、右支气管纵隔干,左、右腰干和 1 条肠干。

4. 淋巴导管

全身 9 条淋巴干汇合成 2 条淋巴导管——胸导管和右淋巴导管。

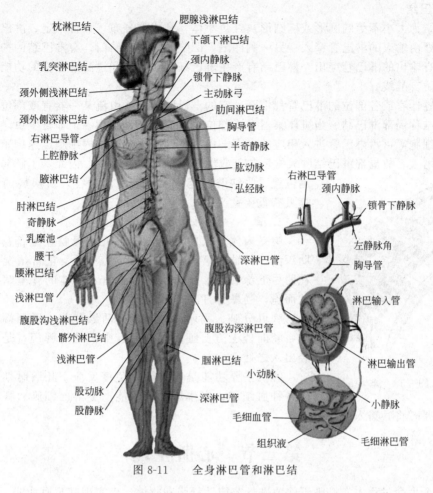

图 8-11 全身淋巴管和淋巴结

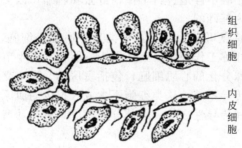

图 8-12 毛细淋巴管示意

右颈干、右锁骨下干和右支气管纵隔干汇合成右淋巴导管，注入右静脉角。右淋巴导管收集人体右侧上半身（1/4 区域）的淋巴。

左颈干，左锁骨下干，左支气管纵隔干，左、右腰干和肠干在第一腰椎体前方汇合成梭形膨大的乳糜池，为胸导管的起始。胸导管经膈的主动脉裂孔入胸腔，到达颈根部，呈弓状向下弯曲注入左静脉角。胸导管收集人体左侧上半身和整个下半身（3/4 区域）的淋巴。

（二）淋巴器官

淋巴器官是以淋巴组织为基本成分构成的器官，包括淋巴结、脾、胸腺、扁桃体等。

第八章 循环系统

1. 淋巴结

淋巴结为大小不等的圆形或椭圆形灰红色小体，常成群分布，数目不定。淋巴结一侧隆凸，隆凸处由输入的淋巴管穿入；另一侧凹陷，凹陷处称淋巴结门，有淋巴结的神经、血管出入，还有输出的淋巴管穿出。淋巴结有产生淋巴细胞、抗体和过滤淋巴液的功能，构成人体重要的防御战线。

人体各器官或各部位的淋巴管都汇至一定的淋巴结，这些引流某一器官或部位淋巴的第一级淋巴结称局部淋巴结。当机体某器官或部位发生病变时，致病因子如寄生虫、细菌、毒素或肿瘤细胞等可沿淋巴管进入相应的局部淋巴结，此时，淋巴结内细胞迅速增殖，功能旺盛，体积增大，故局部淋巴结肿大常反映其收纳淋巴的部位有病变。因此，了解局部淋巴结的位置、收纳淋巴范围和淋巴引流途径，对疾病的诊断和治疗具有重要意义。

2. 脾

脾是人体最大的淋巴器官，位于腹腔左上部，第 9~11 肋深面，长轴与第 10 肋一致（图 8-13）。正常情况下，不应在肋弓下缘触及。脾为实质性器官，活体的脾呈暗红色，质软而脆，受暴力打击时容易破裂。

脾可分脏、膈两面，上、下两缘和前、后两端。膈面隆凸，朝向外上方。脏面凹陷，近中央处为脾门，是血管、神经出入之处。

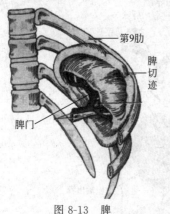

图 8-13 脾

脾的主要功能是参与机体免疫反应。胚胎时期，脾能产生各种血细胞；出生后，脾仅能产生淋巴细胞。脾还能储存血液，需要时将其输入血液循环。

第三节 心脏生理

在整个生命过程中，心脏不停地进行节律性舒张和收缩，以实现其泵血功能。心的这种机械活动是以生物电现象为基础的。

心肌细胞按照组织学特点可分为两类：一类是普通心肌细胞，包括心房肌和心室肌细胞，主要执行收缩功能，故称工作细胞。这类细胞不能自动产生节律性兴奋，因而又被称为非自律细胞。另一类是特殊分化的心肌细胞，包括窦房结、房室交界、房室束、左右束支及浦肯野纤维网，组成特殊传导系统。这类细胞不含或含很少的肌原纤维，故已不具有收缩功能。它们除了具有兴奋性和传导性之外，大部分细胞还具有自动产生节律性兴奋的能力，故称为自律细胞。

一、心肌细胞的生物电现象

心肌细胞与骨骼肌细胞一样，在静息和活动时也伴有生物电变化。研究和了解心肌的生物电现象对于进一步理解心肌兴奋及兴奋的传导等生理特性具有重要意义。

（一）工作细胞的跨膜电位

1. 静息电位

以心室肌细胞为例，心室肌细胞静息电位约为 $-90mV$，其形成机制与神经细胞和骨骼肌细胞相同，也是由于 K^+ 外流所造成。

2. 动作电位

当心肌细胞受到刺激时，便会在静息电位基础上爆发动作电位。

心室肌细胞动作电位与骨骼肌细胞的动作电位相比，也可分为上升支（去极化）和下降支（复极化）两个过程。去极化过程迅速，复极化过程复杂，持续时间长。心室肌细胞动作电位可分0、1、2、3、4五个时期（图8-14）。

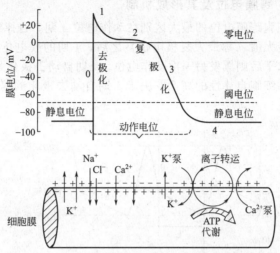

图8-14　心室肌细胞动作电位及其形成的离子基础

（1）去极化期（0期）　当心肌细胞受到有效刺激（阈刺激或阈上刺激）发生兴奋时，膜内电位迅速减小，由细胞内$-90mV$反转为$+30mV$，构成了动作电位的上升支，其超出0电位以上的电位称为超射。0期去极速度很快，时相短暂，仅1~2ms即达顶峰，上升幅度可达120mV。

心室肌细胞动作电位的0期由膜外Na^+快速内流形成。Na^+内流除与膜内外Na^+浓度梯度有关外，也与膜上Na^+通道激活、失活和备用状态有关。当膜刚受到阈上刺激时，引起Na^+通道部分开放，Na^+少量内流，膜电位开始从$-90mV$上升，当膜电位上升到$-70mV$时，膜上Na^+通道大量开放，此电位水平即称阈电位。Na^+借助于膜外浓度高于膜内以及膜内负电荷对膜外带正电荷的Na^+的吸引，便快速内流，形成动作电位的上升支。当膜电位负值减少至$-55mV$以上时，Na^+通道关闭，Na^+内流终止。由于Na^+通道激活和失活十分迅速，故称为快通道，此通道可被河豚毒素（TTX）阻断。

（2）快速复极化初期（1期）　心室肌细胞在去极化达到顶峰后，膜电位从$+30mV$迅速下降到0mV左右，占时约10ms。1期的形成，是由于Na^+通道失活关闭，K^+通道激活，K^+迅速外流造成。

（3）缓慢复极化期（2期）　此期膜内电位变化很小，电位基本接近于零，且持续时间较长，故又称平台期。心室肌细胞平台期占时100~150ms，平台期是心室肌动作电位区别于神经纤维和骨骼肌动作电位的主要特征。

形成平台期的主要原因与Ca^{2+}的缓慢内流和K^+的缓慢外流有关。心肌膜上存在一种Ca^{2+}通道，当膜电位去极至-50~$-35mV$时被激活，Ca^{2+}通道开放，Ca^{2+}通过慢通道缓慢内流进入膜内，与此同时，K^+仍在外流。由于内流的Ca^{2+}与外流的K^+所负载的正电荷量几乎相等，因而使膜电位出现暂时平稳的状态，即平台期。

（4）快速复极末期（3期）　膜内电位由0mV左右迅速下降至静息电位，从而完成复极化过程。占时100~150ms。在3期，Ca^{2+}内流停止，而膜对K^+通透性仍然很高，K^+外流加速，使膜电位较快地恢复到静息电位水平，完成了复极化过程。

（5）静息期（4期）　膜电位在复极完成后恢复并稳定于静息电位水平，称为静息期。

此期离子的跨膜转运仍在活跃进行，通过膜上的 Na^+-K^+ 泵、Ca^{2+} 泵和 Na^+-Ca^{2+} 交换体的活动，将动作电位期间进入细胞内的 Na^+、Ca^{2+} 排出膜外，把外流的 K^+ 摄取回来，恢复细胞内外离子的正常分布，从而保持心室肌细胞的正常兴奋性。

（二）自律细胞的跨膜电位及其形成机制

自律细胞与工作细胞跨膜电位的最大区别在动作电位 4 期。自律细胞没有静息电位，在动作电位复极化达到最大值（称最大复极电位）之后，4 期的膜电位开始自动缓慢去极化，当去极化达到阈电位水平后则爆发另一次动作电位。4 期自动去极化是自律细胞产生自动节律性兴奋的基础。自律细胞自律性的高低取决于 4 期自动去极化的速度，去极化速度越快，自律性越高（图 8-15）。

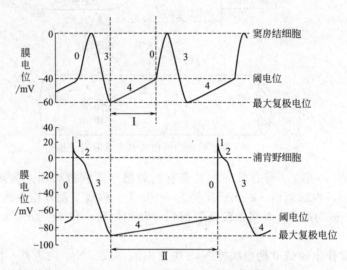

图 8-15 窦房结细胞与浦肯野细胞动作电位的比较
Ⅰ窦房结细胞去极化所需时间；Ⅱ浦肯野细胞去极化所需时间

二、心肌的生理特性

心肌细胞具有兴奋性、自律性、传导性和收缩性四种生理特性。兴奋性、自律性和传导性是以心肌细胞的生物电活动为基础，故称电生理特性。心肌的收缩性是在动作电位触发下，通过肌细胞内肌丝的滑行产生的一种机械收缩活动，故称机械生理特性。

（一）自动节律性

组织和细胞在没有外来刺激的条件下，能够自动地发生节律性兴奋的特性称为自动节律性，简称自律性。

1. 自律组织

具有自动节律性兴奋的组织或细胞称自律组织或自律细胞。主要见于特殊传导系统。心肌工作细胞没有自律性。心脏能自动地有节律地兴奋和收缩是受来自特殊传导系统内某些自律细胞的控制。特殊传导系统各部分的自动节律性高低不同，常以单位时间内（每分钟）能够自动发生兴奋的次数即兴奋的频率来衡量。窦房结内的起搏细胞自律性最高，自动兴奋频率每分钟约 100 次；其次为房室交界的自律细胞，每分钟为 40~60 次；浦肯野纤维自律性最低，每分钟为 20~40 次。

正常情况下，窦房结产生的兴奋向外扩布，依次激动心房肌、房室交界、房室束、浦肯野纤维和心室肌，引起整个心脏的兴奋和收缩。可见，窦房结主导整个心脏的兴奋和收缩，故称为正常起搏点。以窦房结为起搏点的心脏节律性活动,称窦性心律。窦房结以外的心脏其他部位的自律性较窦房结低,在正常情况下不表现自身的自律性,称为潜在起搏点。在某些异常情况下,如窦房结细胞的自律性降低,兴奋传导受阻或潜在起搏点的自律性异常升高时,潜在起搏点的自律性就会表现出来,取代窦房结而控制心搏节律,称为异位起搏点。由异位起搏点引起的心脏活动节律,称异位节律。

2. 自律性产生的原因及其影响因素

自律细胞的自动兴奋,是 4 期自动去极化使膜电位从最大复极电位达到阈电位水平而引起的。因此自律性的高低与 4 期自动去极化速度、最大复极电位与阈电位之间的差距两个因素有关。4 期自动去极化速度加快,则到达阈电位水平所需时间缩短,单位时间内细胞兴奋次数增多,自律性增加,如儿茶酚胺可以加速浦肯野细胞 4 期自动去极化速度,提高自律性。最大复极电位与阈电位之间的差距减少,则自动去极化达到阈电位水平所需时间缩短,自律性增高,反之亦然,如迷走神经兴奋时可使窦房结细胞 3 期 K^+ 外流增多,最大复极电位增大,自律性降低。

(二)兴奋性

心肌与其他可兴奋组织一样具有对刺激发生反应的能力,称兴奋性。衡量心肌兴奋性高低的标志是刺激阈值,阈值大则心肌兴奋性低,阈值小则心肌兴奋性高。

1. 心肌兴奋的周期性变化

心肌在一次兴奋的时程内,兴奋性发生周期性变化,可分为以下几期(图 8-16)。

(1) 绝对不应期与有效不应期 心肌细胞发生一次兴奋时,其动作电位从 0 期开始至复极 3 期膜电位 −55mV 之前,这一段时间内,再给第二次刺激,不论刺激强度有多强都不能使膜发生兴奋,此期为绝对不应期。在绝对不应期后,膜电位由 −55mV 恢复到 −60mV 这段时间内,如果给予足够强度的刺激,肌膜可产生局部反应,发生局部去极化,但不能产生扩布性兴奋(动作电位)。因此,心肌细胞的一次兴奋过程中,动作电位由 0 期开始到复极 3 期膜内电位恢复到 −60mV 这一段时间称为

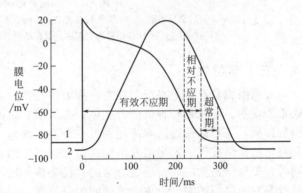

图 8-16 心肌兴奋周期示意
1—动作电位;2—机械收缩

有效不应期。有效不应期的产生,是因为 Na^+ 通道完全失活,或刚刚开始复活,但还远远没有恢复到可以被激活的备用状态的缘故。

(2) 相对不应期 有效不应期后,膜电位从 −60mV 复极至 −80mV 这一段时间内,给予阈刺激,心肌仍不能引起兴奋反应,但用阈上刺激时,则可引起扩布性兴奋,这段时间称为相对不应期。出现相对不应期的原因是:此期膜通道复活,但开放能力尚未恢复正常,故心肌细胞的兴奋性虽比有效不应期有所恢复,但仍然低于正常,即引起兴奋所需的刺激阈值高于正常。此期产生的动作电位的 0 期,其速度和幅度都比正常小,兴奋传导也较慢。

(3) 超常期 相对不应期后,心肌细胞继续复极过 −80mV,但膜内电位仍然低于静息电位。这一段时期内用阈下刺激,心肌即能引起兴奋,表明此期兴奋性高于正常,故称为超常期。超常期的发生是由于膜电位已基本恢复,Na^+ 通道也基本上复活到可被激活的正常备用状态。此时,兴奋性之所以高于正常水平,是由于膜电位绝对值稍低于静息电位,与阈电位距离比静息电位近,刺激比较容易达到阈电位产生兴奋的缘故。但是,在超常期产生的

动作电位0期去极速度和幅度及传导速度仍然低于正常。

超常期过后,膜电位继续复极使细胞膜电位恢复到正常静息电位,兴奋性也恢复正常。

2. 兴奋性周期性变化的意义

心肌兴奋性周期性变化最显著的特点就是有效不应期特别长,相当于整个收缩期和舒张早期(图8-16)。在此期内,任何刺激都不能使心肌细胞产生新的动作电位收缩,故心脏不会发生强直收缩,保证了收缩与舒张交替进行,有利于心室的充盈和射血,实现泵血功能。

3. 期前收缩和代偿间歇

当有效不应期结束(心肌细胞进入舒张中晚期),心肌细胞接受"额外"刺激,可以提前产生兴奋和收缩,称为期前收缩,临床上称作早搏。期前收缩之后,往往有较长一段时间心肌处于舒张期,称为代偿间歇(图8-17)。

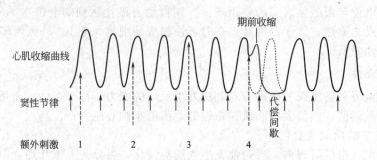

图8-17 期前收缩和代偿间歇

额外刺激1、2、3落在有效不应期内,不引起反应;额外刺激4落在相对不应期内,引起期前收缩和代偿间歇

(三)传导性

心肌细胞具有传导兴奋的能力,称为传导性。心肌细胞兴奋的传播也是以局部电流的形式来实现的。心肌是一种机能合胞体,心肌细胞膜的任何部位产生的兴奋不但可以沿整个细胞膜传播,还可以通过闰盘传递到另一个心肌细胞,从而引起心房肌或心室肌的同步兴奋和收缩。正常情况下,窦房结发出的兴奋可直接通过心房肌传遍左、右心房,引起心房收缩。同时,窦房结发生的兴奋通过心房的"优势传导通路"迅速传到房室交界区,然后通过房室束经心室间隔内的左、右束支传到浦肯野纤维,引起心室肌兴奋。在心室壁内兴奋由心内膜侧向心外膜侧扩布而引起整个心室肌的兴奋。由于各种心肌细胞的传导性高低不同,故心肌各部的传导速度不同(图8-18)。

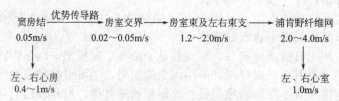

图8-18 心内兴奋性传播途径示意

心房肌传导速度约0.4m/s,心室肌传导速度约1m/s;浦肯野纤维的传导速度可达4m/s;房室交界的传导速度则很低,其中结区的传导速度最慢仅0.02m/s。由于房室交界的传导速度慢,故兴奋由心房通过房室交界时产生延搁(0.05~0.1s),称房室延搁。房室延搁的存在,可以保证心房先收缩完毕再引起心室收缩,不致产生房室收缩重叠,对保证心房、心室内血液有次序地流动起重要作用。

(四) 收缩性

心肌发生兴奋时，外在表现为肌纤维的缩短，这一特性称收缩性。心肌收缩的原理基本上与骨骼肌相同，即先出现电位变化，通过兴奋-收缩耦联引起肌丝滑行，造成整个肌细胞收缩；与骨骼肌收缩不同点是心肌中的肌质网终池很不发达，容积较小，其中钙的贮存量比骨骼肌中的少，需从细胞外液中摄取，因此细胞外液中钙浓度对心肌收缩力的影响较大。细胞外液中钙浓度升高，则兴奋时钙内流增多，心肌收缩力增强；反之细胞外液中钙浓度下降，则心肌收缩力减弱。正常情况下，窦房结发生的兴奋几乎同时到达左、右心房各部，故心房肌收缩是同步的；由旁室束传至左、右心室肌的兴奋也几乎同时到达左、右心室各部，因此左、右心室的收缩也是同步的。心肌纤维同步收缩对心脏完成射血功能是非常重要的。如果心肌纤维不能产生同步收缩而各自独立收缩与舒张，则形成纤维性颤动，按其发生部位，可分为心房纤颤和心室纤颤，室颤将使心室丧失泵血功能。

(五) 离子对心肌生理特性的影响

多种理化因素都可以影响心肌的生理特性。如体温升高可引起心率加快，反之心率减慢。pH偏低心肌收缩力减弱，pH偏高则心肌收缩力增强而舒张不完全。而K^+、Ca^{2+}和Na^+对心肌活动的影响则更为重要。

当血液中K^+浓度过高时（高于7～9mmol/L），心肌兴奋性、自律性、传导性和收缩性都下降，表现为收缩力减弱，心动过缓和传导阻滞，严重时心搏可停止于舒张状态；血K^+浓度过低时，则兴奋性、自律性、收缩性增高，传导性降低，因而易产生期前收缩和异位节律。

Ca^{2+}对膜电位和心肌收缩力均有明显影响。血液中Ca^{2+}浓度升高时，心肌收缩能力加强，但离体实验也表明，当灌流液中Ca^{2+}过高，心跳停止于收缩状态。血液中Ca^{2+}浓度降低时，心肌收缩力减弱。

Na^+是细胞外液中的主要离子，参与维持细胞外液的正常渗透压以利心肌活动，也是维持心肌兴奋性所必需的离子。但实际上只有Na^+明显变化时才会影响心肌生理特性，Na^+的一般变化对心肌的影响并不明显。

三、心的泵血功能

心脏活动呈周期性变化，主要依靠心肌收缩和舒张活动及瓣膜的开闭，造成心房和心室内压力和容积的变化，从而推动血液沿一定方向流动，称为心脏泵血。

(一) 心动周期

心每收缩和舒张一次，构成一个机械活动周期，称为心动周期。包括心房收缩、心房舒张、心室收缩、心室舒张四个过程。心动周期长短与心跳快慢呈反变关系，如正常成人心率以75次/分计算，则一个心动周期历时0.8s。在一个心动周期中，心房首先收缩，持续0.1s，称为房缩期，随后舒张0.7s。在心房收缩之后，心室立即收缩，收缩持续时间0.3s，随后舒张0.5s。心房、心室有一段共同舒张的时间约0.4s，称为全心舒张期（图8-19）。一个心动周期，心房和心室各自按一定的时程和顺序先后进行收缩和舒张活动。左、右心房同步收缩，左、右心室也同步收缩。心缩期较短，心舒期较长，使心脏得到充分时间舒张，有利于血液流回心室及心脏的持久活动。如果心率过快，心动周期缩

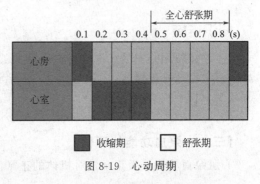

图8-19 心动周期

短,心舒期比心缩期缩短明显,将使回心血液减少,从而影响泵血功能。

(二) 心的泵血过程

在心泵血过程中,心室起主要作用。左、右心室泵血过程相似,现以左心室为例研究心的射血和充盈过程。见图8-20。

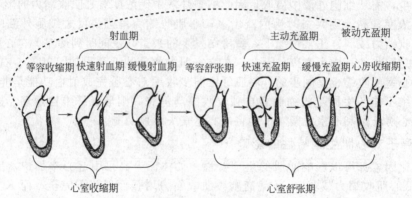

图8-20 心泵血示意

1. 心室收缩与射血

(1) 等容收缩期 左心室收缩,室内压急剧上升,一旦超过心房内压,则房室瓣关闭;但此时心室内压仍低于主动脉压,动脉瓣仍处于关闭状态,心室成为一个密闭的腔,腔内充满不可压缩的血液,尽管心室肌强烈收缩,但心室容积不能缩小,故称等容收缩期。

(2) 射血期 等容收缩期末,室内压升高超过主动脉压时,动脉瓣被冲开,心室开始射血。射血初期射血速度较快,称快速射血期;后期血液依靠惯性进入动脉,射血速度减慢,称缓慢射血期。

2. 心室舒张与充盈

(1) 等容舒张期 左心室舒张,室内压急剧下降,一旦低于主动脉压,则主动脉血液反流,推动动脉瓣关闭;但此时心室内压仍明显高于心房内压,房室瓣仍处于关闭状态,心室再次成为一个密闭的腔,尽管心室肌强烈舒张,但其中血液容积不变,故心室舒张末期容积不能增大,故称等容舒张期。

(2) 主动充盈期 心室继续舒张,心室内压下降到低于心房内压时,房室瓣开放,血液快速抽吸进入心室,称快速充盈期。由于心室血液不断充盈,血液进入心室速度渐慢,心室容积进一步增大,称为缓慢充盈期。

(3) 被动充盈期 (心房收缩期) 心室舒张的最后0.1s,心房开始收缩,使心房内压上升,血液顺压力差快速流入心室,使心室进一步充盈,称为被动充盈期或心房收缩期。

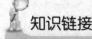

知识链接

主动充盈期心室的充盈量可达心室充盈总量的70%~90%,被动充盈期心室的充盈量仅占心室充盈总量的10%~30%。故若心房肌收缩异常(如心房颤动),心室充盈量虽有减少,但不致引起严重后果。

(三) 心泵血功能的评价

心脏泵血功能是否正常,对机体的正常活动具有重要影响。因此,测定和评定心脏泵血功能，对医疗实践及评定药物对心脏的作用具有重要意义。目前常用以下几种指标来测量和评定心脏功能。

1. 心输出量

心脏输出的血液量是衡量心脏功能的基本指标。心输出量可分为每搏输出量（搏出量）和每分输出量。每搏输出量为一侧心室每次射出的血量，它等于心室舒张末期容积与收缩末期容积的差。一侧心室每分钟射出的血量称为每分输出量，简称心输出量，等于每搏输出量与心率的乘积。左、右两心室的输出量基本相等。

正常情况下，心输出量与机体新陈代谢水平相适应，成人在安静时的心输出量一般为 $5\sim6L/min$，男性比女性约高 10%，青年时期高于老年时期。心输出量在剧烈运动时可高达 $25\sim35L/min$，麻醉情况下可降低到 $2.5L/min$。心脏能适应机体需要而提高心输出量的能力，称为心力储备。经常进行体力劳动和体育锻炼，可提高心力储备。心脏病变时心力储备降低。

用心输出量的绝对值作为指标进行不同个体之间心功能的比较是不全面的。研究表明，人体静息时的心输出量与体表面积成正比。以单位体表面积（m^2）计算的心输出量称为心指数。正常身材的成年人，安静和空腹状态下的心指数为 $3.0\sim3.5L/(min\cdot m^2)$。安静和空腹状态下的心指数称为静息心指数，是临床评价心功能时的常用指标。

2. 射血分数

正常成年人，左心室舒张末期容积约为 125mL，搏出量 70mL。可见，心脏每次搏动，心室内的血液并没有全部射出。射血分数就是指搏出量占心室舒张末期总容积的百分数，公式如下。

$$射血分数 = 搏出量(mL)/心室舒张末期容积(mL)\times100\%$$

健康成年人射血分数为 $55\%\sim65\%$。

正常情况下，搏出量始终与心室舒张末期容积相适应，即心室舒张末期容积增大时，搏出量也相应增加，射血分数基本不变。但在心功能减退时，心室异常扩大，心室舒张末期容积显著增加，尽管搏出量不变，但射血分数明显下降，故射血分数是评价心功能的重要指标。

3. 心脏做功

血液在心血管系统中流动是由心脏做功提供能量。心室一次收缩所做的功称为搏功，是衡量心室功能的基本指标之一。左心室每搏功可以用下式表示。

$$左心室每搏功 = 搏出量\times(射血期左心室内压 - 左心室舒张末期压)$$

右心室搏出量与左心室相同，但肺动脉平均压为主动脉压的 1/6 左右，故右心室做功量也仅有左心室的 1/6。

（四）影响心泵血功能的因素

心输出量取决于搏出量和心率，因此机体通过改变搏出量和心率来调节心输出量。

1. 每搏输出量的调节

搏出量多少首先取决于心室收缩末期容积缩小的程度，而缩小的程度主要与心肌的收缩力大小有关。在心率恒定情况下，心室的射血量既取决于心肌纤维缩短的程度和速度，也取决于心室肌产生张力的程度和速度。

（1）异长自身调节　回心血量不同，心肌纤维被拉长的长度就不同，即心肌的异长。搏出量多少决定于收缩之前心肌纤维的初期长度，即初长。在一定范围内，心肌初长愈长，收缩张力也愈强，搏出量也愈多。在完整心脏，心室肌的初长度取决于心室舒张末期进入心室的血液量。同时这些血量在心室内也形成压力。通常将心室收缩前心室内压力称为前负荷，以心室舒张末期容积表示。

异长自身调节的主要作用是对搏出量进行精细的调节，如当体位改变导致射血量减少等情况下，通过异长自身调节机制来改变搏出量，使之与充盈量达到新的平衡。

（2）等长自身调节　机体在进行体力活动时，搏出量有明显增加，但此时心室舒张末期容积不一定增大，甚至可能减小。说明此时搏出量的增加不是由于增加心肌初长所引起的，而是由于心肌收缩能力增加所致。这种由心肌本身收缩的强度和速度改变而引起搏出量的改变，称为等长自身调节。

心肌收缩能力受多种因素的影响，如心交感神经活动增强、血中儿茶酚胺浓度增加等都能增强心肌收缩能力，使搏出量增加；而乙酰胆碱、心肌缺氧等可使心肌收缩能力减弱，搏出量减少。

2. 大动脉血压的影响

大动脉血压是心室收缩开始后遇到的负荷，称为后负荷。在正常情况下，后负荷增加会引起搏出量减少，并继发性地引起心室舒张末期容积增加，初长度增加，引发异长自身调节，而使心肌收缩力增加，使搏出量恢复正常水平。高血压病患者的大动脉血压持续在较高水平，心室肌因长期处于收缩加强的状态而逐渐肥厚，随后将导致心脏泵血功能减退，严重时可出现心力衰竭。临床上常用舒血管药物降低动脉血压以降低心脏的后负荷来提高心输出量。

3. 心率对心输出量的影响

心率变化也可影响心输出量。心率在一定范围内加快可增加每分输出量。但心率过快时，心输出量反而减少。如阵发性心动过速患者，心率每分钟超过180次以上，心输出量减少，出现循环功能不全的症状。心率过快导致心输出量减少的原因，是由于心舒期缩短，心室充盈量减少所致。反之心率过慢，低于每分钟40次，每分输出量也将减少，这是由于心舒期过长，心室充盈已接近限度，再延长心舒时间也不能相应增加充盈量和搏出量，故心输出量减少。

心率受自主神经的控制，交感神经活动增强时，心率增快；迷走神经活动增强时，心率减慢。肾上腺素、去甲肾上腺素、甲状腺素等激素也能够影响心率。心率还受体温的影响，体温升高1℃，心率将增加12～20次/分。

四、心音与体表心电图

1. 心音

心音是由心肌收缩、瓣膜关闭和血液冲击心血管壁振动所产生的声音。在每一个心动周期中，用听诊器在胸壁前适当的位置通常可听到两个声音，分别称第一心音和第二心音。

第一心音发生在心室收缩期，音调较低，持续时间长，主要由心室肌收缩和房室瓣关闭时振动所产生，其标志着心室收缩开始。第二心音发生在心室舒张期，音调较高，持续时间较短，主要由心室舒张时主动脉和肺动脉的半月瓣关闭时振动所引起的，其标志着心室舒张的开始。当心肌和瓣膜发生病变，出现瓣膜狭窄或关闭不全而造成血流不畅或倒流时，心音可出现异常，听诊时在第一心音和第二心音以外还可以听到杂音。

2. 体表心电图

正常人在每个心动周期中，由窦房结产生的兴奋通过特殊传导组织依次传向心房和心室，引起整个心脏的兴奋。心脏兴奋发出的动作电位的传导方向、途径、次序和时间都有一定规律，这种生物电变化通过心脏周围的导电组织和体液传到身体表面，使身体表面各部位在每一心动周期中也出现有规律的电位变化。将置于人体表面一定部位的测量电极连接到心电图仪，记录出来的心脏电位变化曲线，就是心电图（electrocardiogram，ECG）。心电图反映心脏兴奋的产生、传导和恢复等过程中的生物电变化，而与心脏的机械收缩活动无直接关系（图 8-21）。

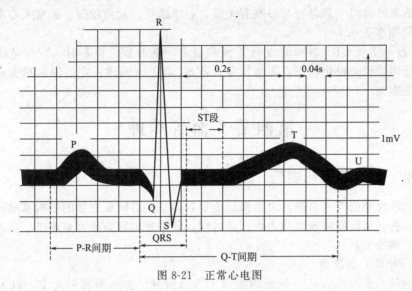

图 8-21 正常心电图

课堂互动

心肌细胞的生物电变化与心电图曲线相同吗？为什么？

测量电极安放位置和连线方式称导联方式，不同导联方式的心电图波形不完全相同，波形上各有特点，但基本波形都包括有 P 波、QRS 波群和 T 波三个波以及 P-R 间期、ST 段和 Q-T 间期三段。

心电图记录纸上有横线和纵线，画出长和宽均为 1mm 小方格。记录心电图时，首先调节仪器放大倍数，使输入 1mV 电压信号时，描笔在纵向上产生 10mm 偏移，因此纵向每 1mm 代表 0.1mV。横小格表示时间，如走纸速度为 25mm/s 则横向每小格相当 0.04s。因此由记录纸上可以测量出心电图各波的电位数值和经历的时间。各波与心肌动作电位的关系如下。

① P 波：反映左、右两心房去极化的电位变化。P 波波形小而圆钝，历时 0.08～0.11s，波幅不超过 0.25mV。

② QRS 波群：代表左、右两心室去极化的电位变化。典型的 QRS 波群包括三个紧密相连的电位波动。当兴奋由房室交界经房室束引起室间隔兴奋，兴奋向下方传导产生 Q 波。随后左右束支经浦肯野纤维传至左、右心室，兴奋由心尖转向心室壁，电位向上方传导出现 R 波。兴奋再传至心室底部心室肌，形成向下的 S 波。心室肌全部兴奋，电位回复基线。QRS 波群历时 0.06～0.1s。

③ T 波：代表左、右两心室复极化的电位变化。T 波历时 0.05～0.25s，波幅为 0.1～0.8mV，一般 T 波不应低于 R 波的 1/10。

在心电图中，各波之间的时程关系也具有重要的理论和实践意义，其中比较重要的有以下几项。

(1) P-R 间期　是指从 P 波起点到 QRS 波起点之间的时程。它代表兴奋从心房传至心室所需要的时间，即房室传导时间，一般为 0.12～0.20s。若 P-R 间期显著延长，表明房室结或房室束传导阻滞，在临床上有重要的参考价值。

(2) Q-T 间期 从 QRS 波起点到 T 波终点之间的时程。它代表心室开始兴奋去极化到复极化完全结束的时间。其时程与心率有关系，心率越快，此期越短。正常人心率为 75 次/分时，Q-T 间期小于 0.4s。

(3) ST 段 指从 QRS 波群终点到 T 波起点之间的时程。正常时，它与基线平齐，代表心室各部分均处于去极化状态，无电位差。若 ST 段上下偏离一定范围，则表示心肌具有损伤、缺血等病变。

第四节 血管生理

一、血流量、血流阻力和血压

血管是血液流动的管道系统，也是保证全身各器官获得所需血量的结构基础。研究血液在血管中流动的一系列物理现象称为血流动力学。其主要内容是研究血流量、血流阻力与血压以及三者之间的关系。

1. 器官（组织）血流量

在单位时间内流过血管某一截面的血量称为血流量，也称为容积速度，以 mL/min 或 L/min 表示。血流量（Q）的大小与推动血液流动的压力差（ΔP）成正比，与血流阻力（R）成反比，即

$$Q = \Delta P / R$$

就某一器官来说，Q 相当于器官的血流量，ΔP 相当于灌注该器官的平均动脉压和静脉压之差，R 相当于该器官的血流阻力。灌注各器官的动脉血压基本相等，故器官血流量主要取决于血流阻力。机体在循环功能的调节中，是通过控制各器官血流阻力来调节各器官之间的血流分配的。

知识链接

正常人体脏器在不同的时间、不同的工作状态所要求的血流量供应是不同的：安静休息及夜间睡眠时，血流量少；白天工作时则血流量多。肠胃在空腹时要求的血流量少，进食消化时要求的血流量多。要求血流量最多、最严格的是大脑，其次是心脏。

2. 血流阻力

血液在血管内流动所遇到的阻力称为血流阻力。它主要来自血液内部各成分之间的摩擦和血液与血管壁之间的摩擦。其大小与血管长度（L）和血液黏滞度（η）成正比，而与血管半径（r）的四次方成反比，即

$$R = 8\eta L / \pi r^4$$

一般生理情况下，血管长度和血液黏滞度较少变化，所以，血流阻力主要取决于血管口径。血管口径的大小受神经、体液因素的调节，通常交感缩血管神经活动增强或血液中儿茶酚胺类物质（肾上腺素、去甲肾上腺素等）增多，都可引起血管收缩、血管口径变小，从而使血流阻力增大。特别是小动脉和微动脉，它们是形成血流阻力的主要部位，因此将该处形成的血流阻力称为外周阻力。

3. 血压

血压是指血管内血液对单位面积血管壁的侧压力，即压强。测定血压时，将血压与外界大气压相比较，用血压高于大气压的数值表示血压的大小，国际标准计量单位为 kPa

(1kPa=7.5mmHg)。血管各部位都有血压，分别称动脉血压、静脉血压及毛细血管血压。

二、动脉血压

动脉血压（arterial blood pressure）通常指主动脉压力，即主动脉内流动的血液对单位面积血管壁的侧压力。动脉血压常简称血压（blood pressure，BP）。由于主动脉压不易测量，从主动脉到中动脉血压的降落很小，故通常通过测量上臂的肱动脉血压来代替主动脉压。

（一）动脉血压的正常值

在一个心动周期中，动脉血压随心室的收缩和舒张发生周期性波动。心室收缩时，动脉血压升高所达最高值称为收缩压（systolic pressure，SP）；心室舒张时，动脉血压下降所达最低值称为舒张压（diastolic pressure，DP）。收缩压与舒张压之差称脉压（pulse pressure，PP）。在一个心动周期中，动脉血压的平均值称为平均动脉压。由于心舒期长于心缩期，故平均动脉压约等于舒张压加 1/3 脉压。

我国健康成年人在安静状态时的收缩压为 13.3～16.0kPa（100～120mmHg），舒张压为 8.0～10.6kPa（60～80mmHg），脉压为 4.0～5.3kPa（30～40mmHg）。血压的表示形式为：收缩压/舒张压 mmHg。

血压是推动血液循环和保证各器官、组织正常血液供应的必要条件，血压过高增加心射血阻力，血压过低则各器官组织得不到足够血供，均对健康不利。成年人安静时，若舒张压持续超过 12.0kPa（90mmHg），不论其收缩压如何，都可视为高血压；若舒张压低于 6.67kPa（50mmHg），收缩压低于 12.0kPa（90mmHg），则视为低血压。

知识链接

高血压

高血压是一种以动脉压升高为特征，可伴有心脏、血管、脑和肾脏等器官功能性或器质性改变的全身性疾病，它有原发性高血压和继发性高血压之分。高血压的病因和发病机制尚不完全明确。以血压升高为主要表现的独立临床综合征称为原发性高血压；因患其他疾病引起的血压升高称为继发性高血压。临床95%以上的高血压患者都属于原发性高血压，其发病原因与遗传、环境和生活因素有关，如长期的精神紧张与心理负担过重，肥胖，食盐摄入过多与钾、钙摄入不足，吸烟与饮酒过量等。

（二）动脉血压的形成

心血管系统中有足够的血量充盈是动脉血压形成的前提。在此基础上，心室收缩射血和血液流向外周血管所遇到的外周阻力是形成动脉血压的基本因素，大动脉的弹性储器功能对缓冲动脉血压起重要作用。

左心室收缩时，射出约 70mL 血入主动脉，由于外周阻力的存在，在收缩期内，仅有 1/3 流向外周，其余 2/3 暂时储存在大动脉中，使大动脉中血量增多，血压升高；同时大动脉弹性纤维受牵拉而扩张，将心室收缩射血的部分能量以弹性势能的形式储存，对动脉血压起到缓冲作用。最终形成心室收缩期的动脉血压，其最高值即收缩压。

左心室舒张时，射血停止，大动脉中血量减少，血压下降；同时大动脉发生弹性回缩，将弹性势能转化为动能推动血液继续流动，并对血压进行缓冲，使血压不致降得太低。最终形成心室舒张期的动脉血压，其最低值即为舒张压。见图8-22。

可见，大动脉的弹性储器作用把间断的心室射血变为血管内连续的血流，并能缓冲动脉血压，使收缩压不至于过高，舒张压不至于过低。

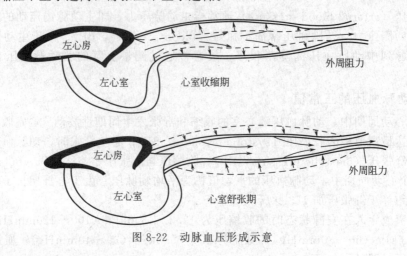

图8-22 动脉血压形成示意

（三）影响动脉血压的因素

凡能影响心输出量和外周阻力的各种因素，都能影响到动脉血压。影响动脉血压的因素如下。

1. 心输出量

在其他条件不变的情况下，动脉血压与心输出量成正比。心输出量增加，射入动脉的血量增加，动脉血压升高；反之，动脉血压降低。心输出量又取决于每搏输出量和心率。

（1）每搏输出量　如果外周阻力和心率变化不大，搏出量增加，心室收缩射入主动脉的血量增多，主动脉和大动脉血量增加，管壁受压增大，收缩压升高。反之，当每搏输出量减少时，收缩压降低，脉压降低。通常情况下，收缩压的高低主要反映心脏每搏输出量的多少。

（2）心率　如果心率加快，而每搏输出量和外周阻力都不变，由于心室舒张期缩短，在舒张期流向外周的血液减少，故舒张期末主动脉内血量增多，舒张期血压升高，舒张压升高明显。相反，心率减慢时，舒张压降低的幅度比收缩压降低的幅度大，脉压增大。

2. 外周阻力

如果心输出量不变而外周阻力增加，则心室舒张期流向外周的血液量减少，心舒期末存留在主动脉中的血量增多，故舒张压升高。一般情况下，舒张压的高低主要反映外周阻力的大小。

外周阻力的改变，主要是由于骨骼肌和腹腔器官阻力血管口径的改变。原发性高血压的发病主要是由于阻力血管口径变小而造成外周阻力过高。临床上许多抗高血压药物就是通过解除小动脉痉挛，使小动脉口径扩大以降低外周阻力而起降血压作用。

另外，血液黏滞度也影响外周阻力，如果血液黏滞度增高，外周阻力就增加，舒张压就升高。

3. 主动脉和大动脉的弹性

主动脉和大动脉的弹性储器作用可缓冲动脉血压的波动。老年人由于动脉管壁硬化，大动脉的弹性储器作用减弱，故脉压增大。因此，脉压主要反映动脉的弹性。

4. 循环血量与血管容量的比例

正常情况下,循环血量与血管容量相适应,才能使血管充分充盈,并维持一定压力。失血后,循环血量减少,如果血管容量改变不大,则体循环平均充盈压必然降低,使动脉血压降低。如果循环血量不变而血管容量增大,则动脉血压也会下降。

上述对影响动脉血压各种因素的分析,都是在假设其他因素不变的前提下,分析某一因素的影响。实际上,在各种不同的生理情况下,上述各种影响动脉血压的因素可同时发生改变。因此,在各种生理情况下动脉血压的变化往往是各种因素相互作用的综合结果。

(四) 动脉脉搏

在每个心动周期中,动脉内的压力发生周期性的波动,这种周期性的压力变化可引起动脉血管发生搏动,称动脉脉搏。用手指也可触及身体浅表部位的动脉搏动。

由于动脉脉搏与心输出量、动脉的弹性及外周阻力等因素密切相关,因此,在某些情况下,脉搏可反映心血管系统的异常状况。

三、静脉血压

静脉的功能除作为血液回流入心脏的通道外,还具有调节循环系统中血流量的功能。由于静脉系统容量很大,且易被扩张,又能收缩,因此静脉也称容量血管,起着血液储存库的作用,人体安静时循环血量的 60%～70% 都储存在静脉系统内。静脉的收缩或舒张可调节回心血量和心输出量,以使血液循环适应机体的需要。

体循环血液经过毛细血管汇集到小静脉时,血压下降到 2.0～2.7kPa (15～20mmHg)。到达右心房时,血压最低,接近于零。通常将各器官的静脉血压称为外周静脉压,而右心房和胸腔内大静脉的血压称为中心静脉压,其正常波动范围为 0.39～1.18kPa,由于该处血压较低,习惯上用 cmH_2O 表示,正常值为 4～12cmH_2O。

中心静脉压的高低取决于心射血能力和静脉回心血量之间的关系。如心射血能力强,能将静脉回流的血液及时射出,则中心静脉压维持正常水平不致升高;若心射血能力减弱(如心力衰竭、心肌损害),血液滞留于心房和静脉内,会导致中心静脉压升高。若心射血能力不变,静脉回心血量增多,则中心静脉压升高;反之则降低。

临床上可通过中心静脉压监测危重休克患者的补液过程,输血、输液过多超过心负荷能力时,中心静脉压将升高。中心静脉压是反映心血管功能的一个重要指标。

四、微循环

微循环(microcirculation)是指微动脉与微静脉之间的血液循环。微循环的基本功能是实现血液与组织的物质交换。

(一) 微循环的组成

微循环由微动脉、后微动脉、毛细血管前括约肌、真毛细血管、通血毛细血管、动-静脉吻合支和微静脉等部分所组成(图 8-23)。

(二) 微循环的通路

在微动脉与微静脉之间存在三条通路,微循环的血液可通过这三条通路由微动脉流向微静脉。

1. 迂回通路

血液由微动脉流入后微动脉、毛细血管前括约肌、真毛细血管网,最后进入微静脉,这一通路称为迂回通路。真毛细血管是后微动脉的分支,其分支始端有少量平滑肌包围,称毛细血管前括约肌。真毛细血管互相连接形成网状,穿插于细胞间隙中,真毛细血管管壁薄,

第八章 循环系统

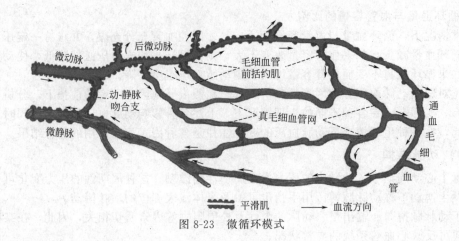

图 8-23 微循环模式

通透性大，血流缓慢，有利于物质交换，故这一通路又称营养通路，是血液和组织液之间进行物质交换的场所。

2. 直捷通路

血液从微动脉经过后微动脉、通血毛细血管而进入微静脉。直捷通路经常处于开放状态，血流速度较快，在骨骼肌多见，安静状态下常处于开放状态。主要生理意义在于能使血液迅速通过微循环进入静脉，以保证静脉回心血量。

3. 动-静脉短路

血液由微动脉经动-静脉吻合支直接流入微静脉。这类通路在皮肤血管中分布较多。动-静脉吻合支管壁厚、管腔大、血流速度更快，血液流经这一通路时几乎完全不进行物质交换。在一般情况下，动-静脉吻合支因血管平滑肌收缩而关闭。当环境温度升高时，动-静脉吻合支开放，皮肤血流量增加，使皮肤温度升高，有利于散热；当环境温度降低时，动-静脉吻合支关闭，皮肤血流量减少，有利于保存热量。故动-静脉短路具有调节体温作用。

五、组织液的生成与回流

存在于组织细胞间隙中的液体称组织液，绝大部分呈胶冻状，不能自由流动。组织液是细胞外液的组成部分，是组织细胞与血液之间进行物质交换的介质。细胞从组织液中摄取氧和营养物质，并向其中排出代谢产物。药物进入组织液后，才能与细胞接触发挥其作用。

（一）组织液的生成与回流的原理

组织液是血浆滤过毛细血管管壁而生成的。有效滤过压是组织液生成的动力，可用以下公式表示。

有效滤过压＝（毛细血管血压＋组织液胶体渗透压）－（组织液静水压＋血浆胶体渗透压）

可见，组织液的生成与回流由毛细血管血压、组织液胶体渗透压、组织液静水压及血浆胶体渗透压四种压力相互作用决定（图 8-24）。在这四种压力中毛细血管血压与组织液胶体渗透压是促进血浆成分透过毛细血管壁形成组织液的力量，称为组织液生成压；而血浆胶体渗透压和组织液静水压是使组织液回流的力量，称为组织液回流压。组织液生成压与回流压是一对相反的力量，二者之差构成有效滤过压。当组织液生成压大于回流压即有效滤过压为正值时，则血浆成分由毛细血管滤过而生成组织液。当组织液生成压小于回流压时，即有效滤过压为负值时，则组织液回流入血液。

流经毛细血管的血浆，约有 0.5％在毛细血管动脉端以滤过的方式进入组织间隙，生成组织液，其中约 90％在静脉端被重吸收回血液，其余约 10％进入毛细淋巴管，生成淋巴液，

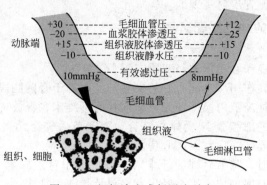

图 8-24 组织液生成与回流示意

经淋巴系统回流入静脉。如因某些原因使组织液生成过多或回流障碍，将导致组织间隙中有过多液体潴留，形成组织水肿。

（二）影响组织液生成与回流的因素

正常情况下，组织液不断地生成和不断地回流保持着动态平衡。凡能影响有效滤过压和毛细血管通透性及淋巴循环的因素，都可以影响组织液的生成和回流。

1. 毛细血管血压

毛细血管血压是促进组织液生成的力量。若毛细血管血压增高，有效滤过压增大，组织液生成增多，引起水肿。如右心衰竭时，上、下腔静脉回流受阻，导致体循环毛细血管血压逆行升高，造成全身水肿；左心衰竭时，肺静脉回流受阻，导致肺循环毛细血管血压逆行升高，引起肺水肿。同理，静脉内血栓形成或栓塞、静脉受压等都可以使毛细血管血压升高，导致水肿。

2. 血浆胶体渗透压

当血浆蛋白减少，如长期饥饿、营养不良、肝脏疾病使血浆蛋白合成减少、肾脏疾病引起蛋白尿（血浆蛋白丢失过多）、肿瘤患者蛋白质消耗过多等都可使血浆胶体渗透压降低，有效滤过压增大而造成组织水肿。

3. 淋巴循环障碍

由于约10％组织液是经淋巴循环回流入血，故当淋巴回流受阻（如丝虫病、乳腺癌术后等），则受阻部位远端组织发生水肿。

4. 毛细血管壁的通透性

在发生过敏反应时，过敏因子所致毛细血管通透性增加，部分血浆蛋白渗出，导致血浆胶体渗透压降低而组织液胶体渗透压升高，有效滤过压增大，组织液生成增多，出现局部水肿。

第五节　心血管活动的调节

人体在各种不同生理情况下，各器官组织的代谢水平不同，对血流量的需要也不同。如人在运动增加时，心脏血管活动随之加强，以增加这些器官的血液供应。当运动活动停止时，心脏血管的活动也随之恢复正常。机体这种适应性的变化主要是通过神经和体液两方面的调节机制完成的。

一、神经调节

心脏和血管主要受自主神经，包括交感神经和副交感神经的支配。神经系统对心血管活动的调节是通过各种心血管反射实现的。

(一) 心脏和血管的神经支配窦房结

1. 心脏的神经支配

心脏接受心交感神经和心迷走神经双重支配。

(1) 心交感神经及其作用　支配心脏的交感神经起源于脊髓胸段1～5节段灰质侧角内，在星状神经节、颈交感神经节内换神经元，节前神经纤维末梢释放神经递质为乙酰胆碱，在神经节内与节后神经元的细胞膜N受体相结合，引起节后神经元兴奋。节后神经纤维支配心脏的窦房结、房室交界区、房室束、心房肌和心室肌。

当心交感神经兴奋时，其节后神经纤维末梢释放去甲肾上腺素与心肌肾上腺素能 $β_1$ 受体相结合发挥作用，使心率加快、兴奋经房室交界传导速度加快，心肌细胞收缩力加强，导致心输出量增加。这些作用分别称为正性变时、正性变传导和正性变力作用。心交感神经对心活动的加强作用可被β受体阻滞剂如普萘洛尔（心得安）阻断。

(2) 心迷走神经及其作用　支配心脏的迷走神经起源于延髓的迷走神经背核和疑核区域，节前纤维长，一直进入心脏，在心内神经节与节后神经元发生联系。迷走神经的节前神经纤维末梢释放乙酰胆碱，作用于节后神经元细胞膜N受体上。由心内神经节发出短的节后纤维支配心脏的窦房结、心房肌、房室交界、房室束及其分支，尚有少量神经纤维分布到心室肌。

当心迷走神经兴奋时，其节后神经纤维末梢释放乙酰胆碱与心肌M型受体相结合发挥作用，使心率减慢，房室传导减慢，心房肌收缩力减弱，即负性的变时、负性变传导和负性变力作用。两侧心迷走神经对心脏的支配也有些差别。右侧迷走神经对窦房结的作用占优势，左侧对房室交界作用占优势。安静状态下，由于心迷走神经的作用占优势，致使心率不完全与窦房结的自律性相同，而是维持在75次/分作用。阿托品是M型胆碱能受体的阻断剂，能阻断心迷走神经对心的抑制作用。

总之，心交感神经和心迷走神经共同调节心的活动，二者互相拮抗又协调统一，具有高度的适应性。安静时，心迷走神经活动占优势，心的活动维持一定水平；应急时，心交感神经活动增强，使心的活动加强，以满足机体器官对血流量的需求。

2. 血管的神经支配

除毛细血管、毛细血管前括约肌及后微动脉外，所有血管都受自主神经支配，可调节血管平滑肌的收缩和舒张活动（血管运动）。平时血管平滑肌有一定程度的收缩，称之为血管紧张活动。引起血管平滑肌收缩的神经称缩血管神经；引起血管平滑肌舒张的神经称舒血管神经，二者合称血管运动神经。人体内大部分血管只受交感神经缩血管神经的单一支配，少部分血管兼受交感或副交感的舒血管神经支配。

(1) 交感缩血管神经　缩血管神经都属于交感神经。其节前神经元起于脊髓胸段、腰段的灰质侧角，节前纤维在椎旁和椎前神经节内换神经元。节前纤维释放乙酰胆碱作用于节后神经元的N型受体。由椎旁神经节发出的节后纤维支配躯干和四肢血管平滑肌；由椎前神经节发出的节后纤维支配内脏血管平滑肌。

交感缩血管神经节后纤维末梢释放的递质为去甲肾上腺素，血管平滑肌上有α和β两种肾上腺素能受体。NE作用于血管平滑肌的α受体，使血管平滑肌收缩；NE作用于血管平滑肌的β受体，使血管平滑肌舒张。但NE与α受体结合的能力强，故缩血管神经兴奋时引起缩血管效应。

(2) 舒血管神经

① 交感舒血管神经：骨骼肌血管除接受交感缩血管神经支配外，还接受交感舒血管神经支配。交感舒血管神经节后纤维释放的神经递质是乙酰胆碱，与血管平滑肌上的M型胆

碱能受体结合,使血管舒张。只有当机体处于激动状态和准备做剧烈肌肉运动等情况下,交感舒血管神经才兴奋,使骨骼肌血管舒张,肌肉得到充分的血液供应,从而适应强烈运动的需要。

② 副交感舒血管神经:体内尚有少数器官如脑、唾液腺、胃肠道的消化腺和外生殖器等,它们除受交感缩血管神经支配外还受副交感舒血管神经支配。副交感舒血管神经兴奋可舒张血管,增加器官的血流量,以适应器官功能的需要,但对循环系统总外周阻力影响不大。

(二) 心血管中枢

神经系统对心血管活动的调节是通过各种神经反射来实现的。中枢神经系统中与心血管反射有关的神经元集中的部位,称为心血管中枢。它们广泛地分布在中枢神经系统自脊髓至大脑皮质各级结构中。它们之间相互协调使心血管活动和机体活动相适应。

1. 脊髓心血管中枢

在脊髓胸段、腰段的灰质外侧柱中有支配心脏和血管的交感神经节前神经元。在脊髓骶段还有支配血管的副交感神经节前神经元。在正常情况下,这些神经元的活动受来自延髓和延髓以上心血管中枢的控制。

2. 延髓心血管中枢

延髓是心血管活动调节的基本中枢。通过电刺激延髓局部区域的实验证明,延髓中存在着心交感中枢、交感缩血管中枢及心迷走中枢。

3. 延髓以上的心血管中枢

在延髓以上的脑干、下丘脑、小脑和大脑皮质中都存在与心血管活动有关的神经元,近来认为下丘脑是一个非常重要的整合部位。电刺激下丘脑的防御反应区,可产生心跳加强加快,骨骼肌血管舒张,皮肤、内脏血管收缩,血压稍有升高等反应。大脑是心血管活动的最高级中枢,大脑特别是边缘系统以及小脑都参与调节下丘脑、延髓等心血管中枢活动。它们能进一步整合,使心血管活动与机体各种行为的改变相协调。

(三) 心血管反射

神经系统对心血管的调节是通过各种心血管反射实现的。其生理意义就在于维持机体功能的相对稳定及机体能适应环境的变化。

1. 颈动脉窦和主动脉弓压力感受性反射

当动脉血压升高时,可引起压力感受性反射,其反射效应是使心率减慢、外周血管扩张、外周阻力降低、血压下降;而当动脉血压突然降低时,则引起相反的效应。这种由于动脉血压的突然升高降低而引起的使动脉血压恢复原水平的反射,称颈动脉窦和主动脉弓压力感受性反射,也称减压反射,是维持动脉血压相对稳定的最重要反射。

颈动脉窦是颈内动脉靠近颈总动脉分叉处的一个略膨大的部分。在颈动脉窦和主动脉弓血管壁的外膜下有丰富的感觉神经末梢,这些感觉神经末梢分别称为颈动脉窦压力感受器和主动脉弓压力感受器(图8-25)。这些末梢对动脉压升高所引起的血管壁扩张刺激敏感。当主动脉弓和颈动脉窦被扩张到一定程度时它们就发生兴奋而发放神经冲动。在一定范围内,压力感受器的传入冲动与动脉壁的扩张程度成正比,动脉压越

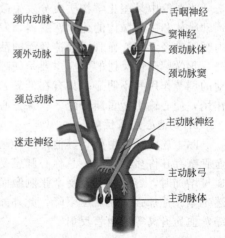

图8-25 颈动脉窦的压力感受器示意

高，压力感受器的传入冲动也越多。

颈动脉窦压力感受器的传入神经是窦神经，后并入舌咽神经，进入延髓。主动脉弓压力感受器的传入神经纤维行于迷走神经干，同样进入延髓。

颈动脉窦和主动脉弓压力感受性反射的基本中枢位于延髓，包括心迷走神经、心交感中枢和交感缩血管中枢三部分；传出神经分别是心迷走神经、心交感神经和交感缩血管神经；效应器是心和血管。

动脉血压升高时，压力感受器传入冲动增多，通过中枢使心迷走紧张加强，心交感紧张和交感缩血管紧张减弱，其效应为心率减慢，心输出量减少，外周血管阻力降低，故动脉血压下降。反之，动脉血压降低时，压力感受其传入冲动减少，通过中枢使心迷走紧张减弱，心交感紧张和交感缩血管紧张加强，其效应为心率加快，心输出量增加，外周血管阻力增高，血压回升。可见，颈动脉窦和主动脉弓压力感受性反射具有双向效应，可缓冲动脉血压的急剧变化，在维持动脉血压的相对稳定中发挥重要作用，是典型的负反馈调节过程（图 8-26）。

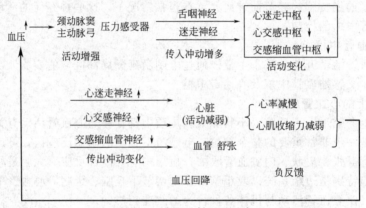

图 8-26 减压反射过程示意

2. 颈动脉体和主动脉体化学感受性反射

颈动脉体和主动脉体是由上皮细胞构成的扁椭圆形小体，有丰富的血液供应和感觉神经末梢分布。颈动脉体位于颈总动脉分叉处的管壁外侧，其传入神经纤维行走于窦神经中；主动脉体散在分布于主动脉弓周围的组织中，其传入神经纤维行走于迷走神经中。

当血液中某些化学物质成分发生改变时，如缺氧、CO_2 分压过高、pH 降低时，可刺激颈动脉体和主动脉体的化学感受器，发放神经冲动，经窦神经和迷走神经传至延髓，使延髓内呼吸神经元和心血管活动神经元的活动发生改变。

化学感受性反射的效应主要是使呼吸加深加快，通常情况下化学感受性反射对心血管活动的调节作用并不明显，只有在低氧、窒息、失血、动脉血压过低和酸中毒等情况下才发挥作用，使心输出量重新分配，以保证心、脑等重要器官的血液供应。

3. 其他心血管反射

除上述两种反射外，其他传入冲动也可以影响心血管活动。如心房、心室和肺循环的大血管壁存在许多感受器，总称心肺感受器，它们能感受血量的变化，又称为容量感受器。当血量增加时，容量感受器受牵张刺激而兴奋，冲动传到心血管中枢，引起交感紧张性降低，迷走紧张性加强，使血压下降。此外如疼痛、紧张、冷热刺激等也能引起心跳加快、血管收缩、血压升高等心血管反射。

二、体液调节

体液调节是指血液和组织液中的一些化学物质对心血管的调节,可分成全身性体液调节和局部性体液调节。

(一) 全身性体液调节

某些激素和生物活性物质随血液循环到达全身器官,影响心血管活动,称为全身性体液调节。这些物质有肾上腺素、去甲肾上腺素、血管紧张素和加压素(抗利尿激素)等。

1. 肾上腺素和去甲肾上腺素

血液中的肾上腺素和去甲肾上腺素主要来自肾上腺髓质,其中,肾上腺素占80%,去甲肾上腺素占20%。肾上腺素能神经纤维兴奋时释放的去甲肾上腺素仅在受体局部发挥作用,仅有极少部分进入血液。在全身发挥作用的主要是由肾上腺髓质分泌的这两种激素。

肾上腺素可与α、β受体结合,作用都很强。与血管的α、$β_2$受体结合,可使α受体为主的血管收缩,以β受体为主的血管舒张,故对外周阻力影响不大,对血压没有明显影响。但肾上腺素与心脏$β_1$受体结合能力特别强,可使心脏活动明显增强,产生正性变时、正性变力、正性变传导作用,使心输出量增加,临床上常用作强心药。

去甲肾上腺素主要与α受体结合,也可与心肌上的$β_1$受体结合,但与血管上的$β_2$受体结合能力较弱。静脉注射去甲肾上腺素,可使全身血管广泛收缩,动脉血压升高,故临床上常用作升压药。

2. 肾素-血管紧张素-醛固酮系统

肾素是一种蛋白水解酶,由肾脏近球细胞在肾脏血液供应不足、血钠降低或交感神经兴奋时释放。肾素进入血液作用于血浆中的血管紧张素原,使其被水解形成血管紧张素Ⅰ。血管紧张素Ⅰ在血管紧张素转化酶的作用下水解部分肽段转化为血管紧张素Ⅱ。血管紧张素Ⅱ还可在氨基肽酶的作用下生成血管紧张素Ⅲ(图8-27)。

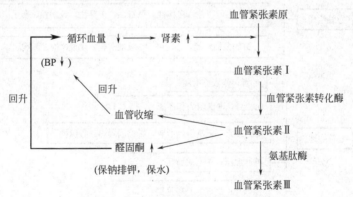

图 8-27　肾素-血管紧张素-醛固酮系统

三种血管紧张素中,血管紧张素Ⅱ的作用比较重要,它一方面可引起血管收缩,同时还能促进肾上腺皮质分泌醛固酮。醛固酮作用于肾小管,可保钠排钾、促进水的重吸收,使血量增多,血压升高,从而改善肾的血液供应。

总之,肾素-血管紧张素-醛固酮系统是调节动脉血压和细胞外液量稳态的一个重要调节系统。

正常情况下,血管紧张素生成较少,对血压影响不大。但当机体血压明显下降,如大失血情况下,刺激肾素-血管紧张素-醛固酮系统,使血压升高。也是机体抵抗低血压的一种保护机制。

3. 加压素

又称抗利尿激素，是由下丘脑室上核和室旁核合成，经下丘脑垂体束运输到神经垂体储存，由垂体后叶释放。其主要作用是促进肾脏对水重吸收，增加血量，减少尿量。正常时对血管作用不大，急性失血时，加压素大量分泌，直接作用于血管平滑肌，使血管收缩，升高血压。

（二）局部性体液调节

组织细胞活动时，释放的某些物质对微血管具有扩张作用。由于这些物质都容易破坏，或经循环血液稀释后浓度降低而不能起作用，因此只能在其产生的局部发生调节作用。具有扩张局部血管的物质主要有激肽、组胺、前列腺素以及组织的代谢产物乳酸、CO_2 等。微循环血管的开闭就是在局部性体液调节下进行的。

本章小结

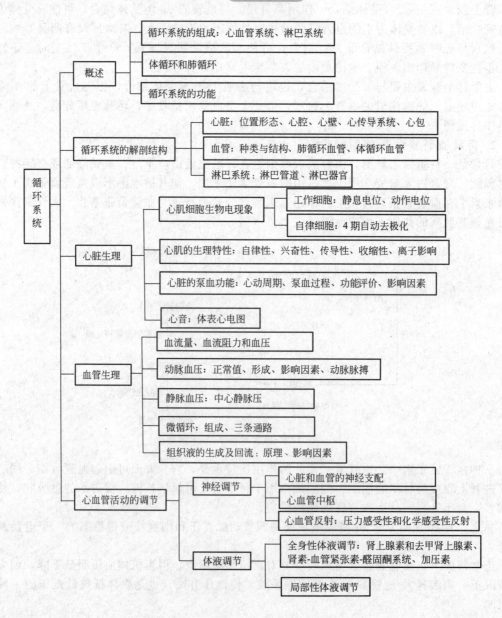

目标检测

一、名词解释

1. 循环 2. 心动周期 3. 心输出量 4. 射血分数 5. 前负荷 6. 后负荷 7. 正常起搏点 8. 窦性心律 9. 房室延搁 10. 心音 11. 门静脉系 12. 收缩压 13. 舒张压 14. 微循环 15. 脉搏 16. 有效滤过压 17. 减压反射 18. 有效不应期

二、单项选择

1. 冠状动脉是：
   A. 起自肺动脉   B. 营养心的血管
   C. 由上、下冠状动脉组成   D. 内含丰富的静脉血
   E. 行走于心包膜

2. 循环系统的组成是：
   A. 心脏、静脉、毛细血管和动脉   B. 毛细淋巴管、淋巴干和淋巴导管
   C. 心血管系统和淋巴系统   D. 静脉系统和淋巴系统
   E. 都不对

3. 二尖瓣位于：
   A. 主动脉口   B. 肺动脉口   C. 冠状窦口
   D. 右房室口   E. 左房室口

4. 心动周期中，心室血液充盈主要是由于：
   A. 血液的重力作用 B. 心房收缩挤压作用 C. 胸内负压作用
   D. 心室的抽吸作用 E. 骨骼肌挤压作用

5. 工作细胞是指：
   A. 窦房结细胞   B. 心房肌和心室肌细胞
   C. 房室交界细胞   D. 左、右束支细胞
   E. 浦肯野细胞

6. 心脏兴奋传导速度最慢的部位是：
   A. 心房肌   B. 浦肯野纤维   C. 左右束支
   D. 房室束   E. 房室交界

7. 每个心动周期按0.8s计算，心室收缩期用时约：
   A. 0.1s   B. 0.2s   C. 0.3s
   D. 0.4s   E. 0.5s

8. 健康成年男性在安静状态下的心输出量约为：
   A. 2~3L   B. 5~6L   C. 6~10L
   D. 10~15L   E. 15~20L

9. 主动脉在维持舒张压中起重要作用，主要是由于：
   A. 口径很大   B. 管壁很厚
   C. 管壁有弹性可扩张   D. 压力很大
   E. 血量很多

10. 组织液生成的结构基础是：
    A. 细胞膜具通透性   B. 细胞膜具有载体和离子泵
    C. 毛细血管管壁具通透性   D. 血管上具有受体

E. 血流速度快

(11~13题共用备选答案)
A. 弹性贮器血管 B. 阻力血管 C. 交换血管
D. 容量血管 E. 分配血管
11. 小动脉属于：
12. 主动脉属于：
13. 毛细血管属于：

(14~16题共用备选答案)
A. 收缩压 B. 舒张压 C. 脉压
D. 平均动脉压 E. 中心静脉压
14. 在一个心动周期中动脉血压的最高值是：
15. 右心房和胸腔大静脉的压力是：
16. 收缩压与舒张压之差是：

三、多选题

1. 心肌的一般生理特性有：
   A. 兴奋性 B. 紧张性 C. 传导性
   D. 收缩性 E. 自律性
2. 含有动脉血的有：
   A. 主动脉 B. 肺动脉 C. 左心室
   D. 左心房 E. 右心室

四、简答题

1. 简述心的结构。
2. 简述体循环与肺循环的路径。
3. 试述心室肌细胞动作电位的分期及形成机制。
4. 试述动脉血压的形成及其影响因素。
5. 影响组织液生成与回流的因素有哪些？
6. 简述降压反射的过程及意义。

五、课外活动

1. 请查找资料，并结合心脏泵血功能的调节原理，思考抗心力衰竭药物的设计。
2. 请查找资料，解释引起水肿的常见原因。

第九章 呼吸系统

Chapter 09

学习目标

通过本章的学习，掌握呼吸系统主要的解剖结构与生理功能，为后续学习呼吸系统疾病（如支气管炎、肺炎、呼吸衰竭等）与作用于呼吸系统的药物（如平喘药、镇咳药及祛痰药）奠定基础。

知识目标
1. 掌握呼吸系统的组成、解剖结构及生理功能。
2. 熟悉肺的结构、功能及评价肺功能的指标。
3. 了解呼吸过程的神经调节。

技能目标
1. 掌握肺功能常见指标（肺活量、时间肺活量）的测定方法。
2. 了解胸膜腔积液、气胸等常见病的发病原因。

第一节 呼吸系统的组成

机体与外界环境之间进行气体交换的过程，称为呼吸（respiration）。通过呼吸，机体不断从大气中摄取 O_2，并排出 CO_2。呼吸的意义主要是维持机体内环境 O_2、CO_2 的稳态，一旦呼吸停止，生命也将终止。

呼吸系统的基本组成包括呼吸道和肺（图 9-1）。呼吸道是气体进出肺的通道，包括鼻、咽、喉、气管和各级支气管，临床上通常把鼻、咽、喉称为上呼吸道，气管和各级支气管称为下呼吸道。肺是进行气体交换的实质性器官，由肺实质（支气管树、肺泡）和肺间质（结缔组织、血管、淋巴管、神经）组成。

呼吸系统的主要功能是机体与外界之间进行气体交换，并兼有嗅觉、发声、参与血液 pH 调节功能。

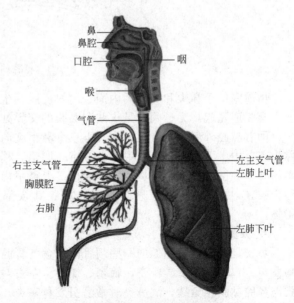

图 9-1 呼吸系统示意

一、呼吸道

（一）鼻

鼻是呼吸道的起始部，又是嗅觉器官，并能辅助发音。由外鼻、鼻腔、鼻窦三部分组成。

1. 外鼻

外鼻是以骨和软骨为支架，外覆皮肤和少量皮下组织。外鼻位于面部正中，自上而下分为鼻根、鼻背、鼻尖，鼻尖两侧成弧形扩大为鼻翼（图9-2）。呼吸困难时，可见鼻翼扇动。

2. 鼻腔

鼻腔是以骨和软骨为支架构成的腔，内衬黏膜（图9-3）。鼻孔开口向前通外界，鼻后孔开口于鼻咽部通咽。鼻腔被鼻中隔分成左、右两侧，鼻中隔位置通常偏向一侧，所以左、右鼻腔的大小和形态多不对称。每侧又分为前部的鼻前庭和后部的固有鼻腔，两者以鼻阈为界。

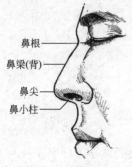

图9-2 外鼻的结构

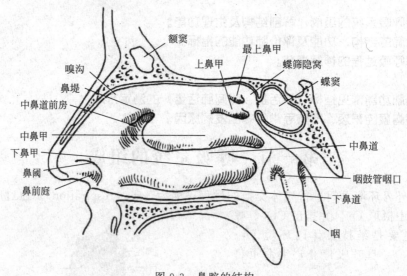

图9-3 鼻腔的结构

鼻前庭位于鼻尖和鼻翼的内面。内衬皮肤，生有鼻毛，具有过滤空气的作用。鼻前庭后上方有弧形隆起，为鼻阈，是皮肤和黏膜的交界处。

固有鼻腔外侧壁上有上、中、下三个鼻甲突向鼻腔，三个鼻甲下方各有一个裂隙，分别称为上、中、下鼻道。上鼻甲后上方有一凹陷，称蝶筛隐窝，上、中鼻道及蝶筛隐窝均有鼻窦的开口。下鼻道前部有鼻泪管的开口。上鼻甲内侧面及与其相对的鼻中隔以上部分的黏膜称为嗅区，有嗅细胞，可感受嗅觉。鼻腔其余部分黏膜称呼吸区，内含鼻腺，能产生分泌物。

3. 鼻窦

鼻窦是指与鼻腔相通的一些颅骨内的含气骨腔，内衬黏膜。能温暖、湿润空气，并能共鸣发声。包括上颌窦、额窦、筛窦、蝶窦。左右对称排列，分别位于同名的颅骨内。鼻窦黏膜与鼻腔黏膜相延续，故鼻炎时常易引发鼻窦炎。

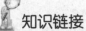知识链接

鼻窦又称鼻旁窦、副鼻窦。鼻腔周围有多个含气的骨质腔。它们隐蔽在鼻腔旁边,上颌窦位于鼻腔两旁、眼眶上面的上颌骨内;额窦在额骨内;筛窦位于鼻腔上部的两侧,由筛管内许多含气小腔组成;蝶窦在鼻腔后方的蝶骨内。它们均以小的开口与鼻腔相通。鼻窦除参与湿润和温暖吸入的空气外,还对人的脸部造型、支撑头颅内部、减轻头颅重量等方面起重要作用。

(二) 咽

咽是一前后略扁的漏斗形肌性管道(图 9-4)。位于 1~6 节颈椎前方,上起颅底,下达第 6 颈椎下缘,移为食管,长度 12~14cm,是呼吸道和消化道共用器官。自上而下分为鼻咽、口咽、喉咽三部分,分别与鼻腔、口腔、喉相通。

鼻咽位于颅底与软腭之间,接鼻后孔通鼻腔。在鼻咽的侧壁上正对下鼻甲后端 1.5cm 处,有咽鼓管咽口,借咽鼓管通中耳鼓室。

口咽位于会厌上缘与软腭平面之间,向前经咽峡通口腔。其外侧壁腭舌弓与腭咽弓之间有腭扁桃体。

喉咽位于喉的后方或紧接喉部的咽的下部,下端在第 6 颈椎下缘水平与食管相续,向前借喉口通喉腔,是口腔与气管、食管之间的通道。

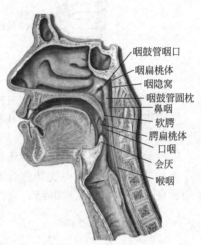

图 9-4 咽的结构

知识链接

咽鼓管又称欧氏管,在鼓室前壁的偏上部有一很重要的暗通道。它的一端由前壁进入鼓室,另一端则进入鼻咽部,是沟通鼓室与鼻咽部的通道,所以被称为咽鼓管。咽鼓管是中耳通气引流的唯一通道,通过鼻咽与大气相通,以平衡中耳和外耳的气压,有利于鼓膜的正常振动。由于咽鼓管与鼻咽部相通,故咽部感染易沿咽鼓管侵入鼓室,引起中耳炎。如果咽鼓管闭塞或鼻咽部炎症造成咽口闭合都可致鼓室压力降低,外界压力相对增高,从而使鼓膜内陷而影响听力。此时,宜行咽鼓管导管吹张术。如果捏住鼻孔并屏住呼吸,当用力鼓气后再吞咽一下,即可听到双耳内"砰"地一声,这便是鼻腔和咽腔的气体经咽鼓管进入中耳并振动鼓膜所致。由此可以证明,鼻、耳相通且功能正常,否则就可能存在异常。

(三) 喉

喉位于颈前部中央,幼儿时期位置较高,随年龄增长逐渐下降,在成人相当于第 3~6 颈椎部,上通喉咽,下接气管,为呼吸与发音的重要器官。喉由一组软骨、韧带、喉肌及黏膜构成的锥形管状器官。喉的活动幅度较大,可随吞咽或发音而上下移动。喉前面被皮肤、筋膜和舌骨下肌群覆盖,后方与咽相连,其后壁即为咽前壁。两侧有颈部血管、神经、甲状腺侧叶(图 9-5、图 9-6)。

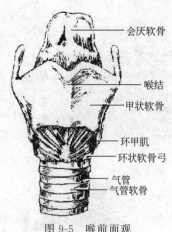

图 9-5 喉前面观

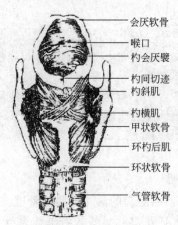

图 9-6 喉后面观

喉的结构是以软骨为支架，内衬黏膜，外覆喉肌和韧带。

构成喉的软骨有甲状软骨、环状软骨、杓状软骨和会厌软骨，其中杓状软骨是成对的（图 9-7）。

甲状软骨最大，位于舌骨和环状软骨之间，喉正前方，组成喉的前、外侧壁，由两块近似方形的软骨板在前方中线处愈合而成，愈合处前缘突向体表，上端夹角称为前角，成年男性接近直角，体表明显称喉结，女性呈钝角，体表一般不明显。

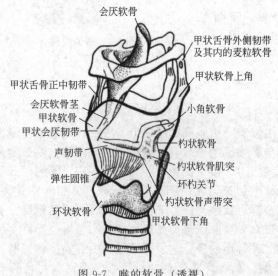

图 9-7 喉的软骨（透视）

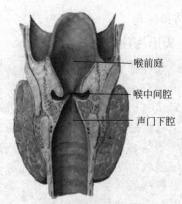

图 9-8 喉的冠状切面

环状软骨在甲状软骨下方，向下借结缔组织膜连接于气管软骨，是呼吸道软骨支架中唯一完整的软骨环，对维持呼吸道的畅通有重要作用，损伤后易导致喉狭窄。环状软骨形如指环，由前部低窄的环状软骨弓和后部宽阔的环状软骨板构成，环状软骨弓平第 6 颈椎，是颈部的重要标志之一。

杓状软骨成对，位于环状软骨板上缘两侧，外形呈椎体，其底部与环状软骨构成环杓关节。每侧杓状软骨与甲状软骨后方有声韧带相连。

会厌软骨位于喉的上端，舌根和舌骨体后上方，上宽下窄，形似树叶。吞咽食物时，喉上提，会厌遮住喉口，防止食物误入喉腔。

喉腔向上通咽，向下通气管，入口称喉口。喉腔内衬黏膜，在其中部的侧壁上，有上、下两对黏膜皱襞，上方一对称前庭襞，左、右前庭襞之间的裂隙称前庭裂；下方一对称声襞，其深面为声韧带，二者共同构成声带，是重要的发声器官。左、右声襞之间的裂隙称声门裂，声门裂是喉腔内最狭窄的部位，气流通过时，可引起声带振动而发出声音。

两对皱襞将喉腔自上而下分成三个部分，分别为喉前庭、喉中间腔、声门下腔（图 9-8）。

知识链接

人类的声带是以甲状软骨前角后面与杓状软骨声带突之间的声韧带为基础，加上声带肌和其表面的黏膜共同构成的。两侧声带及杓状软骨底之间的裂隙称为声门裂，是喉腔最狭窄的部位。声门裂的前 2/3 位于两侧声襞之间，称为膜间部；而声门裂的后 1/3 位于两侧杓状软骨的底和声带突之间，称为软骨间部。将声带和声门裂合称为声门。

发声时，两侧声带拉紧、声门裂变窄甚至几乎关闭，从气管和肺冲出的气流不断冲击声带，引起振动而发声，在喉内肌肉协调作用的支配下，使声门裂受到有规律性的控制。故声带的长短、松紧和声门裂的大小均能影响声调高低。成年男子声带长而宽，女子声带短而狭，所以女子比男子声调高。青少年 14 岁开始变音，一般要持续半年左右。

（四）气管与主支气管

气管位于颈前部正中、食管的前方（图 9-9），上接环状软骨，向下至胸骨角平面分为左、右主支气管，其分叉处称气管杈。气管以胸骨的颈静脉切迹为界，分颈、胸两部分，颈部位置相对表浅，临床上处理急性喉阻塞时，常在第 3~5 气管软骨环处进行气管切开术。

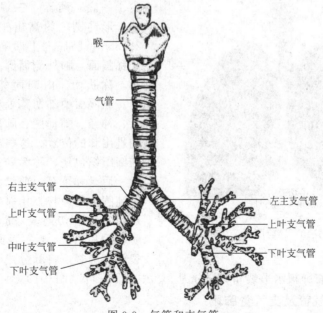

图 9-9 气管和支气管

支气管为气管分出的各级分支，其中一级分支为左、右主支气管。左主支气管细而长，

第九章 呼吸系统

走向近水平位，经左肺门进左肺。右主支气管粗而短，走向近垂直位，经右肺门进右肺。气管异物多坠入右侧。

气管与主支气管均是由呈"C"形的气管软骨环和连于其间的环韧带构成，软骨缺口朝向后方，被平滑肌和结缔组织构成的膜壁所封闭。气管与主支气管管壁由内而外依次分为黏膜层、黏膜下层、外膜。黏膜层包括上皮和固有层，上皮一般为假复层纤毛柱状上皮，并含有杯状细胞；固有层结缔组织中的弹性纤维使管壁有一定弹性。黏膜下层由疏松结缔组织构成，内含神经、血管、淋巴管、腺体。黏膜层上皮内的杯状细胞和黏膜下层内的腺体均能分泌黏液，覆盖在黏膜层表面，使呼吸道湿润，同时还能黏附吸入空气中的尘埃、异物和细菌等。借助黏膜层上皮细胞的纤毛有规律地向咽部摆动，黏液连同异物一起被移向咽部，以痰液的形式被排出体外。黏膜上还有丰富的毛细血管，对吸入的空气有加温、加湿的作用。外膜由"C"形透明软骨环和结缔组织构成，在软骨缺口处有平滑肌和致密结缔组织封闭。

总而言之，呼吸道的主要功能是作为气体进出肺的通道，同时还能对吸入的气体进行滤过、加温、加湿，使达到肺的气体清洁、温暖、湿润。鼻腔黏膜受到刺激后引起的喷嚏反射以及喉、气管、支气管黏膜受到刺激后引起的咳嗽反射等均是防御性反射，对机体特别是呼吸系统具有重要的保护作用。

二、肺

（一）肺的位置

肺位于胸腔内，膈的上方，纵隔两侧，左、右各一，外侧紧贴肋。

（二）肺的形态

肺质软而轻，富有弹性。由于膈右侧下方有肝，心偏左，故右肺较宽而短，左肺较狭长。每侧肺呈半圆锥体形，整体分为一尖、一底、两面、三缘。肺尖为肺的上端，形钝圆，约高出锁骨内侧1/3上方2～3cm。肺底向上凹陷，下方与膈相邻，又称膈面。肺外侧面圆凸，邻贴肋和肋间肌，称肋面。内侧面邻贴纵隔，称纵隔面。纵隔面中部凹陷处称肺门，是主支气管、神经、肺动脉、肺静脉、淋巴管等结构进出肺的位置。这些出入肺门的结构被结缔组织包绕，称为肺根。肺的三缘为前缘、后缘和下缘，前缘和下缘较薄锐，后缘钝圆。前缘与心相邻处有凹陷称为心切迹，左肺心切迹较右肺的深（在第5、6肋软骨后方）。肺的表面有深入到肺门的裂隙称肺裂，将肺分成肺叶。左肺被斜裂分为上、下两叶，右肺被水平裂和斜裂分为上、中、下三叶（图9-10）。

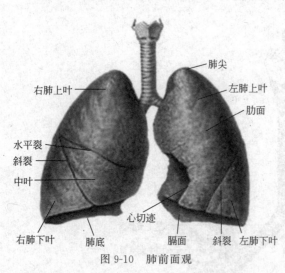

图9-10 肺前面观

（三）肺内支气管及支气管肺段

左、右主支气管进入肺门后分支为二级支气管，进入肺叶，称为肺叶支气管。各肺叶支气管在相应肺叶内再分支为三级支气管，称肺段支气管。各级支气管如此反复分支，形成树状，称为支气管树。每一肺段支气管及其所属的肺组织构成支气管肺段，又称肺段。左、右肺各分为 10 个肺段，临床上可根据肺段支气管的分支分布作定位诊断及肺段切除术。

（四）肺的微细结构

肺是实质性器官，包括肺实质和肺间质两大部分。肺实质由肺内各级支气管和肺泡构成，肺间质包括肺内的结缔组织、神经、血管、淋巴管。根据肺实质各部分的功能，将其分为导气部和呼吸部两部分。

1. 导气部

导气部是肺内输送气体的通道，无气体交换功能，由肺叶支气管、肺段支气管、小支气管、细支气管和终末细支气管构成。每个细支气管连同它的各级分支和所属的肺泡共同构成肺小叶，在肺表面可见若干多边形小区即为其轮廓。肺小叶呈锥体形，底朝向肺表面，尖指向肺门，每侧肺有 50～80 个。肺导气部管壁结构与主支气管基本相似，也由黏膜、黏膜下层和外膜构成。但随着支气管反复分支，导气部各段管道管径逐渐变细，管壁逐渐变薄，三层结构分界逐渐不明显。其管壁结构变化规律为：上皮由假复层纤毛柱状上皮过渡至单层柱状纤毛上皮，最后变为单层柱状上皮，纤毛逐渐减少，直至最后消失；杯状细胞逐渐减少至消失；固有层中平滑肌的数量逐渐增多，至细支气管形成环形肌层，该平滑肌的舒缩可控制出入肺泡的气体量，其痉挛会导致支气管哮喘；黏膜下层中腺体逐渐减少直至消失；外膜中软骨环变为不规则软骨片，并逐渐减少直至消失。

2. 呼吸部

呼吸部具有气体交换功能，由呼吸性细支气管、肺泡管、肺泡囊、肺泡构成。呼吸性细支气管为终末细支气管的分支，管壁不完整，有少量肺泡开口。管壁内覆单层立方上皮。肺泡管为呼吸性细支气管的分支，有大量肺泡开口。肺泡囊为几个肺泡的共同开口，几个肺泡囊共同开口于一个肺泡管。肺泡是肺的基本结构和功能单位，成人肺泡有 3 亿～4 亿个，总面积可达 $100m^2$。个体小，多面形，囊泡状，壁极薄，是肺换气的场所（图 9-11）。肺泡表面最初只是一层立方上皮，胎儿后期才分出Ⅰ型和Ⅱ型细胞。Ⅰ型肺泡细胞数量多，形态扁平，核扁圆形，胞质内有少量细胞器和大量吞饮小泡，围成肺泡结构并为其提供广袤的表面。Ⅱ型肺泡细胞数量少，呈圆形或立方形，分散于Ⅰ型肺泡细胞之间，能分泌表面活性物质，降低肺泡表面张力，防止肺泡塌陷及肺泡过度扩张，稳定肺泡形态。

知识链接

肺泡表面活性物质是由肺泡Ⅱ型上皮细胞分泌的，其主要成分是二棕榈酰卵磷脂，以单层分子垂直排列于肺泡液-气界面，有降低肺泡表面张力的作用。其生理意义为：①保持大小肺泡容积的稳定性。②防止肺泡萎缩，有利于肺扩张。③防止肺泡内形成组织液，以利于肺换气。

（五）肺的血管和淋巴管

肺的血管按功能可以分为功能性血管和营养性血管。前者包括组成肺循环的肺动脉和肺静脉及其分支，与肺的气体交换功能有关；后者包括组成体循环的支气管动脉和支气管静脉，与肺自身的营养有关。

肺泡与血液间进行气体交换所通过的结构称为气-血屏障，组成包括肺泡表面液体层、Ⅰ型肺泡细胞及其基膜、毛细血管基膜、毛细血管内皮细胞。

肺的淋巴管较为丰富，有深、浅两组淋巴丛。深淋巴丛在肺组织内，与支气管树和肺血

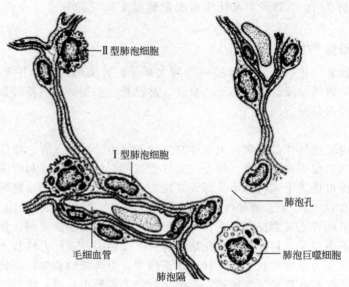

图 9-11 肺泡的结构和组成

管的分支相伴行;浅淋巴丛位于胸膜深侧。

三、胸腔、胸膜、胸膜腔、纵隔

胸腔由胸廓与膈围成,上方以胸廓上口为界;下方以膈为界,与腹腔分离。可分为三部分:左、右两侧的胸膜腔、肺以及中间的纵隔。

胸膜是肺周围的浆膜,可分为脏、壁两层。脏胸膜覆盖在肺表面,又称肺胸膜。壁胸膜覆盖于胸壁内面、膈上面、纵隔侧面。壁胸膜根据其覆盖的具体位置不同,又可分为胸膜顶、肋胸膜、膈胸膜、纵隔胸膜。

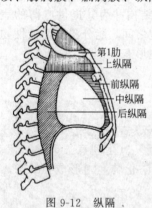

图 9-12 纵隔

胸膜腔是由脏胸膜和壁胸膜在肺根处相互移行所形成的封闭腔隙。左、右各一,互不相通。腔内为负压,使得脏胸膜、壁胸膜相互贴附。腔内有少量浆液,一方面可减少呼吸时两层胸膜的摩擦,另一方面则是借助浆液分子的内聚力,使两层胸膜紧贴在一起,从而保证肺可随胸廓运动而运动。

壁胸膜在某些移行部位会留有间隙,即使深吸气时肺缘也不能深入其内,称为胸膜隐窝。其中最大、最重要的一对位于肋胸膜和膈胸膜转折处,称肋膈隐窝,它是胸膜腔的最低点,当胸膜炎时,渗出液首先积聚于此。

纵隔是两侧纵隔胸膜之间所有器官和组织的总称。前方为胸骨,后方为脊柱胸段,上方达胸廓上口,下方至膈(图 9-12)。

第二节 肺通气

广义的呼吸包括三个环节:外呼吸、气体在血液中运输、内呼吸。外呼吸包括肺通气和肺换气两个过程。内呼吸包括组织换气和组织细胞氧化代谢。

肺通气是肺与外界环境之间的气体交换过程。实现肺通气的器官包括呼吸道、肺泡和胸廓等。呼吸道是沟通肺泡与外界的通道;肺泡是肺泡气与血液气进行交换的主要场所;而胸廓的节律性呼吸运动则是实现通气的动力。

知识链接

昏迷患者或心跳停止患者在排除气道异物、采用徒手方法使呼吸道畅通后，如无自主呼吸，应立即予以人工呼吸，以保证不间断地向患者供氧，防止重要器官因缺氧造成不可逆性损伤。正常空气中氧浓度约为21%，经呼吸吸入肺后人体可利用3%～5%，也就是说，呼出气中仍含有16%～18%的氧浓度，只要我们在进行人工呼吸时给患者的气量稍大于正常，使氧含量的绝对值并不少于自主呼吸，这样就完全可以保证身体重要器官的氧供应，不至于由于缺氧而导致重要生命器官的损害。

一、肺通气的原理

气体进入肺取决于两方面因素的相互作用：一是推动气体流动的动力；二是阻止气体流动的阻力。动力必须克服阻力，才能实现肺通气。

（一）肺通气的动力

气体进出肺是由大气和肺泡气之间存在着压力差的缘故。在自然呼吸条件下，此压力差产生于肺的扩张缩小所引起的肺容积的变化。可是肺本身不具有主动舒缩的能力，它的舒缩是由胸廓的扩大和缩小所引起，而胸廓的扩大和缩小又是由呼吸肌的收缩和舒张所引起。呼吸肌收缩、舒张所造成的胸廓的扩大和缩小，称为呼吸运动。因此，大气与肺泡气之间的压力差是肺通气的直接动力。呼吸运动是肺通气的原动力。

呼吸运动包括吸气和呼气两个过程。参与呼吸运动的肌肉统称为呼吸肌。收缩时使胸廓扩大、产生吸气运动的肌肉为吸气肌，主要有膈肌和肋间外肌；收缩时使胸廓缩小、产生呼气作用的肌肉为呼气肌，主要有肋间内肌和腹肌。此外，还有一些辅助吸气肌，如胸锁乳突肌、胸大肌和斜角肌，主要在深吸气时作用。

1. 平静呼吸和用力呼吸

安静状态下的呼吸称为平静呼吸。其特点是呼吸运动较为平衡均匀，每分钟呼吸频率12～18次，吸气是主动的，呼气是被动的。平静呼吸主要由膈肌和肋间外肌的舒缩完成。平静吸气时，肋间外肌收缩，牵动肋骨上提并略向外扩展，使胸廓前后径增大；膈肌位于胸腔、腹腔之间，正常位置为向上膨隆，收缩时膈顶下降，使胸腔上下径增大。胸廓的扩大牵拉肺扩张，肺容积增大，肺内压下降至低于大气压，气体进入肺，完成吸气。平静呼气时，没有呼气肌的参与，只是之前吸气时收缩的吸气肌舒张回位，从而导致胸廓和肺容积减小，肺内压上升至高于大气压，气体排出肺，完成呼气。

机体缺氧时，呼吸将加深、加快，成为深呼吸或用力呼吸，这时不仅有更多的吸气肌参与收缩，收缩加强，而且呼气肌也主动参与收缩。因此，用力呼吸的吸气和呼气均是主动的。用力吸气时，除膈肌和肋间外肌收缩，辅助吸气肌（胸锁乳突肌、胸大肌和斜角肌）也参与收缩，使胸廓进一步扩大，吸入的气体量更大；用力呼气时，除膈肌和肋间外肌舒张，呼气肌（肋间内肌和腹肌）发生收缩，使胸廓进一步缩小，呼出的气体更多。

2. 胸式呼吸和腹式呼吸

胸式呼吸是以肋间外肌舒缩活动为主的呼吸运动，主要表现为胸壁的起伏；腹式呼吸是以膈肌舒缩为主的呼吸运动，主要表现为腹部的起伏。正常成年人呼吸时，肋间外肌和膈肌同时参与，为混合式呼吸。婴幼儿因胸廓发育未成熟，主要以腹式呼吸为主，病理状态下，因胸部或腹部活动受限时，会出现某种单一的呼吸形式。

3. 肺内压

肺泡内的压力称为肺内压。平静呼吸过程中，肺内压呈周期性变化，平静吸气之初，胸廓扩大，肺随之扩张，肺容积增大，肺内压暂时下降并低于大气压 0.133～0.266kPa（1～2mmHg），空气顺气压差进入肺泡。肺内压随之逐渐升高，至吸气末，肺内压等于大气压。平静呼气初，胸廓缩小，肺也随之缩小，肺容积减小，肺内压暂时升高并高于大气压 0.133～0.266kPa（1～2mmHg），于是肺内气体顺气压差排出，至呼气末肺内压又下降至等于大气压（图 9-13）。呼吸过程中肺内压变化的程度，取决于呼吸的缓急、深浅和呼吸道阻力。

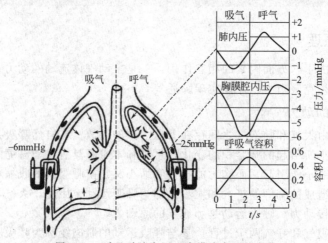

图 9-13　呼吸时肺内压、胸膜腔内压的变化

4. 胸膜腔内压

肺与胸廓在结构上并不相连，肺随胸廓的扩大和缩小，是通过胸膜腔的耦联作用实现的。胸膜腔内压为负压，其形成与作用于胸膜腔的两种压力有关：一是肺内压，使肺泡扩张；二是肺的回缩力产生的压力，使肺泡缩小。胸膜腔内的压力是这两种方向相反的压力的作用之和，即

$$胸膜腔内压＝肺内压－肺回缩压$$

由于正常人呼吸运动时，吸气末和呼气末的肺内压均等于大气压，所以

$$胸膜腔内压＝大气压－肺回缩压$$

而通常大气压被记作 0，则

$$胸膜腔内压＝－肺回缩压$$

可见，胸膜腔负压主要是由肺的回缩形成的。吸气时，肺扩张，肺回缩力增大，胸膜腔负压绝对值增大。呼气时，肺缩小，肺回缩力减小，胸膜腔负压的绝对值减小。但无论吸气还是呼气，胸膜腔内压始终为负压，究其原因，是因为在人的生长发育过程中，胸廓的生长速度比肺快，胸廓的自然容积大于肺的容积，肺始终处于被扩张的状态，肺总是表现出回缩倾向。

胸膜腔负压的生理意义：维持肺的扩张状态，并随胸廓的运动而舒缩，保证肺通气和肺换气的正常进行；降低腔静脉、胸导管和右心房的压力，有利于静脉血和淋巴液的回流。

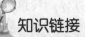

> **知识链接**
>
> 气胸是指气体进入胸膜腔，造成积气状态，称为气胸。多因肺部疾病或外力影响使肺组织和脏层胸膜破裂，或靠近肺表面的细微气肿泡破裂，肺和支气管内空气逸入胸膜腔引起。多见于男性青壮年或患有慢性支气管炎、肺气肿、肺结核者。气胸属肺科急症之一，严重者可危及生命，及时处理可治愈。

（二）肺通气的阻力

肺通气过程中遇到的所有阻止气体流动的力统称为肺通气的阻力，包括弹性阻力和非弹性阻力两种。

1. 弹性阻力

弹性阻力是指弹性组织受到外力作用变形时所产生的对抗变形的力，即回缩力，约占肺通气总阻力的70%，包括肺的弹性阻力和胸廓的弹性阻力。

（1）肺的弹性阻力　肺的弹性阻力由肺的回缩力构成，是吸气的阻力。主要来自以下两方面。

① 肺泡表面张力所产生的回缩力，约占肺弹性阻力的2/3。肺泡的内表面覆盖着一薄层液体，与肺泡内气体形成液-气面，由于液体分子之间存在引力，使液体表面趋于缩小，称为表面张力。由于肺泡是半球形，液-气面表面张力的合力指向肺泡中心，使肺泡趋于缩小。该表面张力越大，肺泡越不容易扩张。但实际情况是，肺泡表面存在一类由Ⅱ型肺泡细胞分泌的表面活性物质，这是一种复杂的脂蛋白混合物，主要成分是二棕榈酰磷脂（DPPC），呈单分子层垂直排列于肺泡表面。这层表面活性物质具有降低肺泡表面张力的作用，使肺泡的表面张力降低至原来的1/14~1/7。其生理意义为：a. 表面张力下降减小了肺的回缩力，有利于肺扩张，从而降低吸气阻力，可使吸气省力。b. 减弱了表面张力对肺毛细血管内液体的抽吸力，减少了肺泡和肺间质组织液的生成，防止发生肺水肿，有利于肺泡进行气体交换。c. 调节大、小肺泡内压，稳定肺泡容积。根据Laplace定律，肺泡回缩压（P）与肺泡表面张力（T）成正比，与肺泡半径（r）成反比，即$P=2T/r$。正常人的肺由大小不等且彼此相连通的肺泡构成，如果大、小肺泡表面张力相等，则大肺泡因半径大而回缩压小；小肺泡反之则回缩压大，气体则会顺压力差从小肺泡流入大肺泡，从而导致大肺泡膨胀而小肺泡趋于塌陷。然而，此现象在正常人体中并不会发生，原因是肺泡表面活性物质的分子密度可随肺泡表面积的变化而变化，大、小肺泡表面活性物质的分子密度不同，其降低肺泡表面张力的作用效果也不同。大肺泡因其表面积大，表面活性物质分子密度小，降低表面张力的作用较弱；而小肺泡因其表面积小，表面活性物质分子密度大，降低表面张力的作用较强，这就使大、小肺泡内的回缩压趋于平衡，有利于维持肺泡的稳定。

② 肺弹性纤维产生的回缩力，约占肺弹性阻力的1/3。肺组织内的弹性纤维，在肺扩张时被牵拉，产生弹性回缩力。在一定范围内，肺被扩张的越大，该弹性回缩力越大，肺的弹性阻力越大。

综上所述，肺的弹性阻力包括肺泡表面张力和肺弹性纤维的弹性回缩力，它是吸气的阻力，而对呼气来说却是动力。当肺水肿、肺充血、肺组织纤维化或肺表面活性物质减少时，肺的弹性阻力增加，肺不易扩张，吸气阻力增大，患者表现为吸气困难；而在肺气肿时，肺弹性纤维被破坏，弹性阻力减小，肺泡内气体不易呼出，肺内残余气体量增大，患者表现为呼气困难。

（2）胸廓弹性阻力　胸廓弹性阻力即胸廓弹性成分的回缩力。胸廓弹性阻力与肺不同。

肺的弹性回缩力方向是使肺回缩，始终是吸气的阻力。而胸廓是一个双向弹性体，其弹性回缩力的方向随胸廓所处位置而改变。当胸廓处于自然位置（平静吸气末，肺容量约为肺总量的67%）时，胸廓未变形，其弹性回缩力为零；当胸廓小于自然位置（平静呼气末，肺容量小于肺总量的67%）时，弹性回缩力向外，是吸气的动力、呼气的阻力；当胸廓大于自然位置（深吸气时，肺容量大于肺总量的67%）时，其回缩力向内，是吸气的阻力、呼气的动力。胸廓畸形、胸腔积液、肥胖等患者，胸廓弹性阻力增大，不利于肺通气。

（3）肺和胸廓的顺应性　肺和胸廓的弹性阻力大小常用顺应性来表示。顺应性是指在外力作用下，弹性组织扩张的难易程度。容易扩张的，顺应性大，弹性阻力小；反之则顺应性小，弹性阻力大。在某些病理情况下，如肺水肿、肺纤维化或肺泡表面活性物质减少时，肺弹性阻力增大，顺应性下降，肺不易扩张，可导致吸气困难；而肺气肿是因为肺的弹性组织被破坏，弹性阻力减小，肺顺应性增大，但肺回缩力减小，可导致呼气困难。

2. 非弹性阻力

非弹性阻力为动态阻力，包括气道阻力、黏滞阻力（组织阻力）、惯性阻力。气道阻力是指气体通过呼吸道时，气体分子间及气体分子和呼吸道壁之间的摩擦力，是非弹性阻力的主要组成，占非弹性阻力的80%~90%。黏滞阻力即组织阻力，是呼吸时组织相对位移所产生的摩擦力，此力较小。惯性阻力是指气流在发动、变速、转向时因气流和组织的惯性所产生阻力，平静呼吸时，此力可忽略不计。

气道阻力受气流速度、气流形式和气道管径大小的影响。气流速度快，阻力大；反之则阻力小。气流形式有层流和湍流，层流阻力小，湍流阻力大。正常呼吸时，层流为主，当气流过快或气道内有黏液、渗出物、肿瘤、异物等，造成气道不规则，则易发生湍流，阻力增大。气道阻力与气道半径的4次方成反比。正常呼吸过程中，吸气时的气道管径比呼气时稍大，因此，吸气时的气道阻力小于呼气时的气道阻力。气道管径的大小受神经、体液因素的调节。气道阻力在呼吸道各处的分布是不均匀的。上呼吸道结构不规则，总横截面积小，气流速度快，易发生湍流，是气道阻力形成的主要部位。直径小于2mm的小气道总横截面积约为大气道的30倍，以层流为主，气流速度缓慢，其阻力仅占气道阻力的10%左右。

二、肺通气功能的评价

（一）肺容积

肺容积是指肺所容纳的气体量。通常将肺可容纳的最大气体量称为肺总量。肺总量由潮气量、补吸气量、补呼气量、残气量四部分组成（图9-14）。

1. 潮气量

每次呼吸时，吸入或呼出的气体量。正常成人平静呼吸时为400~600mL，平均为500mL。运动或深呼吸时，潮气量增大。

2. 补吸气量

平静吸气末，再尽力吸气所能增加吸入的气体量。正常成人为1500~2000mL。补吸气量是吸气量的最大储备量，是衡量通气潜力的一个重要指标。

3. 补呼气量

平静呼气末，再尽力呼气所能呼出的气体量。正常成人为900~1200mL。补呼气量的大小可表示呼气储备能力。

4. 残气量

最大呼气末，肺内仍残留不能呼出的气体量。正常成人为1000~1500mL。残气量过大，表示肺通气功能不良。

知识链接

残气量/肺总量比值（残总比）是医学用语，其正常值为男 0.307，女 0.29。残气量/肺总量比值与年龄有关，随年龄而增加，老年人可达 0.50。残气量及肺总量明显增加，提示慢性阻塞性通气障碍，如肺气肿、肺心病等。

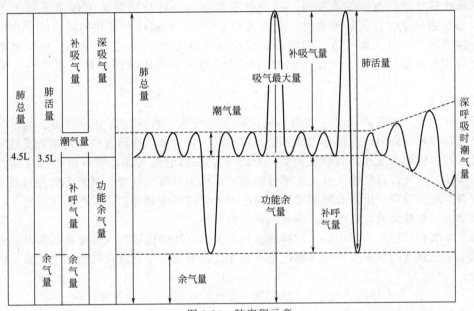

图 9-14　肺容积示意

（二）肺容量

肺容量是指肺容积中两项或两项以上的联合气体量。

1. 深吸气量

自平静呼气末做最大吸气时所能吸入的气体量，是补吸气量与潮气量之和。可作为衡量肺最大通气潜力的一个指标。

2. 功能残气量

平静呼气末，存留于肺内的气体量，是残气量与补呼气量之和。正常成人约为 2500mL。

3. 肺活量

在最大吸气后再尽力呼气，所能呼出的最大气体量。等于潮气量、补吸气量、补呼气量之和。正常成年男性约为 3500mL，女性约为 2500mL。一般测量值低于正常值的 80% 为异常。肺活量的大小反映一次呼吸时肺的最大通气能力，在一定程度上可作为肺通气功能的指标。但由于肺活量的测定不限定时间，所以是一种静态指标，不能充分反映肺组织的弹性状态和气道的畅通程度，即不能充分反映通气功能的状况。

4. 时间肺活量

又称用力肺活量，是指最大吸气后，用力尽快呼气，计算第 1、2、3 秒末呼出的气量占肺活量的百分比。正常人前三秒末的时间肺活量分别约为 83%、96%、99%。其中第 1 秒末的时间肺活量最有意义，如果低于 65% 则为不正常，通常提示有一定程度的气道阻塞。

（三）肺通气量

肺通气量是指单位时间内吸入或呼出的气体量，包括每分通气量和肺泡通气量。

1. 每分通气量

是每分钟吸入或呼出的气体总量。等于潮气量乘以呼吸频率。正常成人平静呼吸频率为 12～18 次/分，潮气量平均为 500mL，计算可得每分通气量约为 6000～9000mL。其大小受性别、年龄、身材等因素的影响。

以最快的速度尽力做深呼吸时，每分钟所能吸入或呼出的最大气体量为最大通气量或最大随意通气量。在实际测量时，通常只测 10～15s 的最深、最快的吸入或呼出的气体量，再换算成每分最大通气量。健康成人最大通气量可达 70～150L/min。它反映单位时间内充分发挥全部通气能力所能达到的通气量，是评价个体运动量最大限度的一项生理指标。

2. 肺泡通气量

是每分钟吸入肺泡的新鲜空气量。每次吸入的气体，总有一部分留在鼻、咽、喉、气管、支气管等呼吸道内，这部分气体不参与肺泡的气体交换，故将鼻腔与终末细支气管之间的呼吸道称为解剖无效腔，其容量约为 150mL。进入肺泡的气体，也可因血流在肺内分布不均而未能与血液进行气体交换，这部分肺泡容积称为肺泡无效腔。解剖无效腔与肺泡无效腔合称为生理无效腔。正常人解剖无效腔与生理无效腔基本相等。在某些病理状态下，肺泡无效腔增大，生理无效腔也增大，影响气体交换效率。

由于无效腔的存在，每次吸入的新鲜空气不能都到达肺泡进行气体交换。因此，每次吸气时真正达到肺泡的新鲜气体量为潮气量减去无效腔容量，才是真正有效的通气量，称肺泡通气量。

$$肺泡通气量 = (潮气量 - 无效腔气量) \times 呼吸频率$$

由于解剖无效腔是个常数，所以肺泡通气量主要受潮气量和呼吸频率的影响。对肺换气效率而言，深而慢的呼吸可使肺泡通气量加大，比浅而快的呼吸效率高。

第三节 气体交换与气体在血液中运输

一、气体交换

气体交换包括肺换气和组织换气。肺换气是指肺泡与肺毛细血管血液之间 O_2 和 CO_2 的交换；组织换气是指组织细胞与组织毛细血管血液之间 O_2 和 CO_2 的交换（图 9-15）。二者都是以单纯扩散的方式进行的。

（一）气体交换的原理

肺换气和组织换气都是以扩散的方式进行的。气体扩散的动力是气体分压差。在混合气体的总压力中，某种气体所占的压力为该气体的分压，其数值等于混合气体的总压力乘以该气体在混合气体中的容积百分比。

（二）肺换气

1. 肺换气过程

在肺循环过程中，肺泡气的 O_2 分压约为 104mmHg，CO_2 分压约为 40mmHg；静脉血中的 O_2 分压约为 40mmHg，CO_2 分压约为 46mmHg。气体在各自分压差的推动下，完成扩散。O_2 由肺泡扩散进入血液，CO_2 则由静脉扩散进入肺泡，静脉血变为动脉血。

O_2 和 CO_2 在血液和肺泡间的扩散极快，仅需 0.3s 左右。正常情况下，血液流经肺毛细血管的时间为 0.7s，故当血液流经肺毛细血管全长 1/3 左右时，肺换气过程就基本结束了。

2. 影响肺换气的因素

(1) 气体扩散速率　单位时间内气体扩散的容积为气体扩散速率。它的大小与多个因素有关。

① 气体分压差：气体扩散速率与气体分压差成正比。分压差越大，扩散速率高；反之，扩散速率低。

② 气体相对分子质量：气体扩散速率与气体相对分子质量的平方根成反比。

③ 气体溶解度：气体扩散速率与气体溶解度成正比。CO_2 在血浆中的溶解度约为 O_2 的 24 倍，故临床中缺 O_2 比 CO_2 潴留更为常见，呼吸困难患者往往先出现缺 O_2 症状。

④ 扩散面积和距离：气体扩散速率与扩散面积成正比，与扩散距离成反比。

⑤ 温度：气体扩散速率与温度成正比。但正常情况下人体体温相对恒定，温度对扩散速率的影响可忽略。

(2) 呼吸膜的面积和厚度　肺泡与肺毛细血管之间进行气体交换通过的结构称为呼吸膜。由六层结构组成：含肺泡表面活性物质的液体层、肺泡上皮细胞层、肺泡上皮基底膜层、肺泡与毛细血管之间的间质层、毛细血管基膜层和毛细血管内皮细胞层（图 9-16）。呼吸膜厚度不足 $1\mu m$，较薄的部位仅有 $0.2\mu m$，所以对气体的通透性非常好。正常人的肺约有 3 亿个肺泡，总扩散面积约为 $70m^2$，安静状态下，呼吸膜扩散面积约为 $40m^2$，故有相当大的贮备面积。

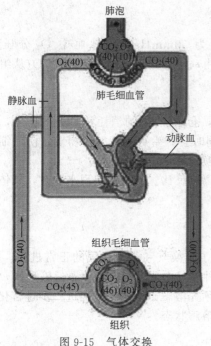

图 9-15　气体交换

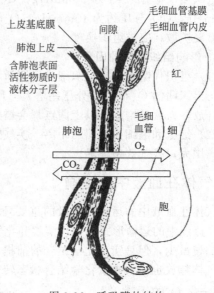

图 9-16　呼吸膜的结构

气体扩散速率与呼吸膜的厚度成反比，与膜面积成正比。临床常见的肺炎、肺充血、肺水肿、肺纤维化等，会使呼吸膜厚度增加；肺气肿、肺不张、肺叶切除或肺毛细血管部分阻塞等，会使呼吸膜面积减少。都会导致气体扩散速率下降。

(3) 通气/血流比值（V/Q）　通气/血流比值是指每分钟肺泡通气量（V）与每分钟肺血流量（Q）的比值。正常成人安静状态下，每分钟肺泡通气量约为 4.2L，每分钟肺血流量约为5L，通气/血流比值约为 4.2/5＝0.84。在此情况下，肺泡通气量与肺血流量匹配，气体交换效率最高，静脉血流经肺毛细血管时，将全部转变为动脉血。通气/血流比值大于 0.84，常见于肺血管栓塞或右心衰竭，一部分肺泡得不到足够的血流灌注，肺泡内气体不能与血液进行充分的交换，相当于增大了肺泡无效腔；通气/血流比值小于 0.84，常见于慢性气管炎、支气管痉挛、阻塞性肺气肿、肺水肿等，此时静脉血中的气体未得到充分更新便流回心脏，相当于形成了功能性动-静脉短路（图 9-17）。以上两种情况都会降低肺换气效率，导致血液缺 O_2 和 CO_2 潴留，但主要是缺 O_2。

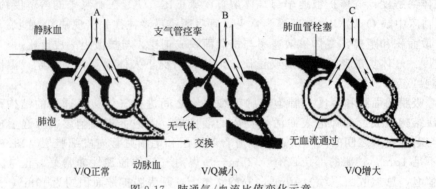

图 9-17　肺通气/血流比值变化示意

（三）组织换气

1. 组织换气过程

组织内 O_2 分压约为 30mmHg，CO_2 分压约为 50mmHg，动脉血中 O_2 分压约为 100mmHg，CO_2 分压约为 40mmHg，O_2 顺分压差由动脉血向组织细胞扩散，CO_2 从组织细胞向血液扩散，完成组织换气。

2. 影响组织换气的因素

（1）组织代谢水平　组织细胞代谢活动增强时，会增加 O_2 的消耗和 CO_2 的产生，使动脉血与组织间的 O_2 和 CO_2 分压差增大。代谢增强同时会产生更多的酸性物质，使毛细血管大量开放，血流量增多。以上两点都会增加气体交换效率。

（2）细胞和毛细血管间的距离　换气效率与距离成反比。当组织出现水肿时，气体扩散的距离增大，换气效率下降。

二、气体在血液中的运输

气体在血液中的运输是呼吸的重要环节，保证了肺换气和组织换气的正常进行。O_2 和 CO_2 在血液中的运输形式有物理溶解和化学结合两种。其中化学结合是主要运输形式，物理溶解的量虽少，但是实现化学结合的前提，气体必须先溶解于血浆，才能进一步进行化学结合。气体释放也必须先从化学结合状态转变为物理溶解状态。

（一）O_2 的运输

1. 物理溶解

进入血液中的 O_2，只有约 1.5% 是以物理溶解的方式运输。溶解方式是直接溶解在血浆和组织液中。

2. 化学结合

化学结合方式运输的 O_2 的量约占 O_2 总运输量的 98.5%。结合方式是 O_2 与红细胞内的血红蛋白（Hb）结合，形成氧合血红蛋白（HbO_2）。

该结合过程的特征如下。

① 反应快，可逆，不需要酶的催化，受 O_2 分压的影响。当血液流经 O_2 分压高的肺部时，Hb 与 O_2 结合，形成 HbO_2；当血液流经 O_2 分压低的组织时，HbO_2 与 O_2 迅速分离，释放 O_2，形成去氧血红蛋白。

② O_2 与 Hb 的结合是氧合，而不是氧化。因为 O_2 与 Hb 的 Fe^{2+} 结合形成 HbO_2 后，Fe^{2+} 仍是二价铁，化合价不变。

③ 氧合血红蛋白呈鲜红色，去氧血红蛋白呈紫蓝色。血液中去氧血红蛋白增多，达到 50g/L 以上时，会使皮肤和黏膜呈青紫色改变，称为发绀，也称紫绀。这种改变常发生在皮肤较薄，色素较少和毛细血管较丰富的部位，如唇、指（趾）、甲床等。发绀一般提示人体缺氧，但也有例外，比如严重贫血者，去氧血红蛋白浓度难以达到 50g/L，即使缺氧也无发绀；相反，红细胞过多的人，在不缺氧时也可出现发绀。

④ 1分子 Hb 可结合 4 分子 O_2。在 100% O_2 饱和状态下，1gHb 最多可结合 O_2 的量约为 1.34mL。100mL 血液中 Hb 所能结合的最大 O_2 量称为血氧容量，而 Hb 实际结合的 O_2 量称为血氧含量。血氧含量与血氧容量的百分比为血红蛋白的氧饱和度。正常人动脉血氧饱和度约为 98%，静脉血氧饱和度约为 75%。

3. 氧解离曲线

氧解离曲线是表示氧分压与血氧饱和度关系的曲线。曲线近似"S"形，可分为上、中、下三段（图 9-18）。

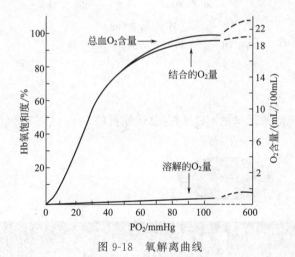

图 9-18 氧解离曲线

（1）氧解离曲线的上段　曲线较平坦，相当于 O_2 分压由 13.3kPa（100mmHg）变化到 8.0kPa（60mmHg）时，说明在这期间 O_2 分压的变化对 Hb 氧饱和度影响不大，只要 O_2 分压不低于 8.0kPa（60mmHg），Hb 氧饱和度仍能保持在 90% 以上，血液仍有较高的载氧能力，不致发生明显的低氧血症。

（2）氧解离曲线的中段　该段曲线较陡，是 HbO_2 释放 O_2 的部分。表示 O_2 分压在 5.3~8.0kPa（40~60mmHg）范围内稍有下降，Hb 氧饱和度下降较大，进而释放大量的 O_2，满足机体对 O_2 的需要。

（3）氧离曲线的下段　相当于 O_2 分压 2.0~5.3kPa（15~40mmHg），曲线最陡，表示 O_2 分压稍有下降，Hb 氧饱和度就可以大大下降，使 O_2 大量释放出来，以满足组织活动增强时的需要。因此，该曲线代表了 O_2 的贮备。表明 O_2 分压较高（曲线上段）时，血液能携带足够的 O_2，O_2 分压较低（曲线中下段）时，随着 O_2 分压的降低，血液能释出足够的 O_2

供组织利用。

4. 影响氧解离曲线的因素

影响氧解离曲线的因素很多，具体形式为：血液中的 O_2 分压升高、pH 降低、温度升高，会导致 Hb 对 O_2 的亲和力降低，促进 HbO_2 释放 O_2，曲线右移。反之，血液中 O_2 分压降低、pH 升高、温度降低，会导致 Hb 对 O_2 的亲和力提高，有利于 Hb 与 O_2 的结合，曲线左移（图 9-19）。

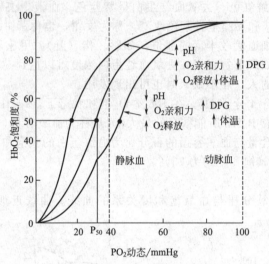

图 9-19 影响氧解离曲线的因素

（二）CO_2 的运输

1. 物理溶解

血液中以物理溶解形式运输的 CO_2 约占总运输量的 5%。（图 9-20）

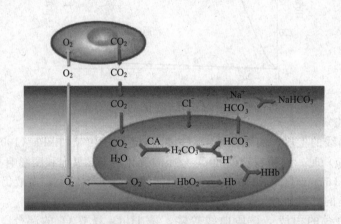

图 9-20 CO_2 在血液中运输形式

2. 化学结合

化学结合方式运输的 CO_2 约占总运输量的 95%。结合方式有两种：碳酸氢盐形式（约占 CO_2 总运输量的 88%）和氨基甲酸血红蛋白形式（约占 CO_2 总运输量的 7%）。

（1）碳酸氢盐　在组织处，CO_2 顺分压差进入血浆，溶解于血浆的 CO_2 绝大多数迅速扩散入红细胞，在碳酸酐酶的催化下与 H_2O 结合形成 H_2CO_3，H_2CO_3 又迅速解离成 H^+ 和 HCO_3^-。由于红细胞膜对负离子 HCO_3^- 和 Cl^- 的通透性较高，而对正离子的通透性较小，故 HCO_3^- 只有一小部分在红细胞内与 K^+ 结合成 $KHCO_3$；大部分顺浓度梯度进入血浆，与血浆中 Na^+ 结合成 $NaHCO_3$。同时，血浆中的 Cl^- 则进入红细胞内，使红细胞膜两侧保持电荷平衡，这种现象称为氯转移。H^+ 则迅速与氧合血红蛋白结合，生成还原血红蛋白（HHb），同时释放 O_2。在肺部，由于肺泡气 CO_2 分压低于静脉血，上述反应向相反方向进行，以 HCO_3^- 形式运输的 CO_2 逸出，扩散到肺泡被呼出体外。由此可见，此反应可逆，需要酶的参与，主要在红细胞内进行。

（2）氨基甲酸血红蛋白　进入红细胞内的 CO_2 有少部分可直接与 Hb 的氨基结合，形成氨基甲酸血红蛋白（HHbNHCOOH）。此反应迅速、可逆，不需要酶的参与。主要调节因素是氧合作用。氧合血红蛋白的酸性高，不易与 CO_2 直接结合；还原血红蛋白酸性低，容易与 CO_2 直接结合。在组织，部分氧合血红蛋白释放出 O_2，变成去氧血红蛋白，与 CO_2 结合形成氨基甲酸血红蛋白；在肺部，去氧血红蛋白与 O_2 结合形成氧合血红蛋白，促使氨基甲酸血红蛋白解离，释放出 CO_2。虽然该运输形式只占 CO_2 运输总量的 7%，不是主要的运输形式，但是效率相对较高，在肺部排出的 CO_2 有 17.5% 是以该形式释放的。

第四节　呼吸运动的调节

呼吸运动是一种节律性的活动，受意识控制，其深度和频率随体内外环境条件的改变而改变。

一、呼吸中枢与呼吸节律的形成

（一）呼吸中枢

呼吸中枢是指中枢神经系统中与产生和调节呼吸运动有关的神经元群。分布在大脑皮质、间脑、脑桥、延髓和脊髓等部位。脑的各级部位在呼吸节律产生和调节中所起作用不同。正常呼吸运动是在各级呼吸中枢的相互配合下进行的。

1. 脊髓

脊髓中支配呼吸肌的运动神经元位于第 3～5 颈段（支配膈肌）和胸段（支配肋间肌和腹肌等）前角。在延髓和脊髓间横断脊髓，呼吸就立即停止。所以，可以认为节律性呼吸运动不是在脊髓产生的。脊髓只是联系上（高）位脑和呼吸肌的中继站和整合某些呼吸反射的初级中枢。

2. 低位脑干

低位脑干指脑桥和延髓。如果在脑桥和延髓之间横切脑干，动物的呼吸节律变得不规则，表明呼吸节律产生于低位脑干。而如果延髓受损，则呼吸停止，可见延髓是呼吸运动的基本中枢。如果在动物脑桥上、中部之间横断，动物的呼吸变得深而慢；若切断双侧迷走神经，则吸气过程明显延长；表明脑桥能调整延髓呼吸神经元的活动，可抑制吸气，使吸气及时转化为呼气，故脑桥呼吸中枢称为呼吸调整中枢。

目前研究认为，基本的呼吸节律产生于延髓，但正常的呼吸节律需要延髓和脑桥呼吸中枢相互配合，共同作用。

3. 高位脑

高位脑包括大脑皮质、边缘系统、下丘脑等。也影响呼吸运动。

大脑皮质可以随意控制呼吸，日常说、唱、吞咽等动作，在一定限度内可以随意屏气或加强加快呼吸。大脑皮质对呼吸的调节系统是随意呼吸调节系统，低位脑干的呼吸调节系统是自主节律呼吸调节系统。这两个系统的下行通路是分开的。临床上有时可以观察到自主呼吸和随意呼吸分离的现象。例如在脊髓前外侧索下行的主呼吸通路受损后，自主节律呼吸甚至停止，但患者仍可进行随意呼吸。患者靠随意呼吸或人工呼吸来维持肺通气，如未进行人工呼吸，一旦患者入睡，可能发生呼吸停止。

（二）呼吸节律的形成

呼吸节律源于低位脑干，主要在延髓，但其形成机制尚未完全阐明，已提出多种假说，当前最为流行的是局部神经元回路反馈控制假说。认为吸气与呼气之间周期性转换是呼吸中枢神经网络中不同神经元之间相互作用或相互抑制的结果。

二、呼吸的反射性调节

呼吸运动往往根据机体所处内、外环境的变化做出相应反应以保证机体获得代谢所需的 O_2，并排出 CO_2。呼吸中枢接受多种感受器的传入冲动，反射性地使呼吸深度和频率发生改变，实现对呼吸的调节。调节呼吸运动的反射主要有肺牵张反射、化学感受性呼吸反射、呼吸肌本体感受性反射和防御性呼吸反射等。

（一）肺牵张反射

1868 年 Hering 和 Breuer 发现，在麻醉动物肺充气或肺扩张，则抑制吸气；肺放气或肺缩小，则引起吸气。切断迷走神经，上述反应消失，所以是反射性反应。由肺扩张或肺萎缩引起的吸气抑制或吸气兴奋的反射性呼吸变化，称为肺牵张反射（pulmonary stretch reflex），又称黑-伯反射（Hering-Breuer reflex）。它包括肺扩张反射和肺萎陷反射。

1. 肺扩张反射

是肺充气或扩张时抑制吸气的反射。感觉器位于从气管到细支气管的平滑肌中，是牵张感受器，阈值低，适应慢。当肺扩张牵拉呼吸道，使之也扩张时，感受器兴奋，冲动经迷走神经传入延髓。在延髓内通过一定的神经联系使吸气切断机制兴奋，切断吸气，转入呼气。该反射与脑桥呼吸调整中枢共同调节呼吸频率和深度。

2. 肺萎陷反射

是肺缩小时引起吸气的反射。肺萎陷反射在平静呼吸调节中意义不大，在较强的肺明显缩小时才出现，它对阻止呼气过深和肺不张等起一定作用。

（二）化学感受性呼吸反射

化学因素对呼吸的调节也是一种呼吸的反射性调节，化学因素是指动脉血或脑脊液中的 O_2、CO_2 和 H^+ 的浓度，其浓度改变可通过化学感受器反射性地引起呼吸运动变化，称为化学感受性呼吸反射。

1. 化学感受器

参与呼吸调节的化学感受器因其所在部位的不同，分为外周化学感受器和中枢化学感受器。

（1）外周化学感受器　颈动脉体和主动脉体是调节呼吸和循环的重要外周化学感受器，前者作用更强。当动脉血中 PO_2 降低、PCO_2 或 H^+ 浓度升高时，外周化学感受器受到刺激而兴奋，冲动经窦神经和迷走神经传入延髓，反射性地引起呼吸加深加快和血液循环的变化。外周化学感受器的主要作用是机体发生低氧时反射性地使呼吸运动加强。

（2）中枢化学感受器　位于延髓腹外浅表部位，中枢化学感受器不直接与动脉血接触，而是浸浴在脑脊液中，对脑脊液和局部细胞外液中的 H^+ 浓度敏感。H^+ 浓度增加时，刺激中枢化学感受器，从而引起呼吸中枢兴奋，增强呼吸运动。

2. CO_2、H^+和O_2对呼吸的影响

（1）CO_2对呼吸的影响　CO_2是调节呼吸的最重要体液因素。在一定范围内动脉血PCO_2的升高，可以加强对呼吸的刺激作用，但超过一定限度则有压抑和麻醉效应。在麻醉动物或人，动脉血PCO_2降得很低时可发生呼吸暂停，故一定水平的PCO_2对维持呼吸和呼吸中枢的兴奋性是必要的。

CO_2刺激呼吸是通过两条途径实现的：一是通过刺激中枢化学感受器再兴奋呼吸中枢，这与血液中的CO_2透过血脑屏障，生成碳酸，解离出H^+，升高脑脊液中H^+浓度有关；二是刺激外周化学感受器，反射性地使呼吸加深加快。两条途径中，以前者刺激中枢化学感受器为主。

（2）H^+对呼吸的影响　动脉血[H^+]增加，呼吸加深加快，肺通气增加；[H^+]降低，呼吸受到抑制。H^+对呼吸的调节也是通过外周化学感受器和中枢化学感受器实现的。中枢化学感受器对H^+的敏感性较外周化学感受器高，约为外周的25倍，但血液中的H^+不易透过血脑屏障，故限制了它对中枢化学感受器的作用。动脉血[H^+]主要通过外周化学感受器来实现对呼吸的调节。

（3）O_2对呼吸的影响　动脉血中PO_2降低（低O_2）可使呼吸增强、肺通气量增加。中枢化学感受器对低O_2的变化不敏感，低O_2对呼吸的刺激作用完全是通过外周化学感受器实现的。缺O_2对外周化学感受器起兴奋作用，而对呼吸中枢的直接作用则是抑制。一般情况下，缺氧可通过作用于外周化学感受器，兴奋呼吸中枢以对抗缺氧对呼吸中枢的抑制作用，从而使呼吸增强。但严重缺氧时因呼吸中枢的抑制作用占优势，可导致呼吸减弱，甚至停止。

（三）呼吸肌本体感受性反射

由肌梭和腱器官等呼吸肌本体感受器传入冲动引起的反射性呼吸变化，称为呼吸肌本体感受性反射。如肌梭受到牵张刺激时可以反射性地引起受刺激肌梭所在肌的收缩，为牵张反射，属本体感受性反射。呼吸肌本体感受性反射参与正常呼吸运动的调节，这一反射在平静呼吸时作用不明显，当运动或气道阻力增大（如支气管痉挛）时，肌梭受到较强的刺激，反射性地引起呼吸肌收缩加强，有助于克服气道阻力，以维持正常通气量。

（四）防御性呼吸反射

呼吸道的鼻、咽、喉、气管和支气管黏膜受到机械性或化学性刺激时，可引起某些对人体有保护作用的反射，称防御性呼吸反射，以清除刺激物，避免其进入肺泡。

1. 咳嗽反射

是常见的重要防御反射。它的感受器位于喉、气管和支气管的黏膜。大支气管以上部位的感受器对机械刺激敏感，二级支气管以下部位的对化学刺激敏感。传入冲动经迷走神经传入中枢延髓，触发一系列协调的反射反应，引起咳嗽反射。

咳嗽时，先是短促或深吸气，接着声门紧闭，呼气肌强烈收缩，肺内压和胸膜腔内压急速上升，然后声门突然打开，由于气压差极大，气体更以极高的速度从肺内冲出，将呼吸道内异物或分泌物排出。剧烈咳嗽时，因胸膜腔内压显著升高，可阻碍静脉回流，使静脉压和脑脊液压升高。

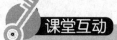

课堂互动

中枢镇咳药作用于咳嗽反射的什么部位？

2. 喷嚏反射

是和咳嗽类似的反射，不同的是：刺激作用于鼻黏膜感受器，传入神经是三叉神经，反射效应是腭垂下降，舌压向软腭，而不是声门关闭，呼出气主要从鼻腔喷出，以清除鼻腔中的刺激物。

本章小结

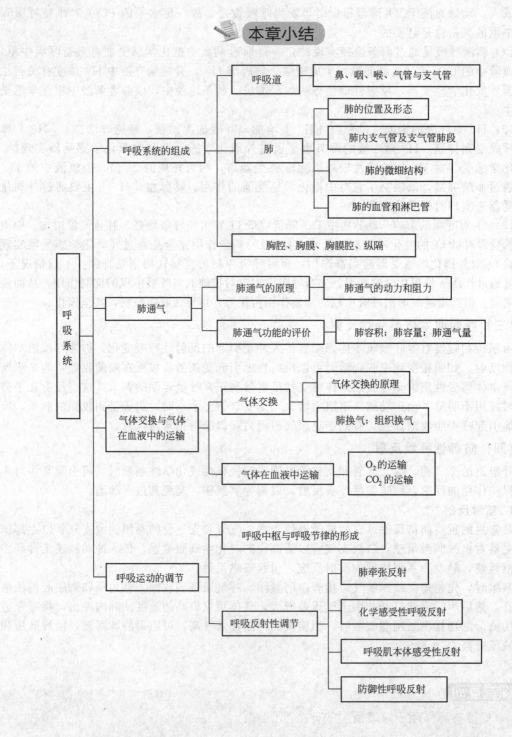

目标检测

一、名词解释
1. 腹式呼吸 2. 胸式呼吸 3. 肺活量 4. 呼吸 5. 通气/血流比值

二、单项选择
1. 体内 CO_2 分压最高的是：
   A. 静脉血液　　　B. 毛细血管血液　　　C. 动脉血液　　　D. 组织液
2. 外呼吸是指：
   A. 肺通气与肺换气　　　　　　　　B. 肺与外环境进行气体交换
   C. 肺泡气在血中运输　　　　　　　D. 肺泡与血液间气体交换
3. 肺通气是指：
   A. 肺与血液之间的气体交换　　　　B. 外界环境与气道间气体交换
   C. 肺与外环境之间的气体交换　　　D. 外界气进入气道的过程
4. 平静呼吸和用力呼吸的共同点是：
   A. 吸气是主动的　　　　　　　　　B. 呼气是主动的
   C. 吸气是被动的　　　　　　　　　D. 呼气是被动的
5. 在平静呼吸过程中，肺内压为正压的时期是：
   A. 吸气中　　　B. 吸气末　　　C. 呼气中　　　D. 呼气末
6. 决定气体扩散方向的是气体的：
   A. 分子量　　　B. 溶解度　　　C. 分压差　　　D. 温度
7. O_2 在血液中运输的主要形式：
   A. 物理溶解　　　　　　　　　　　B. 氨基甲酸血红蛋白
   C. 氧合血红蛋白　　　　　　　　　D. 高铁血红蛋白
8. 评价肺通气功能较好的指标是：
   A. 潮气量　　　B. 功能余气量　　　C. 肺活量　　　D. 时间肺活量
9. 呼吸的基本中枢位于：
   A. 脑桥　　　B. 脊髓　　　C. 延髓　　　D. 中脑
10. 某新生儿出生后不久出现进行性呼吸困难，诊断为新生儿呼吸窘迫综合征，其原因是：
    A. 肺表面活性物质丧失　　　　　　B. 支气管痉挛
    C. 肺纤维增生　　　　　　　　　　D. 肺弹性回缩力增加

三、多项选择题
1. 呼吸运动的三个环节是：
   A. 外呼吸　　　B. 胸式呼吸　　　C. 内呼吸
   D. 用力呼吸　　E. 气体在血液中的运输
2. 呼吸系统的组成包括：
   A. 气体　　　B. 肺　　　C. 肺泡在血中运输
   D. 呼吸道　　E. 胸廓

四、简答题
1. 胸内负压形成的机制及其生理意义是什么？

2. 试述影响气体交换的因素。
3. CO_2升高、H^+浓度增高及缺O_2对呼吸有何影响？简述其作用机制。
4. 呼吸运动的三个环节包括哪些？

五、课外活动

1. 请你开展小组讨论，从呼吸的全过程来分析缺氧的原因。
2. 请你开展小组讨论，利用本章所学知识分析影响呼吸的药物可能作用的环节。

第十章 消化系统

Chapter 10

学习目标

通过学习消化系统的组成及结构，理解营养物质在消化管各段的消化和吸收过程，为学习药理学消化系统药物和临床医学消化系统疾病奠定基础。

知识目标
1. 掌握消化和吸收的概念；消化系统的组成及结构；各主要器官的位置、形态和结构；胃液、胰液、胆汁的性质、成分和作用。
2. 熟悉营养物质在消化道内消化和吸收的过程；消化道平滑肌的生理特性。
3. 了解消化器官活动的调节；腹膜的概念和结构。

技能目标
观察消化系统的模型和标本并能利用显微镜观察相关组织切片标本。

第一节 消化系统的组成与结构

消化系统由消化管和消化腺两部分组成。其中消化管又称消化道，是从口腔到肛门的粗细不等的肌性管道，长 8～10m，包括口腔、咽、食管、胃、小肠（十二指肠、空肠、回肠）和大肠（盲肠、阑尾、结肠、直肠、肛管）。消化腺是分泌消化液的腺体，包括消化管壁外的大消化腺（如唾液腺、肝脏、胰腺）和消化管壁内的小消化腺（如胃腺、肠腺）两种。见图 10-1。

人体进行正常的生命活动，必须不断地从外界摄取营养物质。消化系统的主要功能就是对摄入的食物进行消化和吸收，为机体的新陈代谢提供所需的物质和能量来源。

一、消化管

在临床上，常把口腔到十二指肠这一段的消化管称为上消化道，空肠及以下的管道称为下消化道。上消化道由口腔、咽、食管、胃、十二指肠组成，下消化道由空肠、回肠以及大

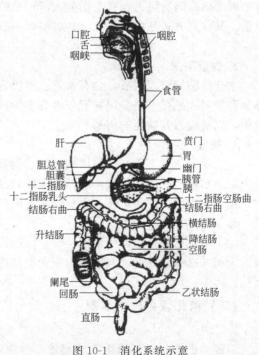

图 10-1 消化系统示意

肠组成。

(一) 消化管管壁的一般结构

消化管（除口腔和咽之外）各段的结构基本相同，由内向外一般可分为黏膜层、黏膜下层、肌层和外膜四层（图10-2）。

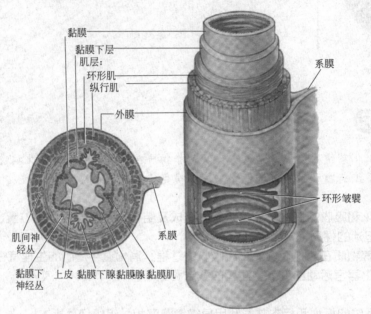

图 10-2 消化管管壁结构示意

1. 黏膜层

由内向外由上皮、固有层和黏膜肌层组成，具有保护、吸收和分泌功能。上皮衬于消化管壁内表面；固有层内含有上皮陷入所形成的腺体，腺体分泌消化液和黏液；黏膜肌层为平滑肌，其排列方式是内环、外纵，收缩时可改变黏膜的形态，有利于吸收、血液运行和腺体分泌。

2. 黏膜下层

由疏松结缔组织构成，含有血管、淋巴管、黏膜下神经丛等。黏膜具有一定移动性。大部分黏膜层和黏膜下层共同向管腔内突出形成肉眼可见的隆起，称为皱襞。皱襞扩大了内表面积，以适应器官功能的需要。

3. 肌层

除在咽、食管上段与肛门周围的肌层为骨骼肌外，其余部分的肌层均为平滑肌。平滑肌分内层环形肌、外层纵行肌两层。环形肌和纵行肌彼此协调活动，产生运动以改变器官的形态，推动腔内内容物的运转。在肌层内有肌间神经丛支配平滑肌的活动。

4. 外膜

位于消化管最外层，由薄层结缔组织构成，有纤维膜和浆膜之分。纤维膜分布于咽、食管、大肠末端等的外层，与周围组织无明显界限；浆膜表面光滑，分布于胃、大部分小肠与大肠。

(二) 消化管各段的解剖

1. 口腔

口腔（图10-3）是消化管的起始，向前经口裂通于外界，向后经咽峡与咽相通。其前壁为上、下唇，侧壁为颊，上壁为腭，下壁为口底。腭的前2/3为硬腭，后1/3为软腭，软腭后缘中央向下有突起，称腭垂（悬雍垂）。腭垂两侧各有两条弓形黏膜皱襞，前方的1对称为腭舌弓，后方的1对称为腭咽弓，前、后两皱襞间的凹陷内有卵圆形的腭扁桃体，属淋巴组织。腭垂、两侧腭舌弓和舌根共同围成咽峡，是口腔和咽的分界。

口腔借牙弓分为周边的口腔前庭和中央的固有口腔。上下牙咬合时，口腔前庭和固有口腔可通过第3磨牙后方的缝隙相连，可经此间隙插入导管。

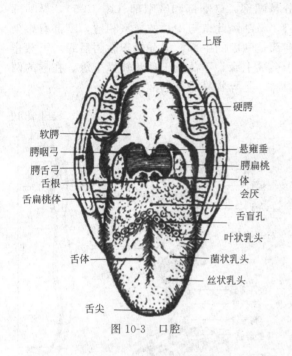
图10-3 口腔

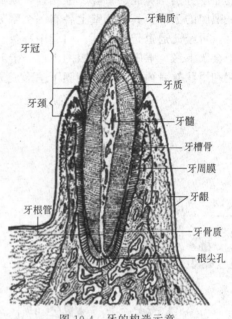
图10-4 牙的构造示意

（1）牙　嵌于上下颌骨的牙槽内，是人体内最坚硬的器官，其主要功能是咀嚼食物，辅助发音。人的一生中，先后有两组牙发生，乳牙和恒牙。乳牙一般在出生后6个月开始萌出，3岁左右出齐，共20个，6岁所有乳牙开始脱落，逐渐更换成恒牙，恒牙全部出齐共32个，上下颌各16个。

牙基本形态分为牙冠、牙颈和牙根。暴露在口腔中的部分叫牙冠；包埋在牙槽骨中的是牙根；牙冠与牙根之间的部分称为牙颈；牙颈周围是牙龈。牙冠上覆盖牙釉质，呈白色或淡黄色，有光泽。牙内部有容纳牙髓的牙腔。牙髓由神经、血管和结缔组织共同构成，感觉神经末梢丰富，发炎时可引起剧烈疼痛。见图10-4。

知识链接

牙周疾病由牙齿表面寄生的细菌刺激牙龈和牙周组织引起。早期以牙龈炎为主，常伴有牙龈瘀血和出血，主要通过洁治术（俗称洗牙）彻底清除牙石、控制菌斑及采用正确方法刷牙等治疗。如果牙龈炎继续发展，将导致牙周炎，有牙周袋形成、牙槽骨吸收、牙齿逐渐松动，是导致成年人牙齿丧失的主要原因。预防牙周疾病，需要良好的刷牙方法和使用牙线，定期检查并治疗牙石。

（2）舌　位于口腔底，由骨骼肌被覆黏膜而成，具有协助咀嚼、搅拌、吞咽食物和感受味觉及辅助发音的功能。在舌背面及侧缘有不同形状的黏膜突起称舌乳头，其中较大的轮廓乳头和呈红色钝圆形的菌状乳头上的黏膜上皮中含有味蕾，是味觉感受器，可感受酸、甜、苦、咸等各种味觉。

2. 咽

咽是一个前后略扁的漏斗形肌性管道，位于第1～6颈椎前方，上起自颅底，下续于食管，两侧是颈部的血管与神经。

咽是消化道和呼吸道的共同通道。咽的上壁、后壁及两侧壁均完整，仅前壁不完整，自上而下分别与鼻腔、口腔、喉相通，因此可分鼻咽部、口咽部和喉咽部（图10-5）。鼻咽部是咽腔的上部，其两侧壁上各有一个咽鼓管口，鼻咽经此口与中耳的鼓室相通，咽部有感染时，可经此通道延及中耳，引起中耳炎。口咽部是咽腔的中部，上开始于软腭后缘，下截止于会厌上缘。喉咽部是咽腔的下部，上开始于会厌上缘，下截止于环状软骨下缘。在喉的两侧和甲状软骨内面之间，黏膜下陷形成梨状隐窝，是异物易滞留的部位。

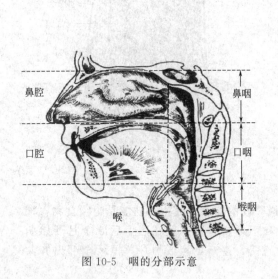

图10-5 咽的分部示意　　　图10-6 食管示意

3. 食管

也称食道，是一长条形的肌性管道，上端与咽相续，向下穿过膈肌进入腹腔，与胃的贲门相续，全长25～30cm。食管的主要功能是运送食物入胃，其次有防止呼吸时空气进入食管以及阻止胃内容物逆流入食管的作用。食管有三个狭窄部，第一狭窄位于食管的起始处；第二狭窄为食管位于左主支气管的后方与其交叉处；第三狭窄位于食管通过膈的食管裂孔处，这三个狭窄部易滞留异物，也是食管癌的好发部位（图10-6）。

4. 胃

胃是消化道最膨大的部分，位于膈肌下方，上接食管，下通小肠。具有容纳食物、分泌胃液、初步消化食物等功能。成人胃的总容量为1～2L。

（1）胃的形态和分部　胃中等充盈时，大部分位于左季肋区，小部分位于腹上区。胃有前、后两壁，上、下两缘，大、小两弯，出、入两口。上缘较短，凹向右上方，称胃小弯，最低点处称角切迹。下缘较长，凸向左下方，称胃大弯。胃的入口称贲门，与食管连接；胃的出口称幽门，下端与十二指肠连接。

胃可分四部分：贲门周围的部分称为贲门部；贲门平面以上的部分称为胃底；幽门部又

称胃窦，指胃小弯的角切迹向右至幽门之间的部分；胃体指胃底和幽门部之间的部分。胃小弯侧和幽门部是胃溃疡、胃癌的好发部位。见图10-7。

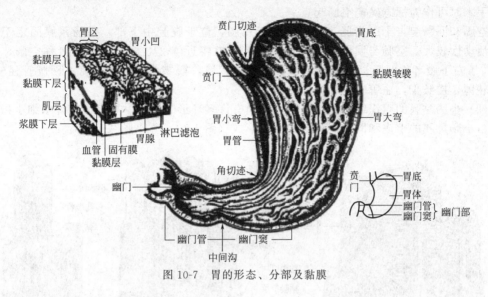

图10-7 胃的形态、分部及黏膜

（2）胃壁黏膜的结构特点

① 胃黏膜层由上皮、固有层和黏膜肌层构成。上皮为单层柱状上皮，能分泌黏液，保护胃黏膜。固有层内有许多胃腺，主要分贲门腺、幽门腺、胃底腺。贲门腺和幽门腺能分泌黏液和溶菌酶；胃底腺是分泌胃液的主要腺体，主要由颈黏液细胞、主细胞和壁细胞三种细胞组成。

② 胃黏膜肌层可分为内斜、中环、外纵三层平滑肌。环形肌在幽门处增厚形成幽门括约肌，它能调节胃内容物进入小肠的速度，也可以防止小肠内容物逆流至胃。

5. 小肠

（1）小肠的分段　上起自幽门，下与盲肠相连，成人全长5～7m，是消化管最长的一段，是营养物质消化和吸收的主要器官，分十二指肠（图10-8）、空肠和回肠三部分。

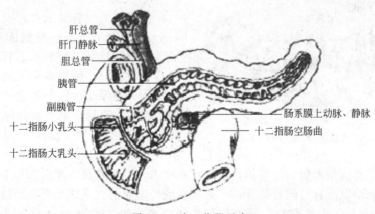

图10-8 十二指肠示意

十二指肠长约25cm，位于上腹部，紧贴腹后壁，呈"C"形包绕胰头，分为上部、降部、水平部和升部四部分。上部起自幽门，行向右后方，至肝门下方转向下，移行为降部。上部近侧与幽门相连接处的一段肠管，内壁光滑、皱襞少，临床上称十二指肠球，是十二指肠溃疡及穿孔的好发部位；降部的后内侧壁上有一纵行皱襞，其下方的圆形突起称十二指肠大乳头，是胆总管和胰管的共同开口处。十二指肠与空肠转折处形成的弯曲称十二指肠空肠曲，手术时可作为标志确定空肠起点。

空肠和回肠起自十二指肠，回肠下端接盲肠，位于腹腔中下部，借肠系膜固定于腹后壁，活动性较大。空肠与回肠间无明显界限。通常将近侧2/5位于左上腹者称空肠，远侧3/5位于右下腹者称回肠。空肠管径较大，管壁较厚，褶皱多，血供丰富；回肠管径较小，管壁较薄，褶皱少，血管较少。

（2）小肠黏膜的组织结构特点　小肠黏膜有许多环形皱襞，黏膜表面有许多细小指状突起，由小肠黏膜的上皮和固有层向肠腔突起形成（图10-9）称小肠绒毛。

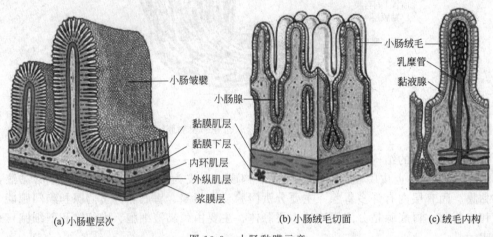

图10-9　小肠黏膜示意

绒毛上皮细胞有吸收细胞和杯状细胞两种，吸收细胞数量较多，其游离面有密集的微绒毛；杯状细胞散在于吸收细胞之间，可分泌黏液，保护和润滑黏膜。绒毛中轴为疏松结缔组织，含有毛细淋巴管（又称中央乳糜管）、毛细血管和平滑肌纤维，利于营养物质的消化吸收。

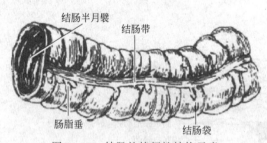

图10-10　结肠的特征性结构示意

6. 大肠

大肠是消化管的末段，成人大肠全长约1.5m，围绕于空肠、回肠的周围，包括盲肠、阑尾、结肠、直肠和肛管五部分。大肠具有吸收水分、维生素和无机盐，并使食物残渣形成粪便排出体外的主要功能。大肠管径较粗，除直肠、肛管和阑尾外，结肠和盲肠具有三种特征性结构，即结肠带、结肠袋和肠脂垂（图10-10）。

（1）盲肠　盲肠是大肠的起始部，位于右髂窝内，呈盲囊状，左接回肠末端，上与升结肠相通。回肠末端以回盲口向盲肠开口，突入盲肠处形成上、下两个半月形皱襞，称回盲瓣（图10-11），具有括约肌的作用，既可控制小肠内容物进入盲肠的速度，使之充分消化吸收，又可防止大肠内容物反流入回肠。

（2）阑尾　阑尾是蚯蚓状盲管，远端游离，连于盲肠的后内侧壁，以阑尾口通盲肠（图10-11）。阑尾根部的体表投影约在脐与右髂前上棘连线的中、外1/3交点处，称麦氏点，阑尾发炎时，此处有压痛。

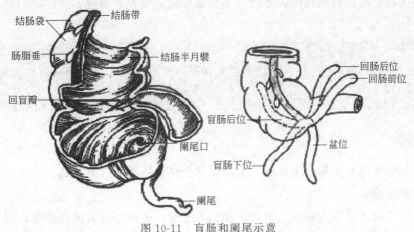

图 10-11 盲肠和阑尾示意

> **知识链接**
>
> 临床将盲肠、阑尾和回肠末端合称为回盲部,由于回肠和盲肠相交的夹角几乎垂直,易形成肠套叠,常见于小儿。

(3) 结肠 结肠位于盲肠、直肠之间,围绕在空肠、回肠周围,可分为升结肠、横结肠、降结肠和乙状结肠四部分。

(4) 直肠 直肠位于小骨盆盆腔后部、骶骨的前方,上端续于乙状结肠,下行穿过盆膈移行于肛管。直肠下端肠腔扩张,称直肠壶腹,黏膜形成突向管腔的三条半月形横皱襞,称直肠横襞,此处环形肌增厚,有承托粪便的作用(图 10-12)。

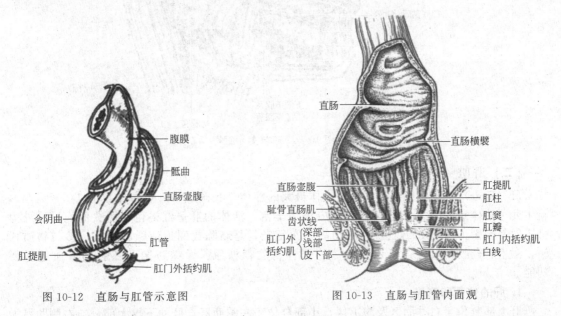

图 10-12 直肠与肛管示意图　　　　图 10-13 直肠与肛管内面观

(5) 肛管 肛管上续直肠,下止于肛门,是盆膈以下的消化管。肛管内面有 6～10 条纵行的黏膜褶皱,称肛柱,在儿童尤为明显,其内毛细血管丰富,是栓剂药物吸收的结构基

第十章　消化系统

础。肛管周围被肛门括约肌包绕，平时处于收缩状态，可控制排便。见图 10-13。

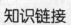知识链接

> 临床上经肛门灌肠给药时，药物可经直肠黏膜吸收，由于基本不经肝门静脉，因而发挥药效速度快。

二、消化腺

消化腺包括大消化腺和小消化腺。大消化腺包括大唾液腺、肝和胰。

（一）唾液腺

唾液腺有三对，分别为腮腺、下颌下腺、舌下腺。腮腺是最大的口腔腺，位于耳郭前下方，其导管开口于平对上颌第二磨牙的颊黏膜上。下颌下腺位于下颌骨体内侧，开口于舌下阜。舌下腺位于口底黏膜深面。下颌下腺和舌下腺均开口于口腔底部（图10-14）。

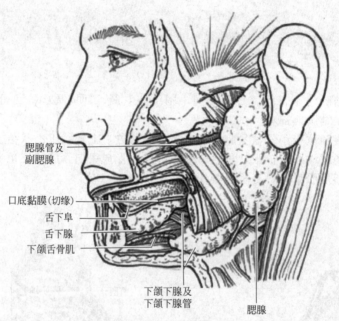

图 10-14 唾液腺示意

（二）肝脏

肝（liver）是实质性器官，也是人体最大的腺体。我国成人肝重占体重的 1/50～1/40，新生儿可达体重的 1/20。肝的血液供应极为丰富，活体的肝呈红褐色，质软而脆，受外力打击时易破裂而引起大出血。肝的功能非常复杂，是新陈代谢最活跃的器官，参与物质代谢，激素、药物的转化解毒，并具分泌胆汁、贮存糖原、吞噬防御及胚胎期造血等重要功能。

1. 肝的位置和形态

肝大部分位于右季肋区及腹上区，小部分位于左季肋区。肝的下界大部分与右侧肋弓大体一致，正常成人一般在右肋弓下不能触及。肝呈楔形，可分为上、下两面，前、后两缘。肝上面膨隆，借韧带与膈肌相连，故又称膈面；下面凹凸不平，与腹腔器官相邻，故又称脏

面（图 10-15～图 10-16）。

肝脏面有一呈"H"形的沟，为左、右纵沟和横沟，横沟又称肝门，肝管、肝动脉、肝门静脉、神经、淋巴管等由此出入。肝借此"H"形沟分为四叶：右纵沟右侧为右叶；左纵沟左侧为左叶；左、右纵沟之间在肝门前方为方叶；肝门后方为尾状叶。肝门右前方有胆囊，右后方有下腔静脉。

2. 肝的组织学构造

肝的表面包有一层浆膜，称为被膜。被膜的结缔组织于肝门处随门静脉、肝固有动脉、肝静脉和肝管的分支伸入肝内，将肝实质分隔成几十万个结构相同的肝小叶。

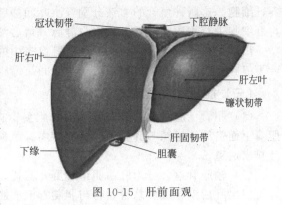

图 10-15 肝前面观

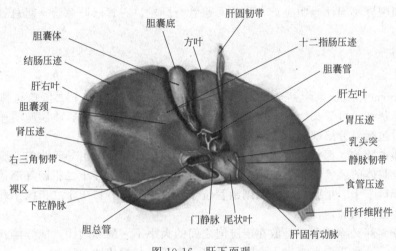

图 10-16 肝下面观

肝小叶是肝的基本结构和功能单位，呈多棱柱形，高约 2mm，宽约 1mm（图 10-17）。每个肝小叶中央有一条小静脉穿行，称为中央静脉。中央静脉周围有呈放射状排列的肝细胞，称肝板（又称肝细胞索）。肝板之间的空隙是肝血窦，即扩大的毛细血管，窦壁有肝巨噬细胞，能吞噬异物。血液从肝小叶的周边经肝血窦流向中央，汇成中央静脉。肝板内，相邻肝细胞的细胞膜局部凹陷形成微细管道，称胆小管，它们相互连通成网，从肝小叶中央向周边部走行。相邻的几个肝小叶之间，结缔组织较多，含有小叶间静脉、小叶间动脉和小叶间胆管等三种伴行的管道，此区域称肝门管区。

3. 肝的血液循环

入肝的血管有两套——肝门静脉和肝固有动脉。肝门静脉是肝的功能性血管，把从消化管吸收来的营养物质输入肝内，供肝细胞代谢和转化。肝固有动脉是肝的营养血管，供应含氧丰富的动脉血，营

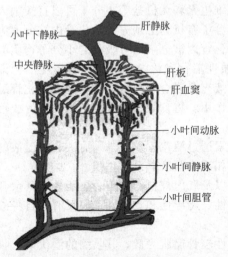

图 10-17 肝小叶立体模式

养肝细胞。这两种血管的血液分别经小叶间静脉和小叶间动脉进入肝血窦，血液在肝血窦内与肝细胞进行物质交换后汇入中央静脉，最后汇入肝静脉，出肝入下腔静脉。

出肝的血管有一套——肝静脉。肝血窦中的血液经肝小叶周边流向中央静脉，再汇成小叶下静脉。小叶下静脉单独走行于小叶间结缔组织内，最后汇集成肝静脉出肝入下腔静脉。

（三）胆囊和输胆管道

（1）胆囊　胆囊位于肝右叶下面的胆囊窝内，容量为 40～60mL，可贮存和浓缩胆汁。胆囊上面借结缔组织与肝相连，下面游离。胆囊可分为底、体、颈、管四部分，胆囊管为胆汁排出通道。

（2）输胆管道　分为肝内胆道和肝外胆道。肝内胆小管逐渐汇成肝左管和肝右管，两管经肝门出肝后汇合成肝总管，再与胆囊管汇成胆总管。胆汁可经十二指肠大乳头的开口流入十二指肠；或由胆总管转经胆囊管入胆囊贮存。胆总管在开口前与胰管汇合形成略膨大的肝胰壶腹，其周围有肝胰壶腹括约肌，能够收缩与舒张，调节胆汁和胰液的排出。胆汁排出途径如下：肝细胞分泌胆汁→胆小管→小叶间胆管→肝左、右管→肝总管→胆总管→十二指肠

胆囊

（四）胰

胰（pancreas）呈长条形，全长 14～20cm，位于胃的后方，十二指肠与脾门之间。质地柔软，色泽灰红，可分头、体、尾三部分。胰外有结缔组织被膜，将胰腺实质分隔为许多小叶。腺实质包括外分泌部和内分泌部。

外分泌部占胰的大部分，由腺泡和导管组成，腺泡分泌胰液由导管收集，腺泡的导管汇入一条横贯全腺体的胰管，胰管经胰头穿出，沿途收集胰液，在十二指肠降部壁内与胆总管汇合，共同开口于十二指肠大乳头。副胰管位于胰管上方，开口于十二指肠小乳头。分泌的胰液由此两处流入肠腔内。

胰的内分泌部又称胰岛，是散在于腺泡之间的大小不一的细胞团，能分泌胰岛素与胰高血糖素等激素。这些激素直接进入血液和淋巴，主要参与糖代谢的调节。

第二节　消化与吸收

人体所需的营养物质来源于食物。食物中的水、维生素和无机盐等小分子可以直接被人体吸收利用，而蛋白质、糖类和脂肪等结构复杂的大分子有机物必须先在消化管内被分解为结构简单的小分子物质，才能被吸收利用。食物在消化管内被分解为可吸收的小分子物质的过程称为消化（digestion）。消化的方式有两种：机械性消化和化学性消化。机械性消化即通过消化管的运动，将食物磨碎，同时使食物与消化液充分混合，并将食物不断向消化管远端推进的过程。化学性消化即通过消化液中消化酶的作用，将食物中的大分子物质分解成可吸收小分子的过程。

食物消化后的小分子物质以及水、无机盐和维生素透过消化管黏膜进入血液和淋巴液的过程称为吸收（absorption）。消化和吸收是两个相辅相成、紧密联系的过程。

在整个消化管中，除口腔、咽、食管上端的肌肉以及肛门外括约肌是骨骼肌外，其余都是平滑肌。消化管平滑肌具有肌组织的共性，如兴奋性、传导性和收缩性，但又有其自身的特点。

（1）兴奋性低、收缩缓慢　消化管平滑肌的兴奋性较骨骼肌为低，其收缩的潜伏期、收缩期和舒张期均较长，而且收缩缓慢。

(2) 自律性　离体消化管平滑肌置于适宜的环境中，仍能进行良好的节律性运动，但频率较缓，节律性也远不如心肌规则。

(3) 紧张性　消化管平滑肌经常保持微弱的持续收缩状态，即具有一定的紧张性。与维持消化管内一定的基础压力并使消化管各部分保持一定的形状和位置有关。同时，消化管平滑肌的各种运动也是在紧张性收缩的基础上进行的。

(4) 富有伸展性　消化管平滑肌能适应需要进行很大的伸展，这使中空的消化器官（如胃）可容纳数倍于自己原始体积的食物而不发生明显的压力变化。

(5) 对理化刺激的敏感性　消化管平滑肌对电刺激不敏感，而对牵张刺激、温度和化学刺激敏感，对某些生物活性物质的刺激则特别敏感。例如，微量的乙酰胆碱可使其收缩，微量的肾上腺素使其舒张；温度的突然改变或牵拉消化管平滑肌均可引起强烈收缩等。

一、消化管各部的消化功能

（一）口腔内消化

消化过程从口腔开始。口腔内消化以机械式消化为主，通过咀嚼将食物磨碎，并与唾液混合，形成食团。唾液中的唾液淀粉酶可对食物中的淀粉进行初步的化学性消化。

1. 咀嚼和吞咽

咀嚼是由各咀嚼肌的有序收缩所完成的复杂的反射性动作，受意识控制。其作用是利用牙齿将大块食物切割并研磨，并经舌的搅拌使食物变成小块，与唾液充分混合而形成食团，便于吞咽。

吞咽是指食团由口腔通过咽和食管推送到胃的过程，是一种复杂的反射性动作。吞咽可分为三期：第一期由口腔到咽，是由大脑皮质控制的随意动作，主要依靠舌的翻卷将食团由舌背推至咽部；第二期由咽至食管上段，是食团刺激咽部感受器引起的咽部一系列肌群反射性动作，软腭上升封闭鼻咽通路，喉头上升封闭咽与气管通路，呼吸暂停，咽肌收缩，食管上口张开，食团从咽被挤入食管；第三期沿食管下行至胃，食团进入食管后，引起食管的蠕动，将食团由贲门推送入胃内。

蠕动是消化管平滑肌的顺序收缩产生的一种向前推进的波形运动。蠕动是消化管的基本运动形式，食管蠕动表现为食团上端平滑肌收缩，下端平滑肌舒张，食团不断向下推送。

2. 唾液的生理功能

唾液是由口腔周围三对大唾液腺（腮腺、颌下腺和舌下腺）和口腔黏膜中散在的许多小唾液腺分泌的无色、无味近中性（pH 为 6.0~7.4）的低渗混合液。唾液的主要成分是水，约占 99%，正常成人每日分泌量为 1.0~1.5L，其余成分主要是黏蛋白、球蛋白、唾液淀粉酶、溶菌酶等有机物和 Na^+、K^+、Ca^{2+}、HCO_3^- 和 Cl^- 等无机物。

唾液的主要作用：①湿润和溶解食物，以利咀嚼、吞咽和引起味觉。②清洁和保护口腔。唾液能清除口腔内的残余物质，冲淡有害物质，溶菌酶和免疫球蛋白能杀灭细菌、病毒。③唾液淀粉酶能将淀粉分解为麦芽糖，其 pH 近于中性。④唾液还具有排泄功能，进入体内的铅和汞等都可部分随唾液排出。

> **知识链接**
>
> 有些生物活性物质如类固醇激素可从唾液排出，因此收集唾液检测某些生物活性物质操作方便、检测敏感，可代替血液检测。

（二）胃内消化

胃是消化管最膨大的部位，具有暂时贮存和消化食物的作用。食物入胃后，通过胃壁肌肉的机械性消化使食物与胃液混合成为食糜，并通过胃液的化学性消化使食物中的蛋白质初步分解。之后，食糜分批排入十二指肠。

1. 胃的运动

胃通过运动实现机械式消化，胃在消化期和非消化期具有不同的运动形式。

（1）消化期胃运动的主要形式

① 紧张性收缩：是指胃壁平滑肌经常保持着一定程度的收缩状态，能保持胃内一定的压力和维持胃的形状、位置。有助于胃液渗入食物内部，协助食糜向十二指肠移行。

② 容受性舒张：当咀嚼和吞咽时，食物对口腔、咽和食管等处的感受器刺激反射性引起胃底和胃体的平滑肌舒张，称为容受性舒张。其生理意义是使胃能容纳和贮存食物，而维持胃内压基本不变，以贮存食物，防止食糜过早地排入十二指肠。

蠕动食物进入胃后约 5min，胃即开始蠕动，蠕动波从胃体中部开始，逐渐向幽门推进。胃反复蠕动可使胃液与食物充分混合，并推送胃内容物分批通过幽门入十二指肠。

（2）非消化期胃运动的主要形式　在非消化期即空腹状态下，胃运动呈现以间歇性强力收缩并伴有较长静息期为特征的周期性运动，称为移行性复合运动，始于胃体上部，向肠道方向扩布，每一周期为 90~120min。其生理意义是将上次进食后遗留的食物残渣和积聚的黏液推送至十二指肠，为下次进食做准备。

（3）**胃排空**　食糜由胃排入十二指肠的过程称胃排空。其一般在食物入胃约 5min 开始，间断进行。胃排空速度与食物的物理性状和化学组成有关，流体食物比固体食物排空快，小颗粒食物比大颗粒食物排空快。三种营养物质的排空速度依次是糖类、蛋白质、脂肪。胃紧张性收缩和蠕动产生的胃内压是胃排空的动力，食糜在压力差的作用下进入十二指肠，混合食物完全排空需要 4~6h。

（4）**呕吐**　是将胃和肠内容物经口腔强力驱出体外的反射性动作。引起呕吐的原因很多，机械性和化学性刺激作用于舌根、咽、胃、大小肠、胆总管、泌尿生殖器官等处的感受器可引起呕吐；视觉、味觉、嗅觉和内耳前庭位置觉等感受器受到异常刺激时也可引起呕吐。

呕吐是一种具有保护意义的防御反射，中枢位于延髓。当颅内压增高时（如脑水肿、脑肿瘤），可直接刺激呕吐中枢而引起呕吐。呕吐可将胃内有害的物质排出，临床上可利用催吐抢救药物或食物中毒的患者。但长期剧烈的呕吐，不仅影响正常进食和消化，而且使大量消化液丢失，造成体内水、电解质和酸碱平衡的紊乱。

某些中枢性催吐药如阿扑吗啡，能够刺激呕吐中枢附近的化学感受区，兴奋呕吐中枢，引起呕吐。呕吐反射中枢以及传入、传出神经纤维中含有多巴胺、5-羟色胺、组胺及胆碱能神经纤维，通过释放相应的神经递质参与呕吐反应，应用相应的受体阻断剂可降低呕吐中枢的活动，临床用作止吐药，治疗和预防晕动病、颅脑损伤及化疗引起的恶心、呕吐。

2. 胃液及其作用

胃黏膜是一个复杂的分泌器官，含有外分泌腺和多种内分泌细胞。外分泌腺有：①贲门腺，分布在胃与食管连接处，主要由黏液细胞构成，为黏液腺；②幽门腺，分布在幽门部，分泌碱性黏液；③泌酸腺，分布在胃底和胃体部，由壁细胞、主细胞和颈黏液细胞组成，分别分泌盐酸、胃蛋白酶原和黏液。胃液是由这三种腺体和胃黏膜上皮细胞的分泌物的混合液。胃黏膜内分散有多种内分泌细胞，其中 G 细胞分泌促胃液素，D 细胞分泌生长抑素，肠嗜铬样细胞分泌组胺。

纯净的胃液是一种无色透明的酸性液体，pH 值为 0.9~1.5。正常成人胃液分泌量为

1.5～2.5L/d。胃液主要成分有盐酸、胃蛋白酶原、黏液和内因子等。

(1) 盐酸　又称胃酸，由胃腺壁细胞分泌。有两种存在形式：一种是游离酸，为主要形式；另一种是与蛋白质结合的结合酸。两者酸度的总和称为总酸度。壁细胞分泌 H^+ 是逆浓度差进行的主动耗能过程，通过质子泵来完成。一些抑制胃酸分泌、治疗溃疡的药物，如奥美拉唑就是通过作用于质子泵发挥药理作用的。

盐酸的生理作用：①激活胃蛋白酶原成为有活性的胃蛋白酶，并为胃蛋白酶提供适宜的酸性环境；②使食物中蛋白质变性而易于分解；③杀死随食物入胃的细菌；④盐酸进入小肠后可促进胰液、胆汁和小肠液的分泌；⑤盐酸所形成的酸性环境有利于小肠对 Ca^{2+} 和 Fe^{2+} 的吸收。

胃酸分泌过少时，细菌易在胃内生长，产生腹胀、腹泻等消化不良症状。胃酸分泌过多，对胃和十二指肠黏膜具有侵蚀作用，可能是溃疡病发病的主要原因之一。

(2) 胃蛋白酶原　由胃腺主细胞分泌，胃蛋白酶原是无活性的，在胃酸作用下，转变为具有活性的胃蛋白酶。已激活的胃蛋白酶也能激活胃蛋白酶原。胃蛋白酶能水解食物中的蛋白质，主要产物是胨、少量多肽和氨基酸。但胃蛋白酶最适 pH 为 2.0，随着 pH 的增高，其活性降低，当 pH 大于 5 时，胃蛋白酶将发生不可逆变性，失去活性。

口服抗酸药可中和胃酸，提高胃的 pH，降低胃蛋白酶的活性，故能缓解溃疡的疼痛。胃蛋白酶与稀盐酸同服可辅助治疗胃酸和消化酶分泌不足引起的消化不良。

(3) 黏液和碳酸氢盐　黏液由胃黏膜表面的上皮细胞和胃腺中的黏液细胞共同分泌，主要由糖蛋白组成。黏液呈胶冻状，覆盖在胃黏膜表面，黏液还能与胃黏膜上皮细胞分泌的 HCO_3^- 一起形成"黏液-碳酸氢盐屏障"，黏液有润滑作用，能减少坚硬粗糙食物对胃黏膜的机械损伤，黏稠的黏液可限制胃液中的 H^+ 向胃黏膜的扩散速度；同时 HCO_3^- 可中和 H^+，阻止其从胃腔向胃黏膜弥散，使胃黏膜免受 H^+ 的侵蚀和胃蛋白酶的消化，对胃黏膜具有保护作用。

除黏液-碳酸氢盐屏障外，胃黏膜上皮细胞顶端膜与相邻细胞间的紧密连接构成了胃黏膜屏障，可防止胃腔内 H^+ 向胃黏膜内扩散，对胃黏膜也起保护作用。胃黏膜还能通过合成和释放某些前列腺素抑制胃酸和胃蛋白酶原的分泌，刺激黏膜和 HCO_3^- 的分泌，使微血管扩张，增加黏膜的血流量，有助于胃黏膜的修复和维持其完整性。

(4) 内因子　内因子是由胃腺壁细胞所分泌的一种糖蛋白，其作用是与食物中的维生素 B_{12} 结合，形成内因子-维生素 B_{12} 复合物，保护维生素 B_{12} 不被小肠内消化酶所破坏，并促进回肠黏膜上皮对维生素 B_{12} 的吸收。如果内因子分泌不足，将引起维生素 B_{12} 吸收障碍，影响红细胞的成熟，可引起巨幼红细胞性贫血。

(三) 小肠内消化

小肠内消化是整个消化过程中最重要的阶段。在小肠内，食糜受到胰液、胆汁和小肠液的化学性消化及小肠运动的机械性消化，最终转变成可被吸收的小分子物质，未被消化的食物残渣从小肠推入大肠。

1. 小肠的运动

小肠通过运动，继续研磨食糜并使之与消化液混合，与肠壁广泛接触，促进消化和吸收，同时继续推送食糜。

(1) 紧张性收缩　是小肠进行其他运动的基础，可使小肠保持一定的肠内压，并维持一定的形态和位置。在进餐后显著增高，有助于食糜与消化液充分混合并与小肠黏膜相接触，利于吸收，并加快食糜的推进速度。

(2) 分节运动　是一种以环形肌节律性收缩和舒张为主的节律性运动，是小肠特有的运

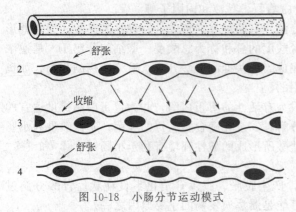

图 10-18 小肠分节运动模式

动形式。在食糜所在的一段肠管上，一定间隔的环形肌同时收缩，把食糜分割成许多节段；随后，收缩的部位舒张而舒张的部位收缩，使原来的食糜节段分割成许多节段，而邻近的两半食糜重新合拢形成新的节段，如此反复进行（图 10-18）。分节运动的生理意义为：①使食糜与消化液充分混合，有利于化学性消化；②使食糜与肠壁紧密接触，为吸收创造条件；③挤压肠壁，促进血液和淋巴回流，有利于吸收。

（3）蠕动 是小肠通过环形肌和纵行肌顺序收缩引起的波形运动。蠕动把食糜自十二指肠向回肠末端推进，最后通过回盲口进入结肠。近端小肠的蠕动大于远端，通常每个蠕动波将食糜向前推进一段短距离便消失。小肠蠕动的意义在于使经过分节运动的食糜向前推进一段，到达新的肠段开始新的分节运动。

小肠还常见一行进速度很快、传播较远的蠕动，称蠕动冲。它可将食糜从十二指肠一直推送到小肠末端，甚至推送到大肠。蠕动冲常见于进食过程中，可能是由吞咽动作或食糜刺激十二指肠引起的反射，有些泻药的刺激也可引起蠕动冲。

2. 小肠内的化学性消化

（1）胰液及其作用 胰液是由胰腺的腺泡细胞和小导管管壁上皮细胞所分泌的一种无色的碱性液体，经胰腺导管排入十二指肠，其 pH 为 7.8～8.4，每日分泌量为 1.0～2.0L。胰液含有碳酸氢盐、大量的水、无机离子及各种消化酶，是最重要的消化液，具有很强的消化作用。

碳酸氢盐由胰腺小导管管壁上皮细胞分泌，可中和进入十二指肠的胃酸，保护肠黏膜免受胃酸的侵蚀，并为小肠内多种消化酶的活动提供最适宜的 pH 环境。

胰液中的消化酶由胰腺的腺泡细胞分泌，主要有胰淀粉酶、胰脂肪酶、胰蛋白酶原和糜蛋白酶原，前两种酶具有活性。胰淀粉酶可将淀粉水解为糊精、麦芽糖及麦芽寡糖；胰脂肪酶可分解甘油三酯为脂肪酸、甘油一酯和甘油，是消化脂肪的主要消化酶，但需在辅脂酶的帮助下才能发挥作用。胰蛋白酶原和糜蛋白酶原是以无活性的酶原形式存在于胰液中。当胰液进入小肠后，小肠液中的肠致活酶激活胰蛋白酶原成为具有活性的胰蛋白酶。此外，酸和胰蛋白酶也能使胰蛋白酶原激活。激活的胰蛋白酶可以将糜蛋白酶原激活为糜蛋白酶。胰蛋白酶和糜蛋白酶都能水解蛋白质，二者共同作用时，可使蛋白质分解为小分子的多肽和氨基酸。糜蛋白酶还有较强的凝乳作用。

胰液中还含有羧基肽酶、核糖核酸酶、脱氧核糖核酸酶等水解酶。胰液中含有的消化酶种类最多，消化能力最强。如果胰液分泌障碍，会明显影响蛋白质和脂肪的消化和吸收，进而影响脂溶性维生素的吸收，但对糖的影响不大。

> **知识链接**
>
> 正常情况下，胰液中的蛋白水解酶以酶原形式被分泌，故并不能消化胰液自身。但当胰腺受到损伤或导管阻塞时，大量的胰液汇集在胰组织中，胰蛋白酶原在胰组织中被激活，对组织自身进行消化，引起急性胰腺炎。

（2）胆汁及其作用 胆汁是由肝细胞分泌的。在消化期，肝细胞分泌的胆汁由肝总管流出，经胆总管入十二指肠；在非消化期，胆汁则由肝总管转入胆囊管入胆囊贮存，当需要时再由胆囊排出至十二指肠。刚从肝细胞分泌出来的胆汁称肝胆汁，呈弱碱性（pH 7.4）；贮存于胆囊的胆汁称胆囊胆汁，呈弱酸性（pH 6.8）。

胆汁成分复杂，除水、钠、钾、钙、碳酸氢盐等无机成分外，还有胆盐、胆固醇、卵磷脂和黏蛋白等有机成分，胆汁中没有消化酶。胆盐是胆汁酸与甘氨酸或牛磺酸结合形成的钠盐或钾盐，是胆汁参与消化和吸收的主要成分。胆汁中的胆盐、胆固醇和卵磷脂保持一定的比例是维持胆固醇呈溶解状态的必要条件。当胆固醇分泌过多或胆盐、卵磷脂合成减少时，胆固醇容易沉积而形成胆结石。

胆汁的主要作用如下。①乳化脂肪：胆汁中的胆盐、胆固醇和卵磷脂等都可作为乳化剂，降低脂肪的表面张力，使脂肪乳化成微滴，增加胰脂肪酶的作用面积，促进脂肪的消化分解。②促进脂肪吸收：胆盐分子可聚合成微胶粒，亲水面向外，疏水面向内，把脂肪分解产物及脂溶性物质包裹其中，使之到达肠黏膜吸收。③促进脂溶性维生素吸收：胆汁通过促进脂肪分解产物吸收的同时，也促进脂溶性维生素的吸收。④利胆作用：胆汁排入小肠后，90%的胆汁在回肠末端被重新吸收入血，通过肝门静脉重新运送回肝脏，促进胆汁分泌，这个过程称为胆盐的肠肝循环。所以，胆盐可作为利胆剂，通过肠肝循环发挥利胆作用。

（3）小肠液及其作用　小肠液由小肠黏膜中的十二指肠腺和小肠腺分泌，呈弱碱性，pH约为7.6。成人每日分泌量为1.0～3.0L，其中除水和无机盐外，还含有肠激酶、黏蛋白等。

小肠液的主要作用有：①保护十二指肠黏膜免受胃酸侵蚀；②稀释小肠内消化产物，使其渗透压降低，利于营养物质的吸收；③小肠液中的肠致活酶可激活胰蛋白酶原，有助于蛋白质的消化。

（四）大肠内消化

大肠内没有重要的消化活动，运动少而慢，其主要功能是暂时贮存食物残渣，吸收部分水分、无机盐和由大肠细菌合成的B族维生素、维生素K等物质，形成并排出粪便。

1. 大肠的运动与排便

（1）大肠的运动形式　大肠运动少而慢，对刺激的反应较迟缓，这些特点有利于大肠暂时储存粪便。大肠的主要运动形式有以下几种。①袋状往返运动：由环形肌不规律地收缩引起，空腹时多见，使结肠袋中的内容物向两个方向做短距离的位移。②多节或多袋推进运动：是一个结肠袋或多个结肠袋收缩，其内容物被推移到下一段的运动，进食后或结肠受到拟副交感药物（M受体激动剂）刺激时，这种运动增加。③蠕动：由一些稳定向前的收缩波组成，比较缓慢，能向前推进肠内容物。此外，大肠还有一种行进快且传播远的蠕动，称为集团蠕动，通常始于横结肠，可将大肠内容物快速推送到乙状结肠或直肠。集团蠕动多见于起床后、进食后，引起便意。

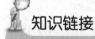
知识链接

应用刺激结肠推进性蠕动的药物如酚酞、比沙可啶等可促进排便。硫酸镁等盐类泻药口服后在肠道难被吸收，使肠内容物为高渗状态，可抑制水分的吸收，增加肠容积，刺激肠蠕动，可用于外科手术前或结肠镜检查前排空肠内容物。

（2）排便反射　食物残渣在大肠内停留十余小时，其中部分水分被大肠黏膜吸收，食物残渣经大肠内细菌的发酵和腐败作用，连同脱落的肠上皮细胞、大量的细菌、代谢产生的废物（如胆色素衍生物）以及某些重金属（如钙、铅、汞）等形成粪便。

粪便主要存于结肠下部，平时直肠内通常没有粪便。当肠的蠕动将粪便推入直肠时，刺激直肠壁内的感受器，冲动经盆神经和腹下神经中的传入神经纤维传至脊髓腰骶段的初级排便中枢，同时上传大脑皮质，引起便意。如果条件许可，大脑皮质发出神经冲动，解除对脊髓初级排便中枢的抑制，通过盆神经的传出神经（副交感纤维）使降结肠、乙状结肠和直肠收缩，肛门内括约肌舒张，同时，阴部神经传出冲动减少，肛门外括约肌舒张，使粪便排出体外。此外，排便时，腹肌和膈肌收缩，腹内压增加，促进排便过程。如果条件不允许，大脑皮质发出抑制性冲动，抑制初级排便中枢的活动，使排便受到抑制。

2. 大肠内的化学性消化

大肠液由大肠黏膜表面的柱状上皮细胞及杯状细胞分泌，富含黏液及碳酸氢盐，呈碱性，pH 8.3～8.4，没有重要的消化功能，其主要作用是保护肠黏膜和润滑粪便。

大肠内有许多细菌，主要来自空气和食物。大肠内的酸碱度和温度适宜于细菌的生长繁殖，细菌中含有丰富的酶，能够分解食物残渣。大肠细菌发酵食物残渣中的糖类和脂肪，其分解产物有单糖、醋酸、乳酸、二氧化碳、沼气、氢气等，这类产物过多则刺激大肠而引起腹泻。大肠内细菌分解蛋白质的作用称为腐败作用，其分解产物除肽、氨基酸、氨等外，还有多种具有毒性的物质，如吲哚、酚等，这类物质可部分被吸收入血，到肝脏解毒，其余则随粪便排出。大肠细菌还能合成人体必需的某些维生素吸收利用，如硫胺素、核黄素及叶酸等B族维生素和维生素K。

二、消化管各部的吸收功能

消化过程是吸收的重要基础，吸收是消化的延续，食物的消化产物经吸收后为机体提供所需的营养物质。

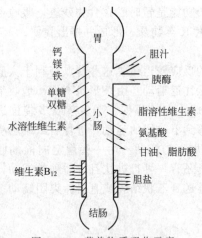

图 10-19 营养物质吸收示意

1. 吸收的部位

消化管不同部位的吸收能力和吸收速度差异很大，这主要取决于消化管各部位的组织结构以及食物在消化管各部位被消化的程度和停留的时间。在口腔和食管内，食物基本不被吸收，但某些药物（如硝酸甘油）可被口腔黏膜吸收；胃黏膜没有绒毛，上皮细胞之间都紧密连接，仅能吸收乙醇、少量水分和某些易溶于水的药物（如阿司匹林）；小肠是营养物质吸收的主要部位，糖类、蛋白质、脂肪的消化产物大部分在十二指肠和空肠被吸收，而胆盐和维生素 B_{12} 则在回肠末段被主动吸收；大肠仅吸收水分和无机盐。见图 10-19。

小肠是营养物质吸收的主要部位，这是由小肠的结构和功能特点决定的。①人的小肠长约 4m，黏膜上有许多环状皱褶，皱褶上有大量绒毛，绒毛表面的柱状上皮细胞顶端还有许多微绒毛，由于环状皱褶、绒毛和微绒毛的存在，使小肠黏膜的吸收面积增加约 600 倍，达到 200m² 左右，这就使小肠有巨大的吸收面积（图 10-20）。②食糜在小肠内停留的时间较长（3～8h），保证了营养物质的消化吸收时间。③食糜在小肠内已被消化到适于吸收的小分子物质。④绒毛内有丰富的毛细血管和毛细淋巴管，由于绒毛内平滑肌纤维的舒缩，可加速血液和淋巴的回流，有助于营养物质吸收。

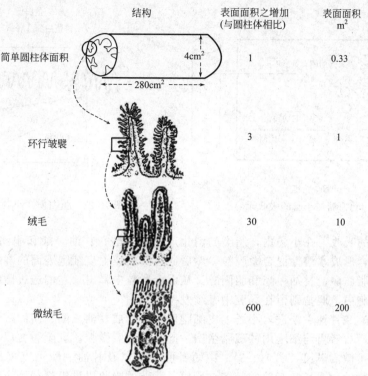

图 10-20 小肠黏膜表面积增大示意

2. 小肠内主要营养物质的吸收

营养物质吸收可经跨细胞和细胞旁两条途径进入血液和淋巴。跨细胞途径是指营养物质通过小肠黏膜上皮细胞的顶端膜进入细胞内,再经过细胞的基底侧膜进入组织间隙的过程;细胞旁途径是指肠腔内营养物质通过上皮细胞间的紧密连接进入细胞间隙的过程。

营养物质吸收的方式包括被动转运、主动转运、入胞和出胞转运等。

(1) 糖的吸收 食物中的糖类必须分解成单糖的形式被小肠主动吸收。小肠内的单糖主要是葡萄糖,约占单糖总量的80%,半乳糖和果糖很少。各种单糖的吸收速率不同,其中半乳糖和葡萄糖的吸收快,果糖的吸收慢。糖的吸收途径是血液。

葡萄糖(或半乳糖)吸收的动力来自钠泵的活动,属继发性主动转运。肠腔中的葡萄糖借助小肠上皮微绒毛细胞膜上的 Na^+-葡萄糖同向转运体,将钠和葡萄糖同时转运至细胞内。进入细胞后的 Na^+ 与转运体脱离,经基底侧膜上的钠泵主动转运至细胞外,葡萄糖分子以扩散方式入血。肠腔中的果糖可能通过易化扩散转运入小肠上皮细胞内(图 10-21)。

(2) 蛋白质的吸收 食物中的蛋白质经消化分解为氨基酸后才能被小肠吸收。吸收机制与单糖相似,也属于继发性主动转运。蛋白质的吸收途径也是血液。

小肠上皮细胞顶端膜上还存在着二肽和三肽转运系统,能将二肽、三肽完整地转运入胞,当肽进入肠黏膜上皮细胞后,再被存在于细胞内的肽酶水解为氨基酸。因此,吸收入肝门静脉血中的几乎全部是氨基酸。某些情况下,少量的完整蛋白质也可以通过小肠上皮细胞进入血液,它们完全没有营养学意义,相反可作为抗原引起过敏反应,从而对人体不利(图 10-22)。

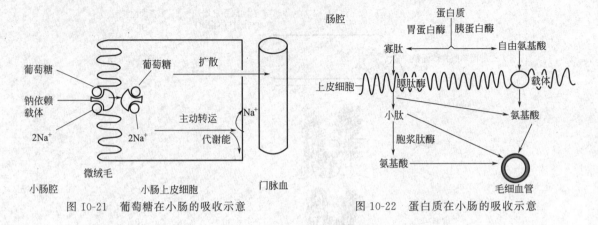

图 10-21 葡萄糖在小肠的吸收示意　　图 10-22 蛋白质在小肠的吸收示意

(3) 脂肪的吸收　在小肠内，脂类的消化产物脂肪酸、甘油一酯和胆固醇等不溶于水，但能与胆盐结合形成水溶性混合微胶粒，然后通过肠黏膜上皮细胞表面的静水层到达微绒毛上。在这里，脂肪酸、甘油一酯和胆固醇又从混合微粒中释出，它们透过微绒毛的细胞膜进入小肠上皮细胞内，胆盐则留在肠腔中继续发挥作用。

长链脂肪酸和甘油一酯进入小肠上皮细胞后重新合成甘油三酯，胆固醇也在细胞内酯化形成胆固醇酯，二者再与细胞内的载脂蛋白一起合成乳糜微粒。乳糜微粒以出胞的方式进入细胞间隙，再扩散入淋巴（图 10-23）。中短链脂肪酸以及甘油一酯可直接扩散入血液。因膳食中的动植物油中含长链脂肪酸较多，所以，脂肪的吸收以淋巴途径为主。

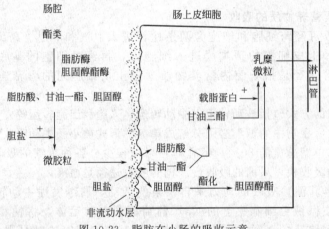

图 10-23　脂肪在小肠的吸收示意

(4) 水、无机盐和维生素的吸收

① 水的吸收：人每日由胃肠吸收回体内的水有 8～9L，主要由小肠吸收。水的吸收都是被动的，各种溶质特别是 NaCl 的主动吸收所产生的渗透压梯度是水分吸收的主要动力。在严重腹泻、剧烈呕吐时，会使消化液大量丢失，导致水和电解质平衡紊乱，对这类患者应及时补充水和无机盐。

② 无机盐的吸收：无机盐须在溶解状态才能被吸收，其中多数是主动吸收并且各种无机盐吸收的难易程度不同，氯化钠吸收最快，乳酸盐次之，Mg^{2+} 和 SO_4^{2-} 的吸收很缓慢，它们在肠腔内可阻止水分的吸收，如 15g 硫酸镁可在肠腔中保留 300～400mL 的水分，刺激肠蠕动，引起水样泻，临床上用作泻药。

Na^+、Ca^{2+}和铁的吸收都属于主动转运。Na^+的吸收依赖于钠泵的活动，肠腔内Na^+吸收与小肠黏膜对葡萄糖或氨基酸转运相耦联，并为葡萄糖和氨基酸的吸收提供动力。故临床上给分泌性腹泻患者口服含有葡萄糖和Na^+等的溶液，可加快葡萄糖、NaCl和水的吸收，以补偿丢失的盐和水。肠内的酸性环境、维生素D、胆汁酸、乳酸等可促进Ca^{2+}的吸收，而脂肪酸、磷酸盐可与钙结合成不易溶解的钙盐，妨碍钙的吸收。铁主要在十二指肠和空肠主动吸收。食物中的铁大部分是Fe^{3+}，不易被吸收，需还原为Fe^{2+}才能被吸收。维生素C能将Fe^{3+}还原为Fe^{2+}而促进铁的吸收。胃酸促进铁的吸收，胃切除或胃酸减少的患者，常伴有缺铁性贫血。给贫血患者补铁时，应补充Fe^{2+}，并应配合口服维生素C或稀盐酸，以促进铁的吸收。

③ 维生素的吸收：多数水溶性维生素通过依赖于Na^+的同向转运体被吸收；维生素B_{12}先与内因子结合形成复合物后再到回肠被吸收；脂溶性维生素如维生素A、维生素D、维生素E、维生素K的吸收机制与脂肪相似。

第三节 消化器官活动的调节

人体在不同状态下，消化器官活动水平也不相同。消化活动的调节是在神经和体液因素的调节下实现的。通过调节，消化系统各器官的功能活动相互配合，消化系统的功能活动也与人体其他系统的功能活动协调一致。

一、神经调节

（一）消化道的神经支配及其作用

消化器官除口腔、咽、食管上段和肛门外括约肌受躯体神经支配外，其他部分均受交感神经和副交感神经的双重支配，其中副交感神经的作用影响较大。另外，从食管中段至肛门的绝大部分消化管壁内还存在壁内神经丛。通常称交感神经和副交感神经为外来神经，消化管壁的壁内神经丛为内在神经。

1. 内在神经

壁内神经丛有肌间神经丛和黏膜下神经丛，含有感觉神经元、中间神经元和运动神经元以及进入消化管壁的交感神经和副交感神经纤维。其中感觉神经元能感受胃肠内化学、温度和机械刺激等；中间神经元起联络作用，参与胃肠运动、分泌等复杂功能；运动神经纤维支配胃肠平滑肌、腺体和血管。

消化管壁内的神经元和神经纤维相互联系，组成内在神经网络，使各种感受器及效应细胞与神经元相互联系，共同组成消化道内在的肠神经系统，可以独立完成局部反射，整合肠胃活动。但在整体情况下，内在神经丛的活动受外来神经的调控和中枢神经系统活动的影响。肠神经系统的缺乏和功能异常，将导致胃肠道功能的紊乱。

2. 外来神经

支配胃肠道的交感神经从胸腰段脊髓侧角发出，经过交感神经节换元，节后纤维分布到胃肠壁内神经丛、平滑肌、血管和外分泌细胞。节后纤维末梢释放去甲肾上腺素，属肾上腺素能纤维，对消化活动起抑制作用，表现为胃肠运动减弱，腺体分泌减少。

支配消化器官的副交感神经有迷走神经、盆神经以及面神经和舌咽神经的副交感神经纤维。迷走神经的节后纤维支配食管下段、胃、小肠、结肠右三分之二以及肝、胆囊、胰腺；盆神经支配远端结肠和直肠；面神经和舌咽神经中的副交感神经纤维支配唾液腺。副交感神经节前纤维进入胃肠壁内的内脏神经节换元，后者再发出节后纤维分布到胃肠壁平滑肌和腺细胞。节后纤维末梢释放乙酰胆碱，属胆碱能纤维，对消化活动起兴奋作用，表现为胃肠运动增强，腺体分泌增加。

（二）消化器官活动的反射性调节

调节消化器官活动的反射中枢位于延髓、下丘脑、边缘叶及大脑皮质等处。消化器官的反射性调节分为条件反射和非条件反射。

条件反射由食物的有关信息刺激头部感受器引起，它使消化器官的活动更加协调，并为食物的消化做好充分的准备。非条件反射由食物（食糜）的机械性和化学性刺激直接作用于口腔黏膜、舌、咽、胃和小肠等处的感受器引起，使各消化器官的活动相互影响、密切配合，更好地完成消化吸收功能。

二、体液调节

消化器官的体液调节主要是指胃肠道激素的作用。在胃肠道黏膜和胰腺中含有数十种内分泌细胞，它们能释放和分泌多种激素，这些激素通过远距分泌或旁分泌方式调节消化器官的功能，并对体内其他器官的功能活动产生影响。胃肠内分泌细胞分泌的激素，统称为胃肠激素，它们的化学结构属于肽类，下面介绍几种主要胃肠激素的作用（表 10-1）。

表 10-1 四种胃肠激素简介

胃肠激素	分泌部位及细胞	主要生理作用	引起释放的主要因素
促胃液素	胃窦、十二指肠，G 细胞	促进胃液、胰液、胆汁分泌，加强胃肠运动和胆囊收缩，促进消化道黏膜生长	迷走神经兴奋蛋白质分解产物
促胰液素	小肠上部，S 细胞	促进胰液、胆汁、小肠液分泌，促进胆囊收缩，抑制胃肠运动和胃液分泌	胃酸、蛋白质分解产物、脂肪酸
缩胆囊素	小肠上部，I 细胞	促进胰液（胰酶为主）分泌和胆囊收缩，加强胃肠运动，促进胰腺外分泌组织生长	蛋白质分解产物、胃酸、脂肪酸
抑胃肽	小肠上部，K 细胞	抑制胃液分泌、胃肠运动，促进胰岛素的分泌	氨基酸、脂肪酸、葡萄糖

第四节　腹膜

一、腹膜的解剖生理

腹膜为覆盖在腹壁、盆壁内面和腹腔、盆腔脏器表面的一层浆膜，由间皮和结缔组织构成，薄而光滑。衬覆于腹壁、盆壁内面的腹膜，称壁腹膜；覆盖在脏器表面的部分，称脏腹膜。壁层和脏层互相延续移行，形成一个潜在的腔隙，称为腹膜腔。男性腹膜腔是封闭，女性腹膜腔则通过输卵管腹腔口经输卵管、子宫、阴道与外界相通。

在正常情况下，腹膜具有以下作用：分泌少量浆液，可润湿脏器表面，保护脏器和减少脏器之间的摩擦；腹膜还有吸收功能；防御功能；腹膜具有很强的修复再生能力；腹膜所形成的韧带、系膜等结构对脏器还有支持固定的作用。

二、腹膜与内脏器官的关系

根据腹腔、盆腔器官被腹膜覆盖范围的大小，二者的关系可以分为三类，即腹膜内位器官、腹膜间位器官和腹膜外位器官。

1. 腹膜内位器官

指表面均被腹膜覆盖的器官，如胃、十二指肠上部、空肠、回肠、阑尾、横结肠、乙状结肠、脾、卵巢、输卵管等。此类器官几乎全部包被腹膜，活动度较大。

2. 腹膜间位器官

指表面大部分被腹膜覆盖的器官，如升结肠、降结肠、肝、胆囊、膀胱、子宫等。此类器官三面包被腹膜，活动度较小。

3. 腹膜外位器官

指仅有一面被腹膜覆盖的器官，如胰、肾、输尿管、肾上腺等。此类器官只有一面包被腹膜，几乎不能活动。

三、腹膜形成的结构

腹膜从腹壁、盆壁内面移行于器官表面或由一个器官移行到另一个器官表面的过程中，可形成网膜、系膜、韧带和陷凹等多种结构。这些结构不仅对器官有支持、连接和固定作用，有些还是血管和神经出入脏器的通路。

1. 网膜

包括小网膜和大网膜。

（1）小网膜 是连接于肝门至胃小弯、十二指肠上部之间的双层腹膜，形似"餐巾"。右侧部 1/3 称肝十二指肠韧带，内有胆总管、肝固有动脉、肝门静脉等结构通过。左侧部 2/3 称肝胃韧带。

（2）大网膜 是连于胃大弯和横结肠之间的四层腹膜，呈"围裙"状悬挂于横结肠和小肠之前。大网膜内含脂肪、血管、淋巴管、巨噬细胞等，活动度大，有防御限制炎症蔓延的作用。

2. 系膜

是脏腹膜、壁腹膜相互移行将肠管等连于腹后壁的双层腹膜结构，内含丰富的脂肪、血管、淋巴管、淋巴结。其中肠系膜是将空肠、回肠固定于腹后壁的双层腹膜结构；横结肠系膜是将横结肠固定于腹后壁的横位腹膜结构；乙状结肠系膜是将乙状结肠固定于盆壁的腹膜结构；阑尾系膜是将阑尾连于肠系膜下端的双层腹膜结构。有系膜的器官活动性均较大，如空肠、回肠，在剧烈活动时会发生肠扭转。

3. 韧带

是连于腹壁与脏器或脏器与脏器之间的腹膜结构，对器官起固定作用。如镰状韧带、肝圆韧带、冠状韧带、胃脾韧带、脾肾韧带、膈脾韧带等。

4. 腹膜陷凹

是腹膜在盆腔脏器之间移行折返形成的凹陷。在男性主要有直肠膀胱陷凹，在女性主要有膀胱子宫陷凹和直肠子宫陷凹（图10-24）。人处于立

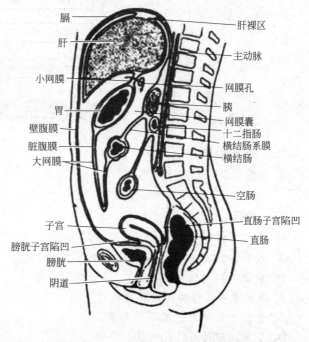

图 10-24 女性腹盆腔正中矢状切面示意

位或坐位时，这些陷凹的位置较低，腹膜内有积液时首先聚集于这些陷凹内。

本章小结

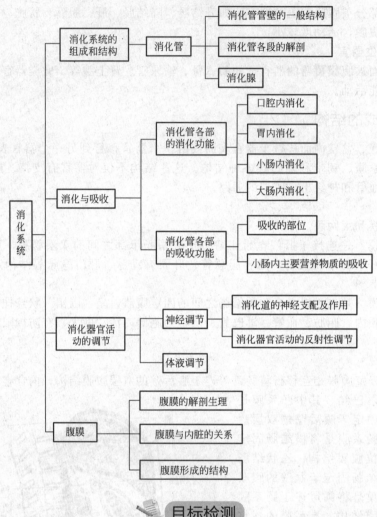

目标检测

一、名词解释

1. 上消化道　2. 消化　3. 吸收　4. 胃排空　5. 黏液-碳酸氢盐屏障　6. 胆盐的肠肝循环

二、单项选择

1. 上消化道是指下列哪段消化管：
   A. 从口腔到食管　　　　B. 从口腔到胃　　　　C. 从口腔到十二指肠
   D. 从口腔到空肠　　　　E. 从口腔到回肠
2. 消化管一般结构由内向外依次为：
   A. 上皮、固有层、肌层、外膜
   B. 上皮、黏膜下层、肌层、外膜

C. 黏膜、肌层、浆膜
D. 上皮、黏膜下层、纤维膜
E. 黏膜、黏膜下层、肌层、外膜

3. 小肠包括：
A. 盲肠、阑尾、结肠　　　　　　　　　　B. 直肠、肛管、空肠
C. 十二指肠、空肠、回肠　　　　　　　　D. 结肠、回肠、直肠
E. 盲肠、阑尾、直肠

4. 人体中最大的腺体是：
A. 胰腺　　　　　　B. 腮腺　　　　　　C. 肝脏
D. 胃　　　　　　　E. 唾液腺

5. 产生胆汁的细胞是：
A. 肝细胞　　　　　　　B. 胆囊黏膜上皮细胞
C. 胆小管上皮细胞　　　D. 贮脂细胞　　　　E. 肝窦的内皮细胞

6. 消化力最强的消化液是：
A. 胆汁　　　　　　B. 胃液
C. 小肠液　　　　　D. 唾液　　　　　　E. 胰液

7. 人的唾液中除含有唾液淀粉酶外，还含有：
A. 凝乳酶　　　　　B. 蛋白水解酶
C. 麦芽糖酶　　　　D. 溶菌酶　　　　　E. 肽酶

8. 胆汁中与消化有关的成分是：
A. 脂肪酸　　　　　B. 胆固醇
C. 胆盐　　　　　　D. 胆色素　　　　　E. 水和无机盐

9. 由回肠吸收的物质主要有：
A. 葡萄糖和氨基酸　　　B. 甘油和氨基酸
C. 甘油和维生素 B_{12}　　D. 水和酒精　　　E. 胆盐和维生素 B_{12}

10. 无水解作用的酶是：
A. 肠致活酶　　　　B. 唾液淀粉酶
C. 胃蛋白酶　　　　D. 胰脂肪酶　　　　E. 胰淀粉酶

三、简答题

1. 简述消化系统的组成和主要功能。
2. 简述肝的血液循环。
3. 试述胆汁的产生和排出途径。
4. 为什么说小肠是消化吸收的主要场所？
5. 请列表比较消化管各段的消化、吸收功能。

四、课外活动

1. 请查找资料，并结合消化系统知识，分析萎缩性胃炎患者易患恶性贫血的原因。
2. 请查找资料，根据胃酸分泌及调节的知识分析抑酸药可能的作用机制。

第十一章 泌尿系统

Chapter 11

学习目标

通过学习本章，学生应掌握泌尿系统的组成及各器官的形态结构及功能，熟悉尿量及尿液的理化性质等内容，重点掌握尿液的形成机制，理解肾脏在机体排泄过程中的重要性，为后续学习利尿药、脱水药以及泌尿系统疾病诊断及药物治疗奠定基础。

知识目标
1. 掌握泌尿系统的组成；尿生成的基本过程；尿液的理化性质。
2. 熟悉肾的位置和形态，肾的结构和血液循环特点；肾单位组成；尿液的排放。
3. 了解输尿管、膀胱、尿道的形态结构；尿液的浓缩与稀释。

技能目标
能够正确识别泌尿系统各器官的形态和位置；能够分析影响尿生成的因素。

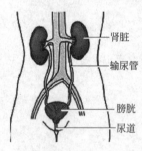

图 11-1 泌尿系统组成

泌尿系统由肾脏、输尿管、膀胱及尿道组成，其主要功能为排泄，通过尿液将体内部分代谢产物（尿素、无机盐和多余的水分等）排出体外。其中，肾脏产生尿液，经输尿管输送至膀胱储存，由尿道排出（图11-1）。

肾脏是人体主要的排泄器官，机体产生的大部分代谢终产物都是通过肾脏泌尿排出，从而维持人体内环境稳态。一般药物的代谢产物也通过肾脏泌尿排出，有的药物以原型由肾清除，当肾功能不全时，将导致药动学的改变，在这种情况下，应注意合理用药，调整用药剂量，避免使用或慎用具有肾毒性的药物。

第一节 泌尿系统的解剖结构

一、肾脏

（一）肾脏的位置和形态

肾位于脊柱两侧，紧贴腹后壁，居腹膜后方。两肾的上方邻肾上腺。左肾上端平第11胸椎下缘，下端平第2腰椎下缘。右肾由于上方肝脏的影响，比左肾低半个椎体。左侧第12肋斜行过左肾后面的中部，右侧第12肋斜行过右肾后面的上部。竖脊肌的外侧缘与第12肋之间的夹角称为肾区（肾肋角），在临床上可通过叩击或触压此处进行简便肾脏检查。肾的位置随年龄、性别、体型和体位的不同而有差异。

肾为实质性器官，新鲜肾呈红褐色，表面光滑，质地柔软。分上、下两端，前、后两面、内、外侧两缘。内侧缘中部凹陷，称肾门，有肾动脉、肾静脉、肾盂、神经和淋巴管等出入。这些出入肾门的结构被结缔组织包裹成束，合称肾蒂。由肾门深入肾实质的凹陷称肾窦，其内容纳肾血管、肾小盏、肾大盏、肾盂及脂肪等结构。

（二）肾的被膜

肾的表面由内向外有纤维膜、脂肪囊和肾筋膜三层被膜包绕。纤维膜是薄而坚韧的致密结缔组织膜，包于肾脏表面。脂肪囊为包在纤维囊外周及肾上腺周围的脂肪组织，起到弹簧垫似的保护作用，临床上肾囊封闭即是将药物经腹后壁注入脂肪囊中。肾筋膜是位于脂肪囊外面的致密结缔组织膜，包裹肾和肾上腺，借结缔组织对肾脏起固定作用。

（三）肾的断面结构

在肾的冠状切面上，肾由两部分组成，一是肾实质，二是尿液的引流管道（图 11-2）。

肾实质分为表层的肾皮质和深层的肾髓质。肾皮质主要位于浅层，富含血管，呈红褐色，可见密布的细小颗粒。肾髓质位于皮质深层，血管较少，色淡，由许多小的管道组成，形成 15～20 个肾锥体。每个肾锥体基底朝向皮质，尖端向肾门，称为肾乳头。每一个肾乳头有 10～20 个乳头管，通向肾小管，顶端开口称乳头孔。

尿液的引流管道位于肾窦内，由 7～8 个呈漏斗状肾小盏组成。肾小盏是漏斗状的膜性小管，边缘附着于肾乳头基部，包绕肾乳头，承接尿液。相邻的几个肾小盏汇成一个肾大盏，单肾有 2～3 个肾大盏，肾大盏汇合成扁漏斗状的肾盂。肾盂经过肾门后逐渐弯曲缩窄变细，移行为输尿管。

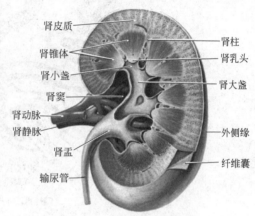

图 11-2 右肾冠状切面结构模式

（四）肾的微细结构

肾实质由大量泌尿小管构成，其间有少量结缔组织、血管、淋巴管和神经。泌尿小管是形成尿液的结构，由肾单位和集合管组成。

1. 肾单位

肾单位是肾脏结构和功能的基本单位，由肾小体和肾小管组成，单肾具有 100 万～150 万个肾单位（图 11-3）。

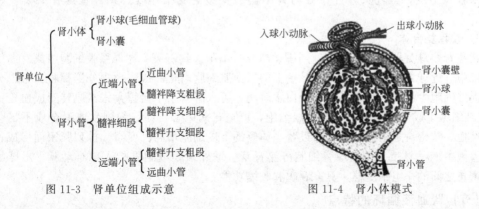

图 11-3 肾单位组成示意　　图 11-4 肾小体模式

（1）肾小体　由肾小球和肾小囊组成（图 11-4）。肾小球是个毛细血管球，由肾动脉分支形成，两端分别连接着入球小动脉和出球小动脉。肾小球外有肾小囊包绕。肾小囊是肾小管的起始部，为膨大凹陷而成的杯状双层囊，由脏、壁两层上皮细胞形成，两层之间有囊腔与肾小管的管腔相通。当血液由入球小动脉流入肾小球时，水和小分子物质通过网状的毛细血管被滤进肾小囊腔，进而进入与之相连的肾小管。而未被滤过的部分则经出球小动脉继续在体内进行循环利用。

(2) 肾小管　是由单层上皮细胞围成的小管，依次由近端小管（近曲小管和髓袢降支粗段）、髓袢细段（髓袢降支细段和髓袢升支细段）和远端小管（髓袢升支粗段和远曲小管）三部分组成（图 11-5）。

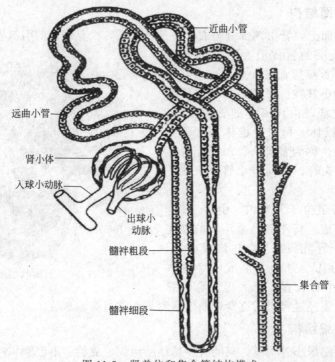

图 11-5　肾单位和集合管结构模式

2. 集合管

与肾单位远曲小管末端相连（图 11-5）。集合小管管壁上皮是由单层立方上皮逐渐移行为单层柱状上皮，至乳头管开口处与肾小盏的变移上皮相连续。集合管具有重吸收和分泌功能。

3. 球旁复合体

也称肾小球旁器，位于血管球周围，由球旁细胞、致密斑、球外系膜细胞组成（图 11-6）。球旁细胞（近球细胞）由入球小动脉壁上的平滑肌细胞衍化而成，内含分泌颗粒，可以分泌肾素和促红细胞生成素。肾素是一种蛋白水解酶，可水解血浆中血管紧张素原转变成血管紧张素Ⅰ。促红细胞生成素可刺激骨髓生成红细胞，严重肾病患者，促红细胞生成素合成不足会引起肾性贫血。致密斑是由远端小管靠近肾小体侧的上皮细胞增高、变窄、排列紧密而形成，可感受小管液中 Na^+ 浓度，调节球旁细胞分泌肾素。球外系膜细胞是指入球小动脉、出球小动脉和致密斑之间的一组细胞群，具有吞噬和收缩功能。

（五）肾血液循环的特点

肾的血液循环有营养肾组织和参与尿的生成两方面作用，其特点如下。

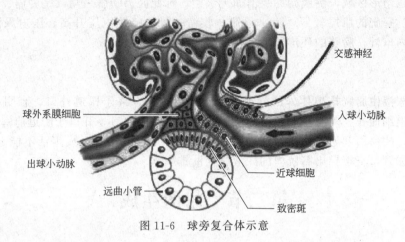

图 11-6 球旁复合体示意

1. 肾血流量大

肾动脉直接发自腹主动脉，血流量大，压力高，正常成人安静时两肾总血流量为 1200mL/min，相当于心输出量的 1/5～1/4，这对于保证尿的生成过程有重要意义。

2. 血流分布不均匀

肾血流量的 94% 分布于肾皮质，这与髓质小血管有较高的阻力有关。

3. 两次毛细血管网的血压差异大

肾血流形成两次毛细血管网——肾小球毛细血管网和肾小管周围毛细血管网。入球小动脉较出球小动脉口径粗大，故肾小球毛细血管网内压力较高，有利于肾小球的滤过作用。血液流经肾小球后，出球小动脉在肾小管周围再次形成球后毛细血管网，血压较低且血浆胶体渗透压高，有利于肾小管重吸收和尿的浓缩。

二、输尿管

是成对的肌性管道，起自肾盂，终于膀胱。输尿管壁有较厚的平滑肌层，可做节律性蠕动，使尿液不断流入膀胱。其末端在膀胱底的外上角处斜穿膀胱壁，以输尿管口开口于膀胱。输尿管全长有三处生理性狭窄：第一狭窄位于肾盂与输尿管移行处；第二狭窄位于输尿管与髂血管交叉处；第三狭窄位于穿膀胱壁处。这些狭窄常为输尿管结石易滞留的部位，当结石在输尿管下降或输尿管阻塞时，可引起剧烈疼痛及尿路梗阻等病症。

三、膀胱

膀胱位于骨盆内，上连输尿管，下接尿道内口，是储存尿液的肌性囊状器官，其形态、大小、位置和壁的厚度随尿液的充盈程度而不同。膀胱的平均容量成人为 350～500mL，最大可达 800mL，女性膀胱较男性略小，新生儿约为成人的 1/10，老年人因年龄原因膀胱肌张力降低而容量减小。成人膀胱空虚时近似锥体形，分尖、底、体、颈四部分；充盈时呈卵圆形（图 11-7）。

膀胱壁由内向外由黏膜、肌层和外膜组成，黏膜是由变移上皮和固有层组成，空虚时

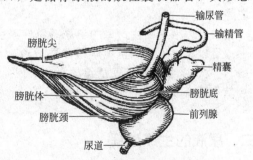

图 11-7 男性膀胱形态示意

黏膜由于肌层的收缩而形成许多皱襞，充盈时消失。在膀胱底内面，左、右输尿管口和尿道内口之间的三角形区域，黏膜始终平滑而无皱襞，称此区为膀胱三角，是肿瘤、结核和炎症的好发部位。膀胱的肌层较厚，为平滑肌，收缩时可使膀胱内压升高，压迫尿液自尿道排出。在尿道内口处，膀胱的环形肌层增厚，形成膀胱括约肌。

四、尿道

尿道是尿液由膀胱排出体外的管道，起自尿道内口，终于尿道外口，有明显的性别差异。男性尿道细而长，兼有排尿和排精功能；女性尿道短而直，开口于阴道前庭，距阴道口和肛门较近，故易引起逆行性尿路感染。无意识（如术后昏迷等）或生活不能自理的患者，可人工插入尿管，直接导出膀胱内的尿液，辅助排尿。

第二节　尿的生成

一、尿液

尿是由肾脏产生，经输尿管、膀胱、尿道排出的含有人体代谢废物的液体。尿液的理化性质和尿量即可反映肾本身的结构和功能状态，也可反映血浆的化学成分或内环境的相对变化，是发现机体某些病理变化的主要途径之一。

正常成人尿量每24h一般为1~2L，平均为1.5L。尿量的多少与摄水量和通过其他途径排出的水量有直接影响。

尿的主要成分是水，约占96%，其他为尿素，尿酸、非蛋白含氮化合物、无机盐等。

通常情况下，新鲜尿液呈淡黄色，比重为1.015~1.025，其酸碱度受食物、药物、尿液浓缩程度甚至情绪等诸多因素的影响，在5.0~7.0之间变动，当出现某些疾病时，也可能超出此范围。

 知识链接

正常的尿液为淡黄色，然而当泌尿系统或其他相关系统出现问题时，尿液能出现不同颜色，因此尿液的颜色作为某些疾病的预警信号。

红色尿液，可由多种原因引起，其中主要是因为血细胞进入尿液。泌尿系统任何部位出现损伤出血均可引起血尿，如急性肾炎、泌尿道结石、泌尿系统的先天畸形等。此外，某些血液系统疾病也可出现血尿。

黄褐色尿液，多见于黄疸患者，例如急性黄疸型肝炎或胆道梗阻。

棕褐色尿液，通常是血管内溶血引起的血红蛋白尿，如血型不合的溶血性输血反应等。

白色尿液主要由严重的泌尿系统感染引起的化脓性尿。

可以说，尿液颜色观察是预防、诊断疾病的依据之一，然而由于尿液颜色受摄入物（如食物、药物等）以及情绪的影响，因此不能单纯凭尿液颜色的改变而进行诊断，需综合其他检查项目后，全面判定。

二、尿液的生成过程

尿液的生成主要分为三个步骤，即肾小球的滤过；肾小管和集合管的重吸收；肾小管和集合管的分泌与排泄。

(一) 肾小球的滤过

当循环血液流经肾小球毛细血管网时，血浆中的水分、电解质和小分子有机物等通过滤过膜进入肾小囊腔形成滤过液（原尿）的过程，称为肾小球的滤过。微量化学分析表明，原尿中各种晶体物质如葡萄糖、氯化物、无机磷酸盐、尿素、尿酸和肌酐等的浓度都与血浆基本相同，但蛋白质等大分子物质由于不能被滤过而含量甚少。这说明尿的生成是一种滤过作用，原尿实际上是血浆的超滤液。

1. 滤过膜及其通透性

滤过膜包括有孔的毛细血管内皮、基膜和肾小囊脏层上皮三层结构（图11-8）。滤过膜是肾小球滤过的结构基础，具备通透性。它的通透性是由机械屏障和电学屏障共同作用。

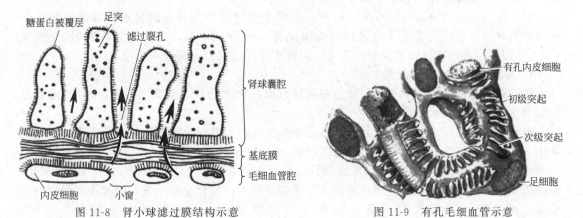

图11-8 肾小球滤过膜结构示意

图11-9 有孔毛细血管示意

滤过膜上存在着半径大小不同的孔道（图11-9），可限制有效半径较大物质滤过，构成滤过膜的机械屏障；而滤过膜各层覆盖的带负电荷的糖蛋白，可限制带负电荷分子的滤过，构成了滤过膜的电学屏障。机械屏障决定了滤过膜能够允许相对分子量不超过69000的物质通过。电学屏障则对带正电荷或电中性物质有通透性，而带负电荷的大分子物质则不易通过。因此滤过膜对血浆中的物质通过具有高度的选择性，在正常情况下不会发生血尿、蛋白尿以及血红蛋白尿等病理情况。

滤过膜的面积是指人体两侧肾全部肾小球毛细血管总面积，约 $1.5m^2$，有利于血浆的滤过。在正常情况下人两肾的滤过面积保持稳定，但在病理情况下，如急性肾小球肾炎时，由于肾小球毛细血管管腔变窄或完全阻塞，造成有滤过功能的肾小球数量减少，有效滤过面积减少，滤过率降低，导致少尿或无尿。

2. 肾小球滤过的动力

有效滤过压（effective filtration pressure, EFP）是肾小球滤过的主要动力（图11-10）。肾小球的有效滤过压与组织液生成的有效滤过压原理相似，其计算公式如下。

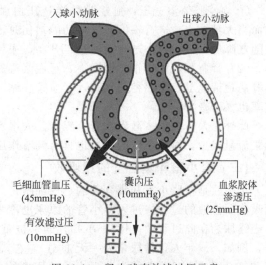

图11-10 肾小球有效滤过压示意

$$有效滤过压 = 肾小球毛细血管血压 - (血浆胶体渗透压 + 肾小囊内压)$$

实验结果显示，肾小球毛细血管并不是全段滤过的。当血液流经肾小球毛细血管时，由于不断产生超滤液，因此血浆胶体渗透压由入球端到出球端逐渐升高。因此，从肾小球毛细血管入球端到出球端滤过作用递减。在入球端，有效滤过压为10mmHg，所以有滤过；出球端有效滤过压下降到0，故无滤过，无滤液生成。

3. 肾小球滤过功能的评价指标

肾小球滤过率和滤过分数是衡量肾小球滤过功能的重要指标。

（1）肾小球滤过率（glomerular filtration rate, GFR） 是指单位时间内（每分钟）两肾生成的超滤液量。据测定，正常人肾小球滤过率平均为125mL/min，故一昼夜两肾生成的原尿量高达180L，约为人体血浆总量的60倍，即全身血浆总量每天要通过肾脏净化60次。可见肾在维持内环境稳态中具有重要意义。

（2）滤过分数（filtration fraction, FF） 肾小球滤过率与每分钟流经两肾的血浆量的比值称为滤过分数。正常成人安静时肾血浆流量为660mL/min，故滤过分数为125/660×100% = 19%，表示流经肾的血浆约有1/5由肾小球滤过到肾小囊腔中形成原尿。

4. 肾小球滤过的影响因素

影响肾小球滤过的因素主要是滤过膜的滤过面积和通透性（前文已有述及）、有效滤过压和肾血浆流量变化。

（1）有效滤过压 肾小球有效滤过压是原尿生成的动力，决定有效滤过压大小的三个因素中，任何因素发生变化，都能影响有效滤过压和肾小球滤过率。

① 肾小球毛细血管血压：正常情况下，动脉血压在10.7～24.0kPa（80～180mmHg）范围内波动时，肾血流量可通过自身调节保持相对稳定，使肾小球毛细血管血压也保持相对稳定，滤过率无明显变化。在大失血等病理情况下，当动脉血压下降到10.7kPa（80mmHg）以下时，肾血流量减少，肾小球毛细血管血压及有效滤过压降低，滤过率下降，出现少尿或无尿。在高血压病晚期，由于入球小动脉硬化缩小，进入肾小球的血量减少，导致肾小球毛细血管血压明显降低，肾小球滤过率减少而出现少尿。

② 肾小囊内压：正常情况下，肾小囊内压稳定。某些病理情况如输尿管或肾盂结石、肿瘤压迫等，可导致肾盂内压升高，肾小囊内压也升高，有效滤过压降低，滤过率下降。此外，小管液中磺胺类药物的结晶或溶血导致血红蛋白过多，均可阻塞肾小管，引起囊内压升高，导致少尿或无尿。

③ 血浆胶体渗透压：血浆胶体渗透压由血浆中的蛋白质决定，正常情况下维持稳定。然而当大量饮水、进行输液或肝肾功能损伤时，血浆中蛋白质的浓度降低，血浆胶体渗透压也随之降低，可使肾小球有效滤过压升高，尿量增多。

（2）肾血浆流量 正常情况下，肾血浆流量相对稳定。在严重缺氧、中毒性休克、大失血等病理情况下，交感神经兴奋，肾血管收缩，肾血流量和肾血浆流量显著减少，肾小球滤过率也显著减少。

此外，人体内很多激素如肾上腺素、去甲肾上腺素、血管紧张素等，可使血管收缩，肾血浆流量减少，对肾小球的滤过也具有调节作用。

（二）肾小管和集合管的重吸收

重吸收是指肾小管和集合管的上皮细胞将肾小球产生的原尿中的水和部分物质，选择性地吸收回血液的过程。进入肾小管的原尿也称为小管液，经过肾小管和集合管的重吸收后，形成终尿。在此过程中，原尿中99%的水被重吸收，最终形成的尿液只有原尿量的1%左右，例如，成年人正常尿量为一天1.5L左右，而实际上，产生的原尿约180L。可见，肾小管和集合管的重吸收功能十分强大，原尿中约99%的物质被重吸收入血，这一过程有利于防止体内的营养物质不因尿液的排泄而大量流失。

肾小管和集合管的重吸收具有选择性：原尿中的葡萄糖、氨基酸全部被重吸收；水和电解质（如 Na^+、K^+、Cl^- 等）被大部分重吸收；尿素只有小部分被重吸收；肌酐则完全不被重吸收。近端小管尤其是近曲小管重吸收的物质种类最多，数量最大，是重吸收的最主要部位。

1. 重吸收的机制

重吸收方式有主动和被动两种。主动重吸收是指小管上皮细胞逆电化学梯度将小管液中某溶质转运到管周组织液或血液的过程，Na^+、K^+、Ca^{2+}、葡萄糖和氨基酸等都是以主动重吸收为主要重吸收方式。被动重吸收是指小管液中的水或某溶质顺渗透压梯度或电化学梯度通过小管上皮细胞进入管周组织液或血液的过程，水、尿素等主要以被动重吸收回到体内循环。

2. 重吸收的物质

（1）Na^+　　Na^+ 是细胞外液中主要的阳离子，是血浆晶体渗透压的重要组成部分。原尿中 99% 以上的 Na^+ 被重吸收。Na^+ 重吸收绝大多数在近端小管通过钠泵主动重吸收，水、HCO_3^- 和 Cl^- 的随之被动重吸收（图 11-11）。

但在髓袢升支粗段，Na^+ 主动重吸收伴随 Cl^- 的继发性主动重吸收（图 11-12）。

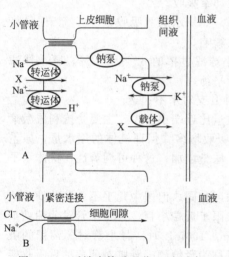

图 11-11　近端小管重吸收 Na^+ 示意

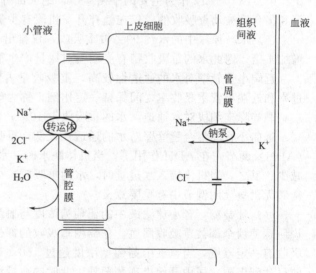

图 11-12　髓袢升支粗段重吸收 Na^+ 示意

（2）K^+　　K^+ 是维持细胞生物电活动尤其是静息电位的重要离子，正常人血浆 K^+ 浓度为 3.5～5.5mmol/L，每日经尿液排出 1.2～3.2g。血浆中的 K^+ 几乎全部被肾小球滤过，原尿中约 94% 的 K^+ 被重吸收，近端小管重吸收 65%～70%，髓袢重吸收 25%～30%，远端小管和集合管既重吸收 K^+ 也能分泌 K^+。K^+ 的重吸收是逆电-化学梯度的主动重吸收。终尿中的 K^+ 绝大部分是由远端小管和集合管分泌的，其分泌量的多少取决于血 K^+ 浓度，并受醛固酮的调节。

（3）HCO_3^-　　碳酸氢盐是 CO_2 在血浆中的主要运输方式，因此，HCO_3^- 对于维持人体内的酸碱平衡具有重要意义。HCO_3^- 的主要重吸收位置在近端小管，占 80%～85%。HCO_3^- 不易透过管壁被重吸收，需要先与 H^+ 结合，形成不稳定的 H_2CO_3，进而分解成 H_2O 和 CO_2，CO_2 通过自由扩散被重吸收。H_2CO_3 在上皮细胞内再度合成，并解离为 H^+ 和 HCO_3^-，完成全部的重吸收过程（图 11-13）。

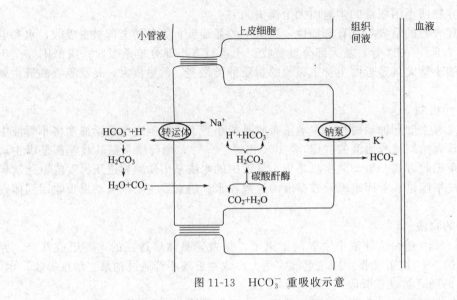

图 11-13 HCO_3^- 重吸收示意

(4) Cl^- Cl^- 作为主要的平衡离子，绝大部分都是随着 Na^+ 和 K^+ 的重吸收而在肾小管和集合管被动重吸收的，仅在髓袢升支粗段有少量主动重吸收。

(5) 水   原尿中的水约 99% 被重吸收，仅排出 1%。如果水的重吸收减少 1%，尿量将增加 1 倍，因此水的重吸收稍有变动会对尿量产生很大影响。

近端小管管壁对水的通透性较高，重吸收量占肾小球滤过率的 65%~70%，肾小球滤过率和近端小管重吸收率之间保持一定比例，称为球管平衡。

髓袢降支细段对水通透，水的重吸收占 10%；髓袢升支对水不通透。

远曲小管和集合管管壁对水的通透性较低，重吸收量比近端小管少，主要受抗利尿激素 (ADH) 调节。在 ADH 作用下，当机体缺水时，水重吸收增多，保证机体的用水量，尿量减少；反之，当机体摄入水过量时，水的重吸收减少，尿量增加。这种可调节性在机体水平衡和无机盐代谢调节中有重要意义。

(6) 葡萄糖   肾小球滤液中的葡萄糖浓度与血糖浓度相同，但尿中几乎不含葡萄糖，这说明葡萄糖全部被重吸收回血。葡萄糖重吸收的部位仅限于近端小管，近端小管对葡萄糖重吸收有一定限度，当血液中葡萄糖浓度超过 160~180mg/100mL 时，肾小管对葡萄糖的吸收已达到极限，尿中开始出现葡萄糖，此时的血糖浓度称为肾糖阈。肾脏对葡萄糖重吸收能力有限的原因是因为葡萄糖同向转运体的数目有限，存在饱和现象。

(三) 肾小管和集合管的分泌与排泄

肾小管和集合管在执行重吸收功能的同时，自身也要进行新陈代谢，其部分代谢产物进入小管液中的过程称为肾小管和集合管的分泌（图 11-14）。

(1) H^+ H^+ 来源于血液中和肾小管上皮细胞代谢产生的 CO_2。CO_2 进入细胞后，与细胞内的 H_2O 在碳酸酐酶的催化下结合生成 H_2CO_3，进而解离为 H^+ 和 HCO_3^-，H^+ 被分泌进小管腔内，同时与小管液中的 Na^+ 进行交换以维持小管腔内外的电荷平衡，这种由 H^+ 的分泌和 Na^+ 的重吸收相伴进行的过程，称为 H^+-Na^+ 交换。H^+-Na^+ 交换对于维持机体内环境酸碱度相对稳定具有重要意义。肾小管各段和集合管上皮细胞都有分泌 H^+ 的作用，不同的是远曲小管和集合管不仅分泌 H^+，还分泌 K^+。K^+ 可以和小管液中的 Na^+ 进行交换。所以除 H^+-Na^+ 交换外，还有 K^+-Na^+ 交换。在 H^+、K^+ 与 Na^+ 的交换中，H^+、K^+ 之间存在着竞争现象（图 11-15）。

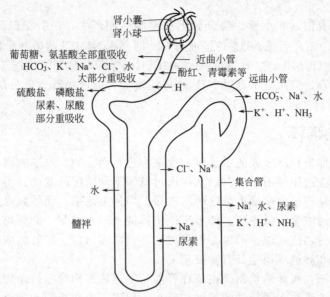

图 11-14 肾小管、集合管重吸收和分泌模式

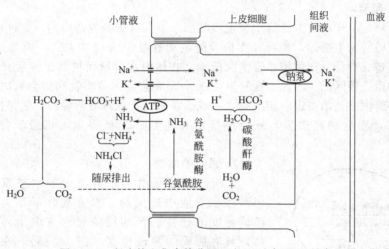

图 11-15 肾小管和集合管分泌 H^+、K^+ 与 NH_3 示意

(2) K^+　随终尿排出的 K^+ 几乎都是由远曲小管和集合管分泌的，分泌过程与小管腔内外的电荷平衡有关，肾小管重吸收了 Na^+ 后，这一平衡被打破，K^+ 顺电化学浓度扩散入管腔，这一过程也称 Na^+-K^+ 交换（图 11-15）。如上所述，H^+ 与 K^+ 之间存在竞争性抑制，当 H^+ 分泌增多时，K^+ 分泌减少，血液中 K^+ 浓度升高，出现高钾血症；反之，当 H^+ 分泌减少时，K^+ 分泌增加，出现低钾血症。

知识链接

在正常情况下，机体摄入的 K^+ 与排出的 K^+ 保持动态平衡。体内 K^+ 代谢的特点是多吃多排，少吃少排，不吃也排。因此，在临床上为了维持体内的 K^+ 平衡，对不能进食的患者适当地补 K^+，以免引起低钾血症。钾盐（氯化钾、枸橼酸钾、门冬酸钾镁）常用于调节水、电解质平衡。但血 K^+ 过高或过低都会出现神经和心血管系统症状，补液时应特别注意。

(3) NH_3 主要由远曲小管、集合管上皮细胞代谢产生,由谷氨酰胺脱氨而来。NH_3 进入小管液后与 H^+ 结合生成 NH_4^+,进而与 Cl^- 结合成 NH_4Cl 随尿液排出,NH_3 的分泌不仅促进 H^+ 的分泌而排酸保碱,也能增加 $NaHCO_3$ 的重吸收。正常情况下 NH_3 的分泌主要在远曲小管和集合管,但在酸中毒时 NH_3 的分泌增加,近球小管也可分泌 NH_3,以此维持体内酸碱平衡(图11-15)。

三、尿的浓缩与稀释

尿的浓缩与稀释是相对于尿的渗透压和血浆渗透压而言的。原尿的渗透压与血浆渗透压基本相同。尿液的渗透压可由于体内缺水或水过量等不同情况而变动。当体内缺水时,机体将排出渗透浓度明显高于血浆渗透浓度的高渗尿,即尿被浓缩。而体内水过剩时,将排出渗透浓度低于血浆渗透浓度的低渗尿。如果不论机体缺水或水过剩,终尿始终为等渗尿,说明肾脏尿的浓缩和稀释功能减退。所以,根据尿的渗透浓度可以了解肾的浓缩和稀释能力,这对于维持体液平衡和渗透压稳定具有重要意义。

肾脏对尿的浓缩与稀释的机制是由于在肾髓质渗透浓度梯度的持续作用下,随着肾远曲小管和集合管上皮细胞对水通透性的增加或减小,导致肾远曲小管和集合管对水重吸收量发生变化使尿得以浓缩或稀释。

1. 尿液的稀释

尿液的稀释是由于小管液的溶质被重吸收而水不易被重吸收造成的。这种情况主要发生在髓袢升支粗段。如上所述,髓袢升支粗段能主动重吸收 Na^+ 和 Cl^-,而对水通透,故水不被重吸收,造成髓袢升支粗段小管液为低渗。在体内水过量而抗利尿激素释放被抑制时,集合管对水的通透性降低。因此,髓袢升支的小管液流经远曲小管和集合管时,NaCl 继续重吸收,使小管液渗透浓度进一步下降,形成低渗尿,造成尿液的稀释。如果抗利尿激素完全缺乏时,如严重尿崩症患者,每天可排出高达 20L 的低渗尿,相当于肾小球滤过率的 10%。

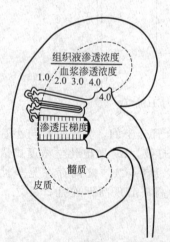

图 11-16 肾髓质渗透压梯度模式

2. 尿液的浓缩

尿液的浓缩是由于小管液中的水被重吸收而溶质仍留在小管液中造成的。水重吸收的动力来自肾髓质渗透梯度的建立。肾髓质的渗透浓度由外向内逐步升高,具有明确的渗透梯度(图11-16)。在抗利尿激素存在时,远曲小管和集合管对水通透性增加,小管液从外髓集合管向内髓集合管流动时,由于渗透作用,水便不断进入高渗的组织间液,使小管液不断被浓缩而变成高渗液,形成高渗尿,造成尿液的浓缩。可见髓质的渗透梯度是浓缩尿液的必要条件。髓袢是形成髓质渗透梯度的重要结构,只有具有髓袢的肾才能形成浓缩尿,髓袢愈长,浓缩能力就愈强。人的髓袢最多能产生 4～5 倍于血浆渗透浓度的高渗尿。

3. 髓质渗透梯度的形成

在外髓部,由于髓袢升支粗段能主动重吸收 Na^+ 和 Cl^-,而对水不通透,故升支粗段内小管液向皮质方向流动时,管内 NaCl 浓度逐渐降低,小管液渗透压逐渐下降,成为低渗液;而 NaCl 不断进入周围组织液,使升支粗段外围的组织液呈高渗状态,且越靠近内髓部,渗透压越高,形成渗透压梯度(图11-17)。

在内髓部，渗透梯度的形成与尿素循环和 NaCl 重吸收有关。远曲小管及皮质部和外髓部的集合管对尿素不易通透，但小管液流经远曲小管及皮质部和外髓部的集合管时，在抗利尿激素作用下，对水通透性增加，由于外髓部高渗，水被重吸收，所以小管液中尿素的浓度逐渐升高。当小管液进入内髓部集合管时，由于管壁对尿素的通透性增大，小管液中尿素就顺浓度梯度通过管壁向内髓部组织液扩散，造成了内髓部组织液中尿素浓度的增高，渗透浓度因而升高。髓袢降支细段对尿素不易通透，而对水则易通透，所以在渗透压的作用下，水被"抽吸"出来，从降支细段进入内髓部组织液。由于降支细段对 Na^+ 不易通透，小管液将被浓缩，于是其中的 NaCl 浓度愈来愈高，渗透浓度不断升高。当小管液绕过髓袢顶端、折返流入升支细段时，它与组织液 NaCl 浓度梯度明显地建立起来。由于升支细段对 Na^+ 易通透，Na^+ 将顺浓度梯度而被动扩散至内髓部组织液，从而进一步提高了内髓部组织液的渗透浓度。小管液在升支细段流动过程中，由于 NaCl 扩散到组织液，而且该管壁又对水不易通透，所以造成了管内 NaCl 浓度逐渐降低，渗透浓度也逐渐降低，使内髓部组织液形成了渗透梯度（图 11-17）。

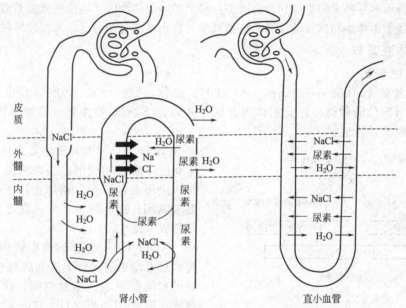

图 11-17 尿的浓缩机制示意（管壁增厚处表示对水不通透）

4. 髓质渗透梯度的维持

肾直小血管对于维持髓质渗透梯度具有重要意义。肾直小血管与髓袢平行，其降支和升支是并行的细血管，对水和小分子溶质具有通透性（图 11-17）。

当血液流经直小血管降支时，因为周围组织液是高渗状态，所以组织液中的 NaCl 和尿素不断顺浓度差向直小血管内扩散，而直小血管中的水则不断渗出到组织液中，使血管内 NaCl 和尿素的浓度不断升高至折返处达最高值。

当血液沿直小血管升支流动时，此时血液中的 NaCl 和尿素浓度比同一水平组织液的高，故水重新进入直小血管，而血液中的 NaCl 和尿素溶质又逐渐扩散回组织液，并由组织液再进入直小血管降支。

这样，NaCl 和尿素就在直小血管的升支和降支间循环，通过这一循环，保留了肾髓质的溶质，并使重吸收的水随血液返回体循环，从而维持肾髓质的高渗透压梯度（图 11-17）。

四、尿生成的调节

机体内环境稳态的实现,很大程度上取决于肾对尿的生成过程的调节。机体对滤过、重吸收和分泌过程的调节,以改变尿液的成分和尿量,调节内环境稳态。尿生成的调节主要包括肾脏自身调节和神经、体液调节。

(一)肾交感神经的作用

肾交感神经不仅支配肾血管,还支配肾小管和分泌肾素的球旁细胞,其末梢释放神经递质去甲肾上腺素。可通过下列作用影响肾的功能:使肾血管收缩,控制肾血流量,从而使肾血浆流量和肾小球滤过率减少;促进肾小管对 NaCl 和水的重吸收;促使球旁细胞释放肾素,并通过肾素-血管紧张素-醛固酮系统,使醛固酮生成增多,促进肾小管对 Na^+ 的重吸收。

当人体剧烈运动或在病理情况(如严重缺氧、大出血、中毒性休克)时,体内交感神经兴奋性增强;并且交感神经还可引起肾上腺素和去甲肾上腺素分泌增多;大出血时还伴有血管紧张素和血管升压素等激素的生成和释放增多,以上神经及体液因素均能使肾血管收缩,且入球小动脉收缩强于出球小动脉收缩,肾血流量减少,肾小球滤过率降低,原尿及终尿减少。

(二)体液调节

1. 抗利尿激素

抗利尿激素(antidiuretic hormone,ADH)也称血管升压素(VP),是由下丘脑视上核和室旁核等部位的肽能神经元胞体内合成,并通过下丘脑-垂体束运输到神经垂体储存,当机体需要时释放入血。

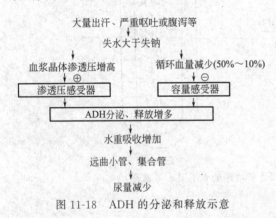

图 11-18 ADH 的分泌和释放示意

ADH 的分泌和释放主要受血浆晶体渗透压和循环血量的调节。当血浆晶体渗透压升高、循环血量减少、动脉血压下降时,均可促进 ADH 的分泌和释放;反之则抑制其分泌释放(图 11-18)。

ADH 主要作用于远曲小管和集合管,生理剂量可增加集合管上皮细胞对水的通透性,促进水的重吸收,尿被浓缩,尿量减少,起到抗利尿作用。当 ADH 缺乏时,远曲小管和集合管对水的通透性很低,水的重吸收减少,故尿量增多。在一些病理情况下,如 ADH 分泌不足或肾脏对 ADH 反应缺陷而引起的综合征称为尿崩症,患者每天可排出 5~10L 稀释尿。

ADH 释放的主要原因是血浆晶体渗透压的升高和循环血量的减少。当机体大量出汗、严重腹泻或呕吐后,机体失水造成血浆晶体渗透压升高,刺激下丘脑的渗透压感受器,使 ADH 合成和释放增多,促进远曲小管和集合管对水的重吸收,使尿液浓缩,尿量减少,有利于保存体内水分,促进血浆渗透压恢复。反之,当血浆渗透压降低如短时间内一次性大量饮用清水时,ADH 合成和释放减少,尿量增加。这种大量饮清水后,ADH 合成和释放减少,尿量增多的现象,称为水利尿。

循环血量减少时,左心房和胸腔内大静脉壁上的容量感受器受刺激减弱,经迷走神经传至下丘脑的神经冲动减少,反射性地引起 ADH 释放增加,水重吸收增多,尿量减少,有助于循环血量的恢复。

此外,动脉血压升高还可通过压力感受器反射性地抑制 ADH 的释放,心房钠尿肽也可抑制 ADH 的释放,而血管紧张素Ⅱ则使 ADH 释放量增加。

2. 醛固酮

醛固酮是由肾上腺皮质球状带分泌的一种类固醇激素,可促进远曲小管和集合管上皮细胞对 Na^+ 和水的重吸收,并促进 K^+ 和 H^+ 的分泌。故醛固酮的作用概括为保钠、保水、排钾。

醛固酮的分泌主要受肾素-血管紧张素-醛固酮系统(参见循环系统)及血 K^+、血 Na^+ 浓度的调节。

血 K^+ 浓度升高和血 Na^+ 浓度降低可直接刺激肾上腺皮质球状带,增加醛固酮的合成和释放,促进肾保钠、排钾,维持血 K^+ 和血 Na^+ 浓度稳定;反之,则使醛固酮分泌减少(图 11-19)。

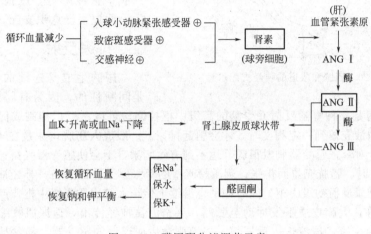

图 11-19 醛固酮分泌调节示意

3. 心房钠尿肽

心房钠尿肽(atrial natriuretic peptide,ANP)是由心房肌细胞合成的 28 肽激素。循环血量增多使心房扩张或摄入钠过多时,刺激其释放。心房钠尿肽则主要通过抑制 Na^+ 的重吸收,从而具有明显的促进 NaCl 和水排出的作用,因而具有强大的利尿效应,使血容量减少,血压降低。

第三节 排尿活动及其调节

尿的生成是个连续不断的过程,肾脏生成尿液后经输尿管周期性蠕动运输到膀胱存储,达到一定量后,引起反射性排尿动作,一次性通过尿道排出体外的过程,称为排尿。

一、膀胱和尿道的神经支配

膀胱和尿道受三对混合神经支配,即腹下神经、盆神经和阴部神经。膀胱逼尿肌和尿道内括约肌属于平滑肌,受交感神经和副交感神经双重支配。而尿道外括约肌属于骨骼肌,受阴部神经支配(图 11-20)。

(1)腹下神经 腹下神经的传入神经传导膀胱的痛觉;传出神经由脊髓腰段($L_2 \sim L_5$)发出,属于交感神经。腹下神经能够支配膀胱及尿道内括约肌,并能够传导兴奋,增强尿道内括约肌的紧张性和减弱膀胱逼尿肌的紧张性,从而抑制排尿。

(2)盆神经 盆神经的传入神经传导膀胱和尿道内括约肌的充盈感;传出神经由脊髓的骶髓侧角副交感核发出,属于副交感神经,能够支配膀胱与尿道后括约肌。当盆神经兴奋

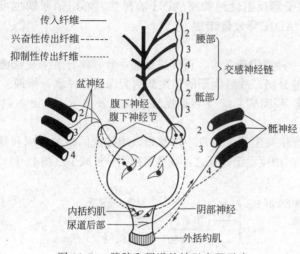

图 11-20 膀胱和尿道的神经支配示意

时逼尿肌收缩,尿道括约肌舒张,促进排尿。

(3)阴部神经 阴部神经的传入纤维传导后尿道的痛觉;传出纤维由脊髓的骶髓前角发出,为躯体运动神经,支配尿道外括约肌和会阴部的横纹肌。阴部神经兴奋时能引起尿道外括约肌的紧张性收缩,阻止排尿。排尿时,阴部神经受到抑制,尿道外括约肌紧张性降低,尿道舒张,促进排尿,此过程受意识支配。

二、排尿反射

尿的生成是连续的,但尿的排放是间断性的,因为有膀胱储存和排尿反射。排尿反射是一种脊髓反射并受脑的高级中枢控制,可以由意识抑制或促进。

当膀胱内尿液充盈到一定程度时,才会引起排尿。一般成人膀胱内尿量在 400mL 以下时,膀胱内压很低,对牵张感受器刺激很弱,达不到有效刺激,不会使感受器兴奋;当膀胱内尿量达 400~500mL 时,膀胱充盈而扩张,刺激膀胱壁的牵张感受器而兴奋,神经冲动沿盆神经传入脊髓骶段的排尿反射初级中枢,同时冲动也继续上传至大脑皮质高级中枢,产生尿意。

若条件允许,大脑皮质下发冲动至骶髓,兴奋沿盆神经传出,逼尿肌收缩与尿道内括约肌舒张,后尿道变宽,尿液进入后尿道。尿液刺激后尿道壁的感受器,经盆神经传入脊髓排尿中枢,加强排尿中枢的活动;并反射性地抑制阴部神经的活动,尿道外括约肌舒张,会阴部肌肉松弛,尿液排出体外(图 11-21)。若条件不允许,大脑皮质高级中枢会对骶髓排尿初级中枢产生抑制作用。

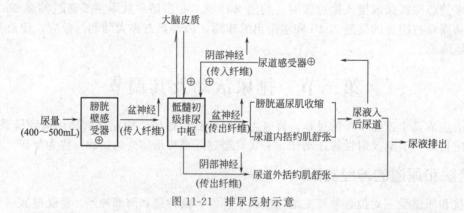

图 11-21 排尿反射示意

课堂互动

1. 排尿反射的反馈属于什么类型?
2. 为什么婴幼儿排尿次数多且易发生夜间遗尿现象?

临床上常见的排尿异常有尿频、尿潴留和尿失禁。排尿次数过多称为尿频，常常是由于膀胱炎症或机械性刺激（如膀胱结石）导致。膀胱中尿液充盈过多不能排出称为尿潴留。尿潴留多由于腰骶部脊髓受损使排尿反射初级中枢的活动发生了障碍或排尿反射弧的某中间环节受损导致。尿液受阻也能造成尿潴留。正常成人如发生脊髓横断损伤后，初级排尿中枢与大脑皮质联系纤维中断，排尿便失去意识控制，可出现尿失禁。

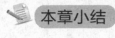
本章小结

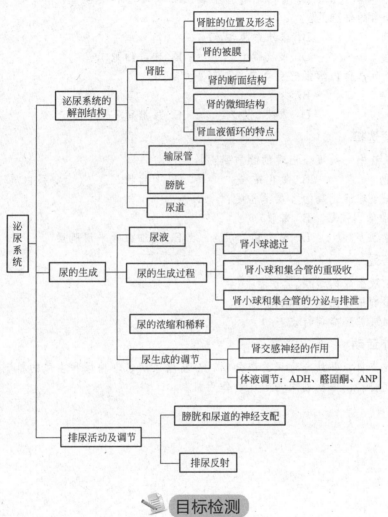

目标检测

一、名词解释

1. 肾单位　2. 滤过膜　3. 肾小球滤过率　4. 滤过分数　5. 肾糖阈　6. 渗透性利尿

二、单项选择

1. 肾的基本功能单位是：
A. 血管球　　　　B. 肾单位　　　　C. 肾小囊
D. 肾小体　　　　E. 集合管

2. 人体代谢产物最主要的排泄途径是：

A. 皮肤和汗腺 B. 肺
C. 肾脏 D. 肝脏 E. 都不对
3. 生成尿的器官是：
A. 肾脏 B. 膀胱
C. 输尿管 D. 尿道 E. 前列腺
4. 肾单位包括哪两部分：
A. 肾小管和集合管 B. 肾小管和肾小囊
C. 肾小体和肾小管 D. 肾小球和肾小囊 E. 肾小管和集合管
5. 分泌肾素的细胞是：
A. 致密斑 B. 球外系膜细胞
C. 球状带 D. 束状带 E. 球旁细胞
6. 膀胱炎时，壁内牵张感受器易兴奋可引起：
A. 尿失禁 B. 少尿
C. 多尿 D. 尿频 E. 尿潴留

三、多项选择

1. 正常尿液中一般不会出现的物质是：
A. 氯化钠 B. 氯化铵 C. 葡萄糖 D. 蛋白质 E. 尿素
2. 构成肾小球滤过膜的各层结构是：
A. 毛细血管内皮层 B. 基膜
C. 肾小囊脏层 D. 肾小囊壁层 E. 毛细血管平滑肌层

四、简答题

1. 简述尿液生成的过程。
2. 简述影响尿液生成的因素。
3. 肾脏血液循环有何特点？

五、课外活动

1. 请查找资料，并结合泌尿系统知识，分析糖尿病患者糖尿和多尿的机制。
2. 请查找资料，分析利尿药可能的作用机制。

第十二章 生殖系统

Chapter 12

学习目标

通过学习本章，学生应掌握生殖系统主要器官的解剖结构与生理功能，为后续专业课的学习奠定基础。

知识目标
1. 熟悉男性睾丸、尿道的结构和功能。
2. 熟悉女性生殖器官的结构、功能以及月经周期形成的机制。
3. 了解生殖系统的组成、输精管道、乳房和会阴。

技能目标
通过对标本、模型的观察，结合电脑投影及挂图，熟悉生殖系统的形态结构。

第一节 男性生殖系统

一、男性生殖系统的组成与结构

男性生殖系统包括内生殖器和外生殖器。内生殖器由生殖腺（睾丸）、输送管道（附睾、输精管、射精管、尿道）和附属腺（精囊腺、前列腺、尿道球腺）组成（图12-1）；外生殖器包括阴囊和阴茎，其中主要性器官是睾丸，能产生精子和分泌雄激素等。

1. 睾丸

睾丸位于阴囊内，左、右各一。睾丸呈内、外侧略扁的椭圆形，表面光滑，其后缘与附睾相连，并有血管、淋巴管和神经出入。睾丸表面除后缘外均被覆睾丸鞘膜。睾丸鞘膜为一层浆膜，分为脏层和壁层，脏层紧贴睾丸表面，壁层衬于阴囊的内面。脏、壁两层在睾丸后缘相互移行，构成一个密闭的鞘膜腔，内有少量浆液，起润滑作用。睾丸表面包有一层厚实的纤维膜，称白膜。白膜在睾丸后缘增厚并突入睾丸内形成睾丸纵隔。睾丸纵隔向睾丸实质发出许多放射状小隔，将睾丸实质分成200多个锥体形的睾丸小叶，每个小叶内有3~4条精曲小管，管壁的上皮能产生精子。精曲小管汇合成精直小管在睾丸纵隔内吻合成睾丸网，从睾丸网发出12~15条睾丸输出小管，经睾丸后缘上部进入附睾头。

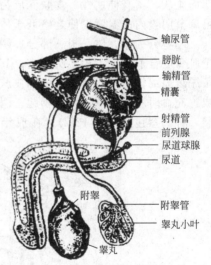

图12-1 男性生殖系统模式

2. 附睾、输精管和射精管

附睾紧贴睾丸上端和后缘,是储存精子的器官,由上向下分为附睾头、附睾体和附睾尾。附睾尾末端向内上折返,延续为输精管,再沿附睾内侧上行至阴囊根部,穿腹股沟管入盆腔,绕至射精管穿过前列腺,开口于尿道前列腺部,膀胱底的后面,与精囊腺的排泄管合并为射精管。射精管穿过前列腺,开口于尿道前列腺部。从腹股沟管深环延至睾丸上端处,有一对柔软的圆索状结构,称为精索。其主要构成为输精管、睾丸动脉、蔓状静脉丛、淋巴管和神经等。

3. 附属腺

附属腺包括精囊腺、前列腺和尿道球腺,其分泌物与睾丸精曲小管产生的精子共同组成精液。精液黏稠呈乳白色,弱碱性,正常成年男性一次射精2～5mL,含精子3亿～5亿个。前列腺是不成对的实质性器官,呈前后稍扁的栗子形,上端宽大,下端尖细(图12-1)。尿道从前列腺中间穿过,老年人因激素平衡失调,引起前列腺增生,从而压迫尿道,造成排尿困难。

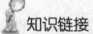 知识链接

前列腺增生症

病因尚不太清楚,目前认为高龄和有功能的睾丸是其最重要的发病原因,任何可以引起前列腺间质及表皮细胞间变化的因素,都可以使前列腺细胞凋亡减少而出现增生。危险因素常见有性激素失衡、高脂肪高蛋白饮食、基因等。治疗主要分为抗前列腺增生症药(α受体阻滞剂、5α-还原酶抑制剂及中草药)和手术治疗。

4. 阴囊和阴茎

阴囊为一皮肤囊袋,位于阴茎的后下方,容纳睾丸、附睾和输精管的起始部。阴囊皮肤薄而柔软,富有伸展性。皮肤深层为一层肉膜(浅筋膜),内含平滑肌纤维。平滑肌的舒缩可调节阴囊内的温度,使之略低于体温,以适应精子的发育。

阴茎分为头、体、根三部分。阴茎根附着于耻骨下支、坐骨支及尿生殖膈;阴茎体悬垂于耻骨联合前下方;阴茎头游离,其尖端有矢状位的尿道外口。阴茎由两条阴茎海绵体和一条尿道海绵体构成,外覆筋膜和皮肤。尿道海绵体内有尿道纵行穿过。海绵体由勃起组织构成,充血时胀大变硬,阴茎勃起。阴茎的皮肤薄而柔软,皮肤在阴茎前端形成双层的环形皱襞,称阴茎包皮(图12-2)。在成年人,如包皮过长或包皮口过小而不能上翻露出阴茎头

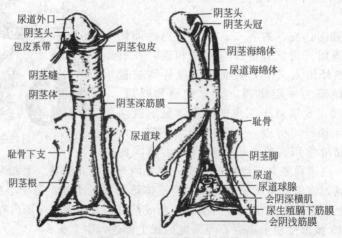

图12-2 阴茎的外形与结构

时，称包皮过长或包茎。

5. 男性尿道

男性尿道起自膀胱的尿道内口，穿过前列腺、尿生殖膈和尿道海绵体，终于尿道外口。成年男子尿道平均直径为 5～7mm，长 16～22cm。尿道全长有三处狭窄，分别位于尿道内口、穿经尿生殖膈的膜部和尿道外口，导尿时应予以注意。

二、睾丸的功能

睾丸主要由精曲小管（曲精细管）和间质细胞组成。精曲小管是精子生成的部位，其管壁有两种细胞：一种是生精细胞；另一种是支持细胞。间质细胞存在于精曲小管间的结缔组织内，具有合成和分泌雄激素等功能。

1. 睾丸的生精功能

精子是由生精细胞发育形成的。最原始的生精细胞为精原细胞。男子从青春期开始，精原细胞分阶段形成精子，然后进入精曲小管管腔，储存于附睾。从精原细胞发育成为精子需 60 多天。支持细胞对各级生精细胞有支持和营养的作用，同时支持细胞紧密连接形成血睾屏障，为生精细胞发育提供微环境，此外还分泌雄激素结合蛋白（ABP），ABP 与睾酮结合，促进生精过程和附性器官的发育。精子生成需要适宜的温度，阴囊内温度较腹腔内温度低 2℃ 左右，适于精子的生成。在胚胎发育期间，由于某种原因睾丸没降入阴囊内而停留在腹腔或腹股沟管内，称为隐睾症，将影响精子生成。新生的精子在经过附睾及运送精子的管道后，逐渐成熟并获得运动能力。精子与附属腺体分泌的分泌物混合形成精液，在性高潮时排出体外。

知识链接

隐睾——男性不育

29 岁的刘某结婚 3 年，夫妻没有避孕，但妻子却一直没妊娠。到医院仔细检查后发现，刘先生患有重度少弱精子症，引起少弱精子症的原因就是他患有先天性隐睾症。正常男性的睾丸生长在生殖器下方，而隐睾症的睾丸是隐藏在腹腔内。适合精子生长的最佳温度是 33℃，而人体体内的温度却高达 37.5℃，因此大量的精子会被腹腔内的高温"杀死"，从而引起少弱精子症的发生。

2. 睾丸的内分泌功能

睾丸间质细胞分泌雄激素，主要为睾酮。支持细胞分泌抑制素。

（1）雄激素 睾丸间质细胞生成的雄激素主要有睾酮、双氢睾酮、雄烯二酮和脱氢异雄酮几种，其中，双氢睾酮的活性最强，睾酮次之，其余雄激素的生物活性仅为睾酮的 1/5。正常青壮年男性（20～50 岁）睾丸每天分泌 4～9mg 睾酮，50 岁以后随年龄增长睾酮分泌量逐渐减少。

睾酮的生理作用如下。

① 维持正常性欲。

② 促进男性生殖器官的生长发育，促进男性副性征出现并维持其正常状态。

③ 维持生精作用，睾丸间质细胞分泌的睾酮，经支持细胞进入精曲小管，可直接转变为活性更强的双氢睾酮，与生精细胞的雄激素受体结合，促进精子的生成。

④ 促进蛋白质合成，特别是肌肉和生殖器官的蛋白质合成，同时还能促进骨骼生长与钙磷沉积以及红细胞生成等。

（2）抑制素　是由睾丸支持细胞分泌的一种糖蛋白激素，由 α 和 β 两个亚单位组成。抑制素对腺垂体分泌的 FSH 有很强的抑制作用，而生理剂量的抑制素对 LH 分泌却无明显影响。

第二节　女性生殖系统

一、女性生殖系统的组成与结构

女性生殖系统包括内生殖器和外生殖器（图 12-3、图 12-4）。内生殖器由生殖腺（卵巢）和输卵管道（输卵管、子宫、阴道）组成；外生殖器即会阴。

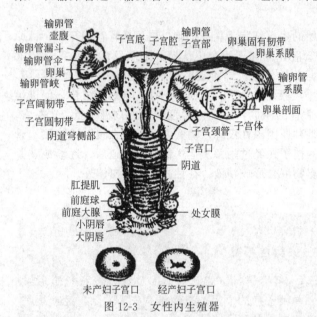

图 12-3　女性内生殖器

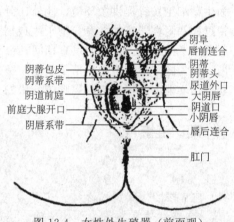

图 12-4　女性外生殖器（前面观）

1. 卵巢

卵巢左、右各一，位于盆腔侧壁、髂总动脉分叉处下方的卵巢窝内，呈扁卵圆形，可分为内、外两面和前、后两缘以及上、下两端。上端与输卵管伞相触；下端借韧带连于子宫；前缘为卵巢系膜，连于子宫阔韧带后层，有血管、淋巴管和神经出入；后缘游离。卵巢被子宫阔韧带后层腹膜所包裹，是腹膜内位器官。

卵巢的大小和形态随年龄而变化，幼女未经排卵的卵巢表面光滑，性成熟期后，由于多次排卵，卵巢表面形成许多瘢痕，变得凹凸不平，50 岁以后逐渐萎缩（图 12-5）。

2. 输卵管

输卵管是一对输送卵细胞的肌性管道，连于子宫底两侧。输卵管内侧端开口于子宫腔，外侧端开口于腹膜腔，由外向内可分为四部分：①输卵管漏斗，以输卵管腹腔口与腹腔相通，口的周缘有许多指状突起，称输卵管伞；②输卵管壶腹部，粗长且弯曲，

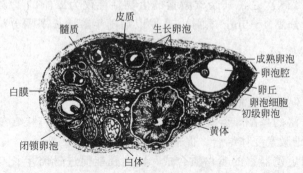

图 12-5　卵巢结构示意

是卵细胞受精的部位；③输卵管峡部，细短而直，输卵管结扎术常在此处进行；④输卵管子宫部，为输卵管穿过子宫壁的部分，以输卵管子宫口与子宫腔相通。

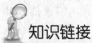

知识链接

输卵管结扎

输卵管内侧与子宫连通，外端游离，而与卵巢相近，卵子由输卵管向子宫腔运行。输卵管结扎术是把输卵管结扎，阻断卵子通往子宫的通道，以达到已婚女性永久性绝育目的的手术。该手术适用于那些期望可永久性绝育且无手术禁忌证的成年已婚女性。只希望暂时性或可逆性避孕的已婚女性则不适合此手术。

3. 子宫

子宫是孕育胎儿的肌性器官，腔小壁厚，长约 8cm，宽约 4cm，厚约 2cm。成年人子宫呈前后略扁的倒置梨形，子宫位于盆腔的中央，在膀胱与直肠之间。正常成年人子宫呈前倾前屈位。前倾是指子宫与阴道之间形成的向前开放的钝角；前屈是子宫体与子宫颈之间凹向前的弯曲，亦呈钝角。

子宫分为三部分：子宫底、子宫体和子宫颈。子宫颈是子宫下端呈圆管状的部分，其下端伸入阴道的部分，称子宫颈阴道部，为癌的好发部位。

子宫的内腔狭小，分为上、下两部分。上部位于子宫体内，称子宫腔。下部位于子宫颈内，称子宫颈管。子宫颈管的下口，称子宫口，通向阴道。未产妇的子宫口呈光滑的圆形，经产妇的子宫口变为不规则的横裂状。

4. 阴道

阴道是前后略扁的肌性管道，上端连于子宫，下端以阴道口开口于阴道前庭，是女性的性交器官，也是排出月经和娩出胎儿的通道。

阴道上端宽大，包绕子宫颈阴道部，两者之间形成的环状间隙，称为阴道穹。阴道穹的后部较深，与直肠子宫陷凹之间仅隔阴道后壁和腹膜，临床上常于此处穿刺进行诊断和治疗。未婚女子阴道口周围有处女膜。处女膜破裂后，形成处女膜痕。

5. 会阴

会阴包括阴阜、大阴唇、小阴唇、阴道前庭、阴蒂、前庭球和前庭大腺等。

二、卵巢的生理功能及调节

卵巢由卵泡和结缔组织组成。卵泡由卵细胞和包围卵细胞的卵泡细胞（颗粒细胞）组成。卵细胞是女性生殖细胞；卵泡细胞具有内分泌作用。卵泡周围的结缔组织在卵泡发育过程中可形成内、外两层卵泡膜，后期生长卵泡和成熟卵泡的内层卵泡膜细胞（称为内膜细胞）具有分泌雄激素和少量雌激素的作用。

（一）卵巢的生卵功能

卵子是由卵巢内的原始卵泡逐渐发育而成的。

卵泡发育次序为原始卵泡、生长卵泡及成熟卵泡。成年女性的卵巢中有数万个原始卵泡。生育年龄的妇女，一般除妊娠外，每月都有几个甚至十几个原始卵泡同时生长发育，但通常只有一个发育为成熟卵泡。其他卵泡都在发育的不同阶段退化成闭锁卵泡。成熟卵泡破裂，出现排卵孔，卵细胞与透明带、放射冠及卵泡液被排出卵泡至腹腔的过程，称为排卵。排出的卵细胞即被输卵管伞捕捉，送入输卵管中。女性从青春期起至绝经时（一般 45～50

岁）止，两侧卵巢共能排出400～500个卵细胞。排卵后，残余的卵泡壁内陷，血液进入卵泡腔，发生凝固，形成血体。随着血液被吸收，残留的颗粒细胞与卵泡膜细胞转变外观为黄色的黄体。黄体持续的时间取决于排出的卵子是否受孕。若排出的卵子未受孕，则黄体在排卵后第9～10天开始退化，此时形成的黄体称为月经黄体，最后被结缔组织取代形成白体。若排出的卵子受孕，黄体则继续生长，称为妊娠黄体。

(二) 卵巢的内分泌功能

卵巢是一个重要的内分泌腺，主要分泌雌激素和孕激素，还可分泌抑制素和少量雄激素。雌激素以雌二醇（E_2）为主，孕激素主要是孕酮（P）。排卵前，卵巢主要分泌雌激素和雄烯二酮。排卵后形成黄体，既分泌孕激素，也分泌雌激素。一般认为黄体细胞主要产生孕激素，以孕酮作用最强。

1. 雌激素

主要生理作用是促进女性器官的发育和副性征的出现，并使其维持在正常状态。具体作用有：①促进子宫内膜发生增殖期的变化，提高子宫肌对催产素的敏感性；促进输卵管的蠕动；促进阴道上皮细胞增生、角化并合成大量糖原，通过乳酸杆菌分解成乳酸，增强阴道抵抗细菌的能力；②促进乳房发育、刺激乳腺导管系统增生，产生乳晕；使脂肪和毛发分布具有女性特征、音调变高、骨盆宽大等，表现出一系列女性副性征，并使之维持于成熟状态；③促进肾对水和钠的重吸收，增加细胞外液量；④促进肌肉蛋白质的合成，加强钙盐沉积，加速骨骼的生长，对青春期发育与成长起促进作用；⑤维持正常的性欲。

2. 孕激素

主要作用是为受精卵着床作准备，以及维持妊娠过程的正常进行，孕激素通常要在雌激素作用的基础上才能发挥调节作用。具体作用有：①使子宫内膜产生分泌期的变化，进一步促进子宫内膜增生，引起腺体分泌，以利于受精卵着床；②降低子宫平滑肌的兴奋性，抑制子宫收缩，有安胎作用；③在雌激素作用的基础上，促进乳腺腺泡发育，为分娩后泌乳作准备；④使子宫颈黏液变稠，形成黏液塞，减少精子穿透量；⑤孕激素有产热作用，使基础体温在排卵后升高0.5℃左右，由于体温在排卵前先表现短暂降低，排卵后升高，故临床上将这一基础体温改变作为判定排卵日期的标志之一。

3. 雄激素

女性分泌雄激素要比男性分泌水平低得多。适量的雄激素有刺激阴毛及腋毛生长、维持性感的作用。若女性雄激素过多，可引起男性化或女性多毛症。

(三) 卵巢功能的调节

1. 月经周期

女性进入青春期后，子宫内膜发生周期性剥落和出血，称为月经。月经血量一般为100mL左右。月经期内子宫创面容易感染，故要注意经期卫生。每月一次子宫内膜发生剥落和出血的周期性变化，称为月经周期。历时20～40天，平均为28天。第一次来月经称作初潮，一般为12～14岁。50岁左右月经周期停止，此后称为绝经期。

若按子宫内膜的变化来区分，子宫出血的第1～4天为月经期；第5～14天为增殖期，第15～28天为分泌期，然后进入下一个周期。如当月排出的卵子得到受精，则子宫内膜继续生长，转为妊娠。

2. 月经周期形成的机制

月经周期的形成受下丘脑-腺垂体-卵巢轴的调控。青春期前，下丘脑GnRH神经元未发育成熟，FSH和LH分泌也很少，卵巢因此未发育成熟，故没有月经周期。进入青春期，GnRH神经元逐渐发育成熟，GnRH分泌增加，FSH和LH分泌也增多。继而，卵巢发育成熟，功能活跃，呈现周期性变化，形成了月经周期。

(1) 增生期或排卵前期　相当于月经周期第1～14天，又称卵泡期。此期开始时，卵泡发育处于未成熟初级卵泡阶段，分泌雌激素量很少，血中雌激素与孕激素均处于低水平，两者对下丘脑和垂体反馈作用较弱，血中FSH和LH呈逐渐增高的趋势。FSH促使卵泡生长发育成熟并与LH共同作用，使卵泡分泌雌激素。在雌激素的作用下，子宫内膜发生增生期变化。排卵前一天左右，血中雌激素浓度达到高峰，与此同时，通过正反馈调节作用，使GnRH分泌增多，刺激LH和FSH分泌，而以LH的增加更为明显，形成LH峰。在高浓度LH作用下，使成熟卵泡排卵。排卵通常发生在月经周期的第14天。

在增生期中，子宫内膜在雌激素的作用下，发生相应变化，主要表现为内膜增厚、腺体增多并变长。

(2) 黄体期或排卵后期　相当于月经周期的第15～28天，亦即分泌期。排卵后，在LH作用下，卵巢内残余的卵泡形成黄体，继续分泌大量孕激素和雌激素。雌激素使黄体细胞上LH受体数量增加，进一步促进孕激素分泌，使黄体分泌孕激素在排卵后8～10天出现高峰，雌激素也再次升高，形成第二个高峰（略低于第一次），在雌激素和孕激素的作用下，子宫内膜发生分泌期的变化，高浓度的雌激素和孕激素通过负反馈作用，抑制腺垂体分泌FSH和LH，子宫细胞分泌PGF2α进入卵巢，于是黄体开始退化、萎缩，导致血中雌激素和孕激素浓度急剧下降至最低水平，一方面子宫内膜剥脱、出血，形成月经，另一方面对下丘脑和腺垂体的抑制作用解除，FSH和LH的分泌又开始增加，卵泡又开始生长发育，重复新的月经周期（图12-6）。

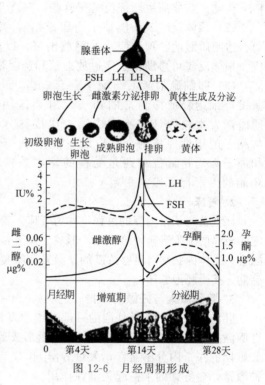

图12-6　月经周期形成

月经周期形成的过程充分显示，每个月经周期皆由卵巢在下丘脑-腺垂体-卵巢轴的作用下提供一个成熟卵子，子宫内膜不失时机地创造适于胚泡着床的环境。因此月经周期也可以被认为是为受精、着床、妊娠作周期性准备的生理过程。任何环节发生病变，均可引起月经不调。

> **知识链接**
>
> 避孕是指采用科学方法使性成熟女性暂不受孕。一般可通过以下避孕机制来实现。
> (1) 抑制精子和卵子的生成　目前使用的女性全身性避孕药通过负反馈抑制下丘脑的GnRH释放，使FSH和LH分泌受抑制，从而抑制排卵，达到避孕的目的。
> (2) 防止卵子受精　用机械的方法防止精子与卵子相遇；用药物降低精子的受精力或杀死精子；改变输卵管输送卵子的速度等。
> (3) 使精子不利于获能和生成　如给予孕激素，精子在子宫内就不能获能。
> (4) 改变子宫内环境，影响胚泡的着床与生长　如在宫腔内放置节育环；使用紧急避孕药等。

第三节　妊娠与分娩

一、妊娠

妊娠是新个体产生的过程，包括受精、着床、妊娠的维持、胎儿的生长。

1. 受精

精子与卵子结合形成受精卵的过程称为受精。受精一般在输卵管壶腹部进行，其过程大体分三个步骤。

（1）精子获能　精子进入女性生殖管道内停留一段时间，具有使卵子受精的能力，称为精子获能。获能的主要部位是子宫腔，其次是输卵管。

（2）顶体反应　获能精子与卵子相遇的一瞬间，精子顶体中的酶系（包括放射冠穿透酶、透明质酸酶、顶体酶）便释放出来，以溶解卵子外周的放射冠及透明带，称为顶体反应。顶体反应可协助精子穿过放射冠和透明带进入卵细胞内。

（3）卵细胞的激活与配子融合　当一个精子穿过透明带后，精子与卵细胞膜接触，激发卵细胞释放抑制素的物质，封锁透明带，阻止其他精子进入，避免多精子受精，同时激发次级卵母细胞完成第二次成熟分裂，成为成熟卵，其核称为雌性原核。此核与精子的雄性原核融合，形成一个有46条染色体的受精卵。由此可见，有活力的精子和卵子在受精部位相遇是受精的基本条件。所以，凡是影响精子和卵子运送以及精子获能的因素都可影响受精。

2. 着床

胚泡植入子宫内膜的过程，称为着床。着床必须具备以下条件：①透明带必须消失；②胚泡的滋养层细胞迅速增殖分化，形成合体滋养层细胞；③胚泡与子宫内膜必须同步发育并相互配合；④体内必须有足够浓度的孕激素和雌激素，在其协同作用下，使子宫出现一个极短的敏感期，接受胚泡着床。

3. 胎盘激素与妊娠的维持

胚泡着床后，其最外层的一部分细胞发育为滋养层，滋养层细胞便开始分泌人绒毛膜促性腺激素（HCG），并逐渐增多。胎盘形成后，除实现胎儿与母体之间的物质交换，还成为妊娠期的一个内分泌器官，大量分泌HCG、人绒毛膜生长素（HCS）、孕激素与雌激素等多种激素，对妊娠的维持起关键性作用。

HCG是一种糖蛋白激素，有人在胚泡着床后1天（或卵子受精后第6天左右）即在母体血中检出HCG。早孕时HCG分泌量增长很快，到妊娠8～10周，HCG的分泌量达到高峰，随后下降，在妊娠20周时降至较低水平。在妊娠过程中，尿中HCG含量的动态变化与血液相似，因为HCG在妊娠早期即出现，所以检测母体血中或尿中的HCG是诊断早孕的可行指标。HCG的主要生理作用：①使月经黄体转变为妊娠黄体，以维持妊娠的顺利进行；②抑制淋巴细胞的活性，防止母体对胎儿产生排斥反应；③抑制FSH和LH的分泌，从而抑制排卵，保持妊娠；④刺激胎儿肾上腺皮质激素及性腺激素的分泌。

二、分娩

成熟的胎儿及其附属物自母体子宫自主产出体外的过程称为分娩。在人类，妊娠持续的时间大约为280天。分娩动力主要来源于子宫平滑肌的节律性收缩和腹壁肌肉的收缩。分娩时，子宫颈受刺激后可反射性地引起催产素分泌增多，通过正反馈作用于子宫平滑肌产生强烈而有节律性的收缩,并逐渐加强,直至胎儿娩出为止。

知识拓展

乳房及乳房自查

乳房是第二性征器官,女性乳房还是哺乳器官。乳房主要由结缔组织、脂肪组织、乳腺、大量血管和神经等组织构成。乳房的位置随着年龄的增长会出现一些变化。成年女性的乳房位于胸大肌上的浅筋膜中,上、下缘分别与第2肋和第6肋齐平。

乳腺炎和乳腺癌早期可通过乳房自查发现,方法如下。

(1) 视诊 脱去上衣,在明亮的光线下,面对镜子做双侧乳房视诊:双臂下垂,观察两边乳房的弧形轮廓有无改变、是否在同一高度,乳房、乳头、乳晕皮肤有无脱皮或糜烂,乳头是否提高或回缩。然后双手叉腰,身体做左右旋转状,继续观察以上变化。

(2) 触诊 取立位或仰卧位,左手放在头后方,用右手检查左乳房,手指要并拢,从乳房上方顺时针逐渐移动检查,按外上、外下、内下、内上、腋下顺序,系统检查有无肿块。注意不要遗漏任何部位,不要用指尖压或是挤捏。检查完乳房后,用食指和中指轻轻挤压乳头,观察是否有带血的分泌物。通过检查,如果发现肿块或其他异常要及时到医院做进一步检查。在哺乳期出现的肿块,如临床疑为肿瘤,应在断乳后再进一步检查。

本章小结

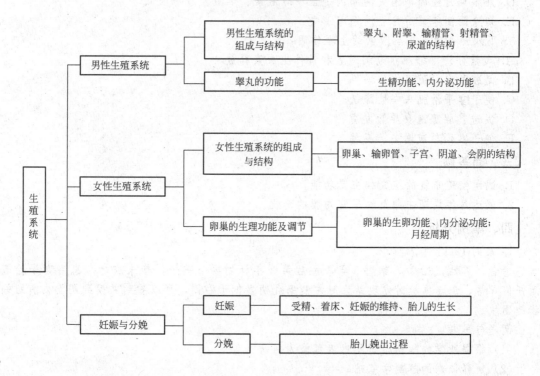

目标检测

一、名词解释
1. 月经周期 2. 排卵 3. 受精 4. 分娩 5. 生殖

二、单项选择
1. 男性的主要生殖器官为：
A. 精囊   B. 附睾   C. 阴茎和输精管
D. 睾丸   E. 前列腺
2. 关于雄激素的作用，叙述错误的是：
A. 刺激雄性附性器官发育并维持成熟状态
B. 刺激男性副性征出现
C. 促进肌肉与骨骼生长，使男子身高在青春期
D. 分泌过盛可使男子身高超出常人
E. 维持正常的性欲
3. 女性主性器官为：
A. 子宫   B. 卵巢   C. 输卵管   D. 阴道   E. 外阴
4. 关于月经周期的叙述，错误的是：
A. 排卵与血液中黄体生成素突然升高有关
B. 子宫内膜的增殖依赖于雌激素
C. 子宫内膜剥脱是由于雌激素和孕激素水平降低
D. 妊娠期月经周期消失的原因是血中雌激素、孕激素水平很低
E. 切除两侧卵巢后月经周期即消失
5. 下列哪一项不是孕激素的生理作用：
A. 大量分泌可抑制卵泡刺激素和黄体生成素释放
B. 促进子宫内膜腺体分泌
C. 使子宫平滑肌兴奋性降低
D. 促进乳腺腺泡及导管发育
E. 使子宫颈黏液增多、变稀

三、简答题
1. 试述生殖系统的组成和主要功能。
2. 试述月经周期中卵巢和子宫内膜的变化。

四、案例分析
1. 案例 12-1
患者，男性，32岁，结婚5年，婚后第3年计划要个孩子，却未成功。患者妻子检查无任何异常，患者体检时发现站立时左侧睾丸明显低于右侧，可以看到并摸到阴囊内有蚯蚓状的团块。
问题与思考：
(1) 根据所学的知识推断此患者可能为何病？
(2) 解释该病的解剖学基础。
2. 案例 12-2

患者，女性，25岁，已婚，因腹痛2h，伴恶心、呕吐1h入院。患者月经来潮第3天，诉2h前排小便后突然出现小腹疼痛，自行腹部热敷疼痛无缓解，疼痛逐渐加剧，急于当地诊所诊治，测血压100/85mmHg，按"痛经"给予对症支持治疗后，1h前患者腹痛无缓解，并出现恶心、呕吐，呕吐物为胃内容物，并出现面色苍白。体格检查：血压60/40mmHg，神志清楚，精神差，面色苍白，四肢湿冷，腹肌紧张，全腹按压痛及反跳痛。

问题与思考：

(1) 根据所学的知识此患者可能为何痛？

(2) 解释该病的解剖学基础。

提示：案例12-1 精索静脉曲张。

案例12-2 异位妊娠。

第十三章 感觉器官

Chapter 13

学习目标

通过学习本章，学生应形成对感觉器官眼、耳、皮肤的整体认识，并能将感觉器官结构与功能有机联系，准确使用常用解剖学术语，为后续学习眼、耳和皮肤相关疾病及其治疗奠定基础。

知识目标
1. 掌握眼的组成及功能；位听器官的组成和分部。
2. 熟悉声波传入内耳的途径。
3. 了解眼附属器的组成和功能。

技能目标
掌握视力和视野的测定方法。

第一节 视觉器官——眼

眼是人的视觉器官，它由眼球和眼附属器两部分组成。在脑从外界获取的所有信息中，至少70%以上来自于视觉，所以，眼是人体最重要的感觉器官。眼接受光线的刺激，并将其转化为神经冲动，经视觉传导通路传至大脑皮质视觉中枢，产生视觉。

一、眼的形态结构

眼包括眼球和眼附属器两部分。

（一）眼球

眼球近似球形，位于眼眶内，后方有视神经连于间脑。眼球由眼球壁和眼球内容物两部分组成。

1. 眼球壁

眼球壁由外向内分为纤维膜、血管膜和视网膜三层（图13-1）。

（1）纤维膜

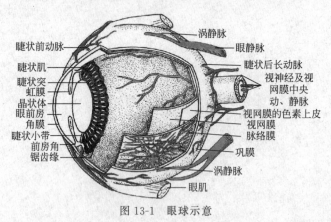

图 13-1 眼球示意

由致密结缔组织构成，厚而坚韧，具有支持眼球形态和保护眼球内容物作用。

① 角膜：纤维膜前1/6由透明无血管的结缔组织组成，称角膜。角膜富有弹性，具有折光作用，含有丰富的神经末梢，感觉灵敏，发生病变时疼痛剧烈。

知识链接

角膜对任何损伤或异物都会感觉疼痛,如遇刺激即引起闭眼反应(称角膜反射)。当麻醉全身时,角膜感觉最后消失。所以,角膜反射是否存在及其存在的程度如何,可作为区别昏迷程度的依据之一。

② 巩膜:纤维膜后5/6为白色坚韧不透明的厚膜,称巩膜。巩膜表面有三对眼外肌附着,可控制眼球的活动;后端与视神经表面的硬膜相连。巩膜与角膜交界处的内部有一环形的巩膜静脉窦(又称许氏管),是房水回流的通道。

(2) 血管膜 富含血管和色素细胞,呈棕黑色,由前向后分为虹膜、睫状体和脉络膜三部分(图13-2)。

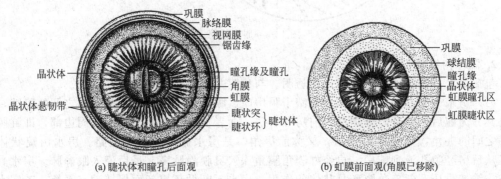

图 13-2 眼的前半部

① 虹膜:位于血管膜最前部,为圆盘状薄膜,中央有一圆孔,称瞳孔。虹膜内有两种不同方向排列的平滑肌:一种环绕瞳孔周围排列,称瞳孔括约肌,受副交感神经支配,收缩时可缩小瞳孔;另一种称辐射状排列,称瞳孔开大肌,受交感神经支配,可开大瞳孔。

知识链接

弱光或看远方时,瞳孔开大;反之瞳孔缩小。在活体透过角膜可看见虹膜和瞳孔,虹膜的颜色随人种而不同,有蓝、黑、棕、灰等色,国人多为棕色。

② 睫状体:位于角膜与巩膜移行部的内面,前接虹膜根部,后接脉络膜,是血管膜最厚的部分。睫状体前部有许多向内的突起,称睫状突,由睫状突发出晶体状悬韧带,与晶状体相连。睫状体内有平滑肌,称睫状肌,受副交感神经支配,其收缩和舒张可调节晶状体曲度,以适应看远近物体。

③ 脉络膜:位于眼球壁的后2/3,巩膜与视网膜之间,与睫状体相连续。脉络膜富含血管和色素,有营养眼球和遮光的功能。

(3) 视网膜 位于眼球壁的最内层,从前向后可分为虹膜部、睫状体部和视部。视部贴于脉络膜内面,具有感光作用;虹膜部、睫状体部贴于虹膜和睫状体内面,无感光作用,称盲部。视网膜后部有一白色圆盘状隆起,称视神经盘(视神经乳头),是视神经的起始和视网膜中央动、静脉出入处,该处无感光细胞,称生理性盲点。在视神经盘的颞侧约3.5mm处有一黄色区域,称黄斑。其中央凹陷,称中央凹,是视觉最敏锐的部位。视网膜的血液供给来自视网膜中央动脉,中央动脉在盲点中心进入眼球分成许多分支(图13-3),临床高血压和糖尿病时，视网膜血管发生特殊变化，可用眼底镜观察。

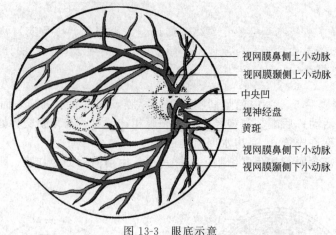

图13-3　眼底示意

2. 眼球内容物

包括房水、晶状体和玻璃体，均透明，与角膜共同组成眼球的折光系统。

（1）房水　无色透明的液体，充满于眼房内。眼房是位于角膜与晶状体之间的腔隙，虹膜将其分为前后两部分，分别称为前房和后房，两者借瞳孔相通。前房的周边部，即虹膜与角膜之间的夹角，称虹膜角膜角，又称前房角，是房水循环的必经之路。房水由睫状体产生，从后房经瞳孔流到前房，再经虹膜角膜角深入巩膜静脉窦，最后流入眼静脉。房水具有折光、维持眼压，营养角膜和晶状体的作用。房水不断循环更新而保持动态平衡。若房水循环障碍，房水滞留在眼房内，可导致眼压升高，损伤视力，临床上称青光眼。

（2）晶状体　位于虹膜后方、玻璃体前方，为扁圆形的双凸透镜状无色透明体。有弹性、不含血管和神经，表面有晶状体囊。晶状体的周缘借睫状小带与睫状体相连。晶状体的屈光度随睫状肌的舒缩而变化，以使物体聚焦于视网膜上。晶状体因病变发生浑浊，称白内障。

知识链接

白内障可分为先天性和后天性两种。先天性白内障多是在出生后即已存在，多为遗传性疾病。后天性白内障是出生后因全身疾病或局部眼病、营养代谢异常、中毒、变性及外伤等原因导致的晶状体代谢紊乱，使晶状体蛋白发生变性以致晶状体浑浊。

（3）玻璃体　为无色透明的胶状物质，充填在晶状体和视网膜之间，具有屈光和支撑视网膜的作用。若支撑作用减弱，可导致视网膜剥离。若玻璃体浑浊，可影响视力。

知识小结

眼球的结构为"一孔二体三层膜"，一孔为瞳孔，二体为晶状体和玻璃体，三层膜为纤维膜、血管膜和视网膜。眼球的结构也可形象地比喻为照相机，镜头盖为眼睑，角膜为镜头，瞳孔为光圈，晶状体为聚光镜，视网膜为胶卷。

（二）眼附属器

眼附属器包括眼睑、结膜、泪器、眼球外肌等，眼附属器对眼球具有保护、运动和支持作用。

(1) 眼睑 俗称眼皮,位于眼球前方,是一层能活动的皮肤皱襞,对眼球起保护作用,避免异物、强光、烟尘对眼的损害。眼睑分上睑和下睑。上、下睑之间的裂隙称睑裂。眼睑游离缘叫睑缘,生有睫毛,睫毛根部的皮脂腺称为睫毛腺,其发炎肿胀称麦粒肿。上下眼睑在侧端的交角分别称为内眦和外眦。在内眦附近的上、下眼睑缘上各有一小孔,称泪点,是泪小管的开口。眼睑的皮肤薄而柔软,皮下组织疏松,可因积水或出血而肿胀。

(2) 结膜 是一层薄而光滑、透明且富有血管的黏膜。覆盖在眼睑内面称睑结膜;衬于眼球前面称球结膜。结膜易发生沙眼和结膜炎。

> **课堂互动**
> 红眼病是怎么回事?

(3) 泪器 由泪腺和泪道组成。泪腺位于眼眶的上外侧,可分泌泪液,具有湿润角膜、清除灰尘和杀菌的作用。泪道包括泪小管、泪囊和鼻泪管。鼻泪管向下通鼻腔。

(4) 眼球外肌 包括运动眼球和运动眼睑的两组肌肉,均为骨骼肌,共有7块。眼球外肌的功能障碍,可导致斜视或复视。

二、眼的视觉功能

视网膜上的感光细胞是视觉感受器,其适宜刺激是波长为380~760nm的电磁波(可见光)。物体反射的光线经眼的折光系统后,成像在视网膜,视网膜上的感光细胞将光能转换成神经冲动,通过视神经传至大脑皮质的视觉中枢,产生视觉。因此,眼的视觉功能包括眼的折光成像过程及视网膜的感光细胞将物像转化为视神经冲动的过程。

(一) 眼折光系统的功能

1. 眼的折光与成像

眼的折光系统包括角膜、房水、晶状体和玻璃体。眼的折光成像原理与凸透镜的成像原理相似,为了方便理解,通常用简化眼来描述折光系统的功能。来自6m以外物体的光线近似平行光,射入眼内,可清晰成像于视网膜,无须调节折光系统。6m以内近物的光线进入眼内后,若眼不做调节,近物发出的辐散光经折射后将成像于视网膜之后,形成模糊不清的物像。但事实上,正常人通过眼的调节,即晶状体的调节、瞳孔的调节和双眼会聚,能看清一定距离内的近处物体。

(1) 晶状体的调节 可使晶状体凸度改变,从而改变其折光能力。晶状体的周缘借睫状小带附着于睫状体上。视远物时,睫状肌松弛,睫状小带拉紧,晶状体呈扁平状,远处物体成像在视网膜上;视近物时,睫状肌收缩,睫状小带松弛,晶状体变凸,折光力增强,物像前移,成像在视网膜上。

(2) 瞳孔的调节 正常人瞳孔直径可为1.5~8.0mm。瞳孔的调节主要依赖瞳孔近反射和瞳孔对光反射。瞳孔近反射是指看近物时,反射性引起瞳孔缩小。其意义是限制进入眼内的光量,减少折光系统的球面像差和色像差,使视网膜成像更清晰。瞳孔对光反射是指瞳孔大小随光照强度而变化的反应。弱光下瞳孔扩大,增加进入眼球的光线,使视物清晰;强光下瞳孔缩小,防止视网膜受损伤。该反射中枢在中脑,且此反射灵敏而便于检查,因此临床上常作为判断神经病变部位、麻醉深度和病情危重程度的重要指标。

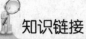
知识链接

由于动眼神经中副交感纤维末梢释放神经递质乙酰胆碱，故临床上检查眼底需要散瞳时，常滴用后马托品或托吡卡胺，以阻断 M 受体，使瞳孔括约肌松弛，以达到散瞳目的。

(3) 双眼会聚 是指视近物时会发生双眼球内收及双眼视轴向鼻侧会聚的现象。这种反射可使双眼看近物时，物体成像于两眼视网膜的对称点上，产生单一的清晰视觉，避免发生复视。

2. 眼的折光异常

因眼的折光系统异常或眼球的形态异常，在眼处于静息状态时平行光线就不能聚焦于视网膜上，此称为折光异常（屈光不正），包括近视、远视和散光。

(1) 近视（myopia） 由于眼球的前后径过长，或角膜和晶状体曲率半径过小，折光能力过强，致使眼在休息时，从无限远处来的平行光经过眼的屈光系折光之后，在视网膜之前聚焦，在视网膜上则结成不清楚的像，远视力明显降低，但近视力尚正常。多数可用凹透镜矫正。

(2) 远视（hypermetropia） 由于眼球的前后径过短，或折光系统的折光能力过弱，致使从无限远处来的平行光经过眼的屈光系折光之后，在视网膜之后聚焦，而在视网膜上不能形成清晰的图像，看远物、看近物都需要调节，故易发生调节疲劳。可用凸透镜矫正。

(3) 散光（astigmatism） 由于眼球在不同方位上的折光能力不一致引起，如角膜或晶状体表面弯曲度不一致，造成平行光入眼无法聚焦于视网膜，形成不清晰或重叠的影像，看远看近都不清楚。可用圆柱形透镜矫正。

(二) 眼的感光功能

视网膜的基本功能是感光功能。来自外界物体的光线，通过折光系统在视网膜成像，并刺激视网膜内的感光细胞（视锥细胞和视杆细胞），由感光细胞将其转化为视神经纤维上的神经冲动。

1. 视锥细胞与色觉

视锥细胞能感受强光和分辨颜色。目前用三原色学说解释有关色觉的产生机制。该学说认为在视网膜中存在三种视锥细胞，分别含有对红、绿、蓝光线特别敏感的感光色素。当某一波长的光线刺激视网膜时，这三种视锥细胞会以一定比例兴奋，因而产生某一种颜色感觉。三原色学说可用来解释色盲和色弱的发病机制。如常见的红绿色盲是因为缺乏相应的感受红光或绿光的视锥细胞。而有些色觉异常的产生则是由于某种视锥细胞的反应能力较弱，使个体对某种颜色的识别能力较正常人稍差，称为色弱。

2. 视杆细胞与暗适应

视杆细胞主要分布于视网膜的周边部位，对光的敏感性较高，在昏暗环境中能感受弱光，故又称暗光觉系统，能区分明暗，但不能分辨颜色。视杆细胞所含的感光物质是视紫红质，它是由视黄醛和视蛋白组成的结合蛋白质，在光照时可分解为视黄醛和视蛋白，而在暗光环境中又重新合成视紫红质。视紫红质在分解和再合成的过程中，部分视黄醛被消耗，需要体内的维生素 A 来补充。若体内缺乏维生素 A，视紫红质合成会减少，引起暗光下视觉障碍，称夜盲症。

3. 视力与视野

视力又称视敏度，是指人眼分辨物体两点间最小距离的能力。临床上常用视力表来检查视力。视野是指单眼固定注视前方一点不动时，该眼所能看到的空间范围。正常人的视野受到面部结构的影响，鼻侧和上方的视野较小，颞侧和下方的视野较大。不同颜色的视野不一样,白色视野最大,依次是黄色、蓝色、红色和绿色。临床上检查视野可帮助判断视网膜或视觉传导通路上的某些病变。

第二节 位听器官——耳

一、耳的形态结构

耳是听觉和位觉(平衡觉)的感觉器官,耳也称前庭蜗器,由外耳、中耳和内耳三部分组成(图13-4)。外耳和中耳是收集和传导声波的装置,内耳有听觉感受器和位觉感受器。

(一) 外耳

外耳包括耳郭、外耳道和鼓膜。

(1) 耳郭 以弹性软骨为支架,表面被覆皮肤,皮下组织很少,但血管神经丰富,是耳针疗法的部位。耳郭下部无软骨称为耳垂,是临床上常用的采血部位之一。

(2) 外耳道 是从外耳门至鼓膜的管道,成人长2~2.5cm,其外1/3为软骨性外耳道,内侧2/3为骨部,位于

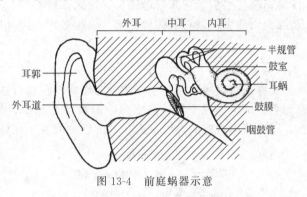

图13-4 前庭蜗器示意

颞骨内。外耳道的皮肤含有毛囊、皮脂腺和耵聍腺,分泌物称耵聍,对外耳道皮肤和鼓膜有保护作用。

(3) 鼓膜 是椭圆形半透明的纤维组织薄膜,位于外耳道底,是外耳和中耳的分界。鼓膜很薄,在中耳炎症或强大声波作用下易穿孔。鼓膜能随音波同步震动,将声波刺激传至中耳。

> **知识链接**
>
> 临床检查外耳道及鼓膜时,可将耳郭向后上方牵拉,使外耳道变直,以便观察鼓膜;但检查婴幼儿时,由于其外耳道发育不完全,短而直,鼓膜较水平,则将耳郭向后下方牵拉。

(二) 中耳

中耳包括鼓室及其后方与之相通的乳突窦和乳突小房,以及向前下方与咽交通的咽鼓管三部分。

(1) 鼓室 位于鼓膜与内耳之间,是颞骨内部一个不规则含气腔隙,内表面衬有黏膜。鼓室内有听小骨及附于其上的韧带、肌肉以及血管、神经等。鼓室向上借薄层骨片与颅腔相隔;向前借咽鼓管与咽相通;后方有乳突窦入口通乳突小房;内侧壁上有前庭窗和蜗窗。鼓室内有3块听小骨——锤骨、砧骨和镫骨,彼此以关节相连,构成听骨链,似一曲折的杠杆系统,将声波的振动从鼓膜传递到前庭窗。

(2) 咽鼓管 是连通鼓室与鼻咽部的管道。咽鼓管鼓室口开口于鼓室前壁,咽鼓管咽口开口于鼻咽侧壁。咽鼓管咽口平时处于关闭状态,当吞咽或呵欠时暂时开放,空气借此进入鼓室,可使鼓室内气压与外界大气压相等,以保持鼓膜内外两侧气压的平衡,利于鼓膜振动。婴幼儿的咽鼓管短而平直,咽部感染易蔓延至鼓室引起中耳炎;若哺乳位置不当,平卧吮吸时乳汁或呕吐物可经咽鼓管流入中耳。

（3）乳突窦和乳突小房　是鼓室向后方延伸于乳突内的含气腔，内衬黏膜与鼓室黏膜相连续，故中耳炎可经乳突窦蔓延至乳突小房，并发乳突炎。

> **知识拓展**
>
> 在感冒等上呼吸道感染时，咽鼓管咽口及管腔黏膜充血、肿胀、纤毛运动障碍，致病菌可趁机侵入中耳；在不洁的污水中游泳或跳水，因呛水或鼻腔进水后不适当的擤鼻等，均可导致细菌沿咽鼓管侵入引发中耳炎。
>
> 慢性化脓性中耳炎可向邻近结构蔓延，引起各种并发症：侵蚀鼓膜可引起鼓膜穿孔；侵蚀内侧壁可引起化脓性迷路炎；侵蚀面神经管，可损害面神经；向后蔓延可引起化脓性乳突炎；向上侵蚀可破坏鼓室盖，引起颅内化脓性感染。

（三）内耳

又称迷路，由一系列复杂的管腔组成，包括骨迷路和膜迷路。骨迷路为骨性管道，膜迷路为膜性结构，位于骨迷路之内，形状与之相似。骨迷路与膜迷路之间的腔隙内充满外淋巴，膜迷路内含有内淋巴，内、外淋巴之间互不相通。

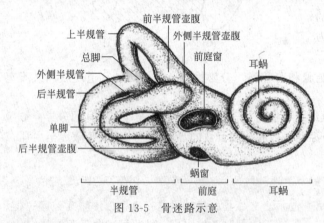

图 13-5　骨迷路示意

1. 骨迷路

可分为耳蜗、前庭和骨半规管（图 13-5）。

（1）耳蜗　形似蜗牛壳，由蜗螺旋管围绕蜗轴旋转构成。

（2）前庭　是位于骨迷路中部近似椭圆形的空腔，前接耳蜗，后与半规管相通。

（3）骨半规管　位于前庭的后上方，为三个互相垂直的半环形骨管。

2. 膜迷路

是骨迷路内封闭的膜性管和囊，其管径小于骨迷路，可分为位于耳蜗内的蜗管、位于前庭内的球囊和椭圆囊以及位于骨性半规管内的膜半规管三部分（图 13-6）。

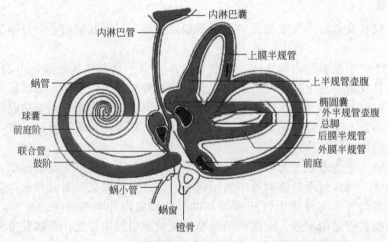

图 13-6　膜迷路示意

(1) 蜗管　位于耳蜗内，为螺旋形膜性盲管。蜗管呈三角形，有上、下、外侧三个壁。其上壁为前庭壁；下壁为基膜，其上有螺旋器，由能感受声波刺激的毛细胞和支持细胞组成，是听觉感受器。

(2) 球囊和椭圆囊　是位于前庭内的膜性小囊，两囊之间借椭圆球囊管相连。球囊和椭圆囊壁上有球囊斑和椭圆囊斑，是位置觉感受器，上有感受性毛细胞，能感受头部的空间位置和直线变速运动的刺激。

(3) 膜半规管　是位于骨半规管内的三个膜性细管。其膨大称为膜壶腹，内侧有隆起的壶腹嵴，内有感受性毛细胞，也是位置觉感受器，能感受头部旋转变速运动的刺激。

二、耳的生理功能

1. 听觉功能

听觉是人耳的主要功能之一。耳郭收集声波，通过外耳和中耳的传递到达耳蜗，经耳蜗感音换能，最终将声波的机械能转变为神经冲动，经神经纤维传送至大脑皮质听觉中枢，产生听觉。

声波传入耳蜗有两种途径，即空气传导和骨传导，但以空气传导为主（图13-7）。

(1) 空气传导路径　声波→耳郭→外耳道→鼓膜→锤骨→砧骨→镫骨→前庭窗→前庭阶外淋巴→蜗管内淋巴→螺旋器。

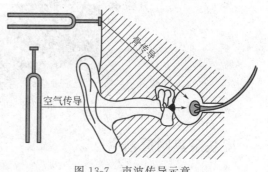

图13-7　声波传导示意

(2) 骨传导路径　声波→颅骨→耳蜗→前庭阶外淋巴→蜗管内淋巴→螺旋器。

外耳和中耳疾病引起的耳聋为传导性耳聋。此时空气传导途径阻断，但骨传导尚可部分代偿，故不会产生完全性耳聋。内耳、蜗神经、听觉传导通路及听觉中枢疾病引起的耳聋，为神经性耳聋。此时空气传导的和骨传导的途径虽属正常，但不能引起听觉，故为完全性耳聋。

2. 平衡功能

内耳中的三个半规管、椭圆囊和球囊合称前庭器官，是人体的位置觉感受器，感受自身运动状态和头部空间位置，对维持身体平衡起重要作用。

当人体头部位置改变、直线或旋转变速运动时，可引起前庭器官的内淋巴流动，刺激内耳的感受器兴奋，产生神经冲动，沿前庭神经传入中枢，引起对机体所处空间位置及变速运动的感觉，同时还可反射性地引起身体姿势的改变，以保持身体的平衡。

人体前庭器官受到过强或作用时间过长的刺激时，常引起恶心、呕吐、眩晕、血压下降和皮肤苍白等现象，这种反应称前庭自主神经反应。有些人前庭功能过于敏感，受到轻微刺激就产生不适反应，严重时称晕动病，如晕车、晕船等。经常锻炼能降低其敏感性，提高稳定性。

第三节　皮　肤

皮肤覆盖全身体表，是人体表面积最大的器官，由表皮和真皮组成，借皮下组织与深部组织相连（图13-8）。皮肤柔软而有弹性，身体各处皮肤厚薄不一。皮肤中的毛囊、皮脂腺、汗腺和趾甲等结构均是由表皮细胞衍生而成，称为皮肤附属器。

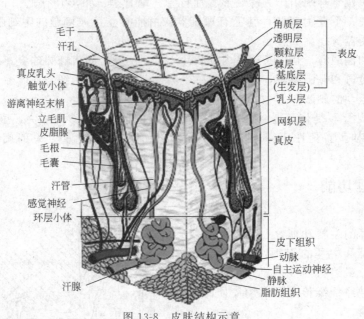

图 13-8　皮肤结构示意

一、皮肤及其附属器

(一) 皮肤的结构

皮肤由表皮和真皮构成。

1. 表皮

表皮是皮肤的浅层，由复层扁平上皮构成，无血管分布。表皮共分五层，基底层、棘层、颗粒层、透明层和角质层。

(1) 基底层　是表皮的最底层，借基膜与深层的真皮相连。基底层细胞附着在基底膜上，具有较强的分裂增殖能力，不断产生新细胞并向皮肤浅层移动，最终转化为其余各层细胞并角化，成为皮屑而脱落。基底层细胞之间有色素细胞，能产生黑色素颗粒。黑色素颗粒能吸收紫外线，保护深层组织，皮肤的色泽主要和黑色素的含量有关。

(2) 棘层　由4～8层多角形的棘细胞构成，与相邻细胞嵌合在一起，增加表皮的韧性。

(3) 颗粒层　由2～4层扁平梭形细胞组成，内含透明角质颗粒。

(4) 透明层　由2～3层核已消失的扁平透明细胞组成，含有角母蛋白。能防止水分、电解质和化学物质的透过，故又称屏障带。此层于掌、跖部位最明显。

(5) 角质层　由数层角化细胞组成，含有角蛋白。它能抵抗摩擦，防止体液外渗和化学物质内侵。角蛋白吸水力较强，一般含水量不低于10%，以维持皮肤的柔润，如低于此值，皮肤则干燥，出现鳞屑或皲裂。角质层的表面细胞常呈小片脱落，形成皮屑。在经常摩擦的部位如手掌处，角质层会加厚形成茧。

2. 真皮

真皮为皮肤的深层，由致密结缔组织构成，具有弹性和韧性。真皮内含有丰富的血管、淋巴管、神经末梢、感受器及皮肤附属器等。真皮分为乳头层和网织层两层。临床上常用的皮内注射就是把极少量药物注入表皮与真皮乳头层之间，使药物较慢吸收，常用于药物过敏实验。

3. 皮下组织

真皮的深面是皮下组织（浅筋膜），由疏松结缔组织和脂肪组织构成，连接皮肤和肌肉。皮下组织中除胶原束外，还有大的血管网、淋巴管和神经。皮下组织不属于皮肤，但具有保持体温和缓冲机械压力的作用。皮下组织的厚薄依年龄、性别、部位及营养状态而异。

临床上皮下注射即把少量药物注入皮下组织内，常用于预防接种和局部麻醉。

 知识拓展

> 皮肤的生理性再生是指在正常情况下，表皮角质层细胞不断脱落、由基底细胞增殖补充的过程。补偿性再生则是当皮肤受到损伤后修复愈合的过程。再生过程、修复时间与受伤的面积和深度油光。植皮（skin grafting）是一种专门移植皮肤的技术，通常用来治疗外伤、烧伤、感染或某些手术造成的伤口。植皮手术可以作为针对皮肤瘢痕的美容手术，补充身体的外表，增强其功能。

（二）皮肤的附属结构

皮肤的附属结构包括毛发、汗腺、皮脂腺和指（趾）甲。

（1）毛发（hair） 由角化的上皮细胞构成。人体皮肤除手掌和足底外，均分布有毛发。毛发露在皮肤外的称毛干；埋入皮肤的称毛根。毛根周围包有由上皮和结缔组织构成的毛囊。毛根和毛囊的下端合为一体并膨大形成毛球，是毛发及毛囊的生长点。毛发的一侧有斜行的平滑肌束，称立毛肌，受交感神经支配，收缩时使毛发竖直。

（2）皮脂腺（sebaceous gland） 为分支泡状腺，位于毛囊与立毛肌之间，可分泌皮脂，多开口于毛囊上段。皮脂腺的活动受雄激素和肾上腺皮质激素的调控，故青春期皮脂分泌旺盛。若分泌过多，腺体开口阻塞时，可形成粉刺。

（3）汗腺（sweat gland） 是单曲管状腺，分为分泌部和导管部。分泌部盘曲成团，位于真皮和皮下组织内，导管细长，开口于皮肤表面。腋窝、会阴部的皮肤含有一种大汗腺，分泌物较黏稠，经细菌分解后产生特别的气味，俗称狐臭。

（4）指（趾）甲（nail） 由排列紧密的表皮角质层形成。甲的外露部分称为甲体；甲体近端埋入皮肤内，称为甲根；甲根深部的皮肤具有分裂增殖能力，为甲的生长点。近甲根处新月状淡色区称甲半月。甲体两侧与皮肤之间的沟，叫甲沟。

二、皮肤的功能

（1）屏障作用 皮肤是人体的天然屏障，一方面保护机体内各种器官和组织免受机械性、物理性、化学性和生物性刺激的损伤；另一方面可以防止体内水分、电解质和营养物质的丧失。

（2）感觉功能 皮肤可感受触觉、压觉、痛觉、温觉等单一感觉和硬、软、干、湿、瘙痒等复合感觉。

（3）调节体温作用 皮肤可散发热量，具有调节体温的作用。

（4）吸收作用 皮肤有吸收外界物质的能力，称为经皮吸收，在皮肤病外用药物治疗作用上具有重要意义。

（5）代谢作用 皮肤与机体代谢密切相关，参与水、盐、糖、脂、蛋白质、黑色素等的代谢过程。

本章小结

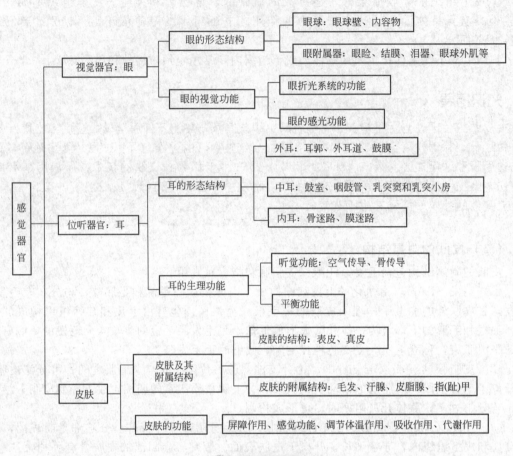

目标检测

一、名词解释

1. 视力 2. 视野 3. 瞳孔对光反射 4. 黄斑 5. 前庭器官

二、单项选择

1. 关于中央凹的描述正确的是：
A. 位于视神经盘的鼻侧 B. 为视锥细胞最密集处
C. 视神经由此穿过 D. 视网膜中央动脉由此穿入
E. 仅能感受弱光，无辨色能力

2. 光线进入眼内发生折射的主要部位是：
A. 角膜 B. 房水 C. 晶状体 D. 玻璃体 E. 视网膜

3. 关于内耳的描述正确的是：
A. 位于内耳门与内耳道底之间 B. 包括骨迷路和膜迷路两部分
C. 内、外淋巴可通过蜗孔相互流通 D. 球囊为听觉感受器所在之处
E. 蜗管是位置觉感受器所在之处

4. 听觉感受器是：

A. 椭圆囊斑　　B. 鼓膜　　　C. 螺旋器　　D. 壶腹嵴　　E. 球囊斑
5. 小儿中耳炎的主要感染途径是：
A. 外耳道　　　B. 内耳门　　C. 面神经管　　D. 咽鼓管　　E. 球囊斑
6. 临床上进行皮下注射的部位是：
A. 表皮　　　　B. 真皮　　　C. 皮下组织　　D. 基底层　　E. 皮脂腺

三、多项选择

1. 关于眼球中膜的描述正确的是：
A. 富含血管和色素　　　　　　B. 晶状体借睫状小带连于睫状体
C. 虹膜的颜色因人种而异　　　D. 睫状体有分泌房水的功能
E. 睫状肌可调节瞳孔的大小
2. 眼的屈光系统包括：
A. 玻璃体　　　B. 泪器　　　C. 角膜　　　D. 房水　　　E. 晶状体

四、简答题

1. 试述眼的构造。
2. 房水的产生、循环及其意义是什么？
3. 试述外界声波由空气如何传到内耳听觉感受器。

第十四章 能量代谢与体温

Chapter 14

学习目标

通过学习本章，学生应理解能量代谢的概念及主要影响因素、机体产热和散热的原理、维持体温相对恒定的机制等内容，并且掌握体温测量技术，为后续专业课学习发热及降温措施、理解解热镇痛药的作用机制奠定基础。

知识目标
1. 掌握人体的正常体温及其生理变动。
2. 熟悉能量代谢的概念主要因素。
3. 了解体温调定点学说。

技能目标
熟练掌握人体体温的测量技术。

第一节 能量代谢

新陈代谢是生命活动的基础和最基本的特征，其包括物质代谢和能量代谢两个方面。物质代谢包括合成代谢和分解代谢两种形式，其中，合成代谢贮存能量，分解代谢释放能量。生理学将生物体内物质代谢过程中所伴随的能量释放、转移、贮存和利用，称为能量代谢。

一、机体能量代谢的来源和去路

1. 能量的来源

机体所需的能量主要来源于食物中的糖、脂肪和蛋白质。

（1）糖 糖是人体主要的能源物质。食物中的糖经过消化、吸收，在循环血液中主要是以葡萄糖的形式存在。葡萄糖被吸收入人体后，一部分成为血糖供全身细胞利用；另一部分经合成代谢以肝糖原和肌糖原的形式贮存在肝脏和肌肉内；还有少部分葡萄糖转化为脂肪或蛋白质。葡萄糖转化供能的主要方式是产生三磷酸腺苷（ATP），其转化过程为有氧氧化和无氧酵解两条途径，体内以有氧氧化为主。在一般情况下，绝大多数组织细胞有足够的氧气供应，能从糖的有氧氧化获得能量。糖的无氧酵解虽然只能释放少量能量，但在人体处于缺氧状态时非常重要，如剧烈运动时骨骼肌的糖酵解。而脑组织所消耗的能量主要来自糖的有氧氧化，所以对缺氧非常敏感，对血糖的依赖性也较高。如果缺氧和低血糖会引起头晕、抽搐甚至昏迷等。机体多数细胞对葡萄糖的利用率主要受胰岛素等激素的调节。

（2）脂肪 脂肪是人体内能量贮存的主要物质形式。脂肪消化产物主要以乳糜微粒的形式吸收进入血液。储存的脂肪在机体需要时可分解为甘油和脂肪酸。甘油在肝内经磷酸化，再经三羧酸循环氧化功能；脂肪酸与辅酶 A 结合，经 β-氧化分解成乙酰辅酶 A，再经三羧酸循环氧化分解释放能量。糖皮质激素、甲状腺激素、肾上腺素等均参与脂肪代谢的调节。

（3）蛋白质　蛋白质是机体组织结构与功能的主要物质。蛋白质经消化分解为氨基酸，吸收入血后，大部分进入组织细胞重新合成蛋白质，作为细胞结构或用于合成酶、激素等生物活性物质。少量氨基酸进入肝细胞，合成血浆蛋白和肝酶，或脱羧生成α-酮酸，后者参加三羧酸循环释放能量。正常情况下蛋白质一般不作为供能物质，在某些特殊情况下，如长期不能进食或体内的糖原和脂肪大量消耗时，机体才开始分解蛋白质供机体利用，以维持基本的生理活动。

正常时，体内能量物质的摄入和消耗保持着动态平衡。一般生理情况下，人体主要靠糖和脂肪代谢获取能量，当机体处于饥饿时（能源物质极度缺乏），糖的储存和可供利用的量减少，储备的脂肪和蛋白质将成为机体长期消耗的供能物质。

2. 能量的去路

糖、脂肪、蛋白质作为机体主要能源物质，蕴藏着能被机体利用的化学能，在氧化过程中，碳氢键断裂，生成 CO_2 和 H_2O，同时释放蕴藏的能量。这些能量的 50% 以上转化为热能，用于维持体温，并向体外散发；其余不足 50% 的能量则以高能磷酸键的形式贮存于体内，供机体利用。

体内最重要的高能磷酸化合物是三磷酸腺苷（adenosine triphosphate，ATP）。ATP 既是能量的储存形式，也是直接的供能物质。组织细胞可直接利用 ATP 提供的能量完成各种功能活动，如肌肉收缩、腺体分泌、物质转运及神经传导等。机体活动过程中消耗的化学能除骨骼肌运动做功外，其余能量转变为热能散发体外。ATP 在体内能量释放、转移、储存和利用中起关键作用，当体内能量过剩时，ATP 可将高能磷酸键转移给肌酸，生成磷酸肌酸（creatine phosphate，CP），磷酸肌酸在肌肉组织中含量丰富，是机体能量的另一种储存形式。当组织消耗增加，ATP 减少时，磷酸肌酸又将贮存的能量转移给二磷酸腺苷（adenosine diphosphate，ADP），生成新的 ATP 以满足机体生理活动的需求。机体能量的来源、释放、转移、储存和利用之间的关系见图 14-1。

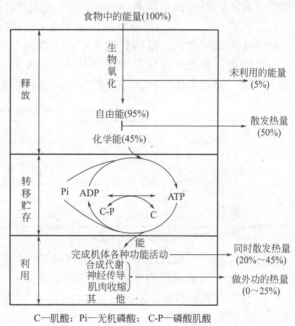

C—肌酸；Pi—无机磷酸；C-P—磷酸肌酸

图 14-1　体内能量的转化

二、影响能量代谢的因素

能量代谢主要受肌肉活动、环境温度、食物的特殊动力效应及精神活动四方面因素影响。

（1）肌肉活动　肌肉活动对能量代谢的影响最大。机体在劳动或运动时代谢率增加，且增加程度与劳动或运动的强度有关；全身剧烈活动时，短时间内其总产热量比安静时高出数十倍。

（2）环境温度　人体在安静状态下，环境温度在 20～30℃时能量代谢最稳定。当环境温度低于 20℃时，能量代谢开始增强，在低温寒冷的环境中，人体会发生战栗和肌肉紧张度增强，体内能量代谢显著提高，以维持正常体温。当环境温度超过 30℃时，人体内的生物化学反应速度加快，人体的呼吸功能、循环功能加强等使能量代谢增强。如舰艇舱内温度可高达 60℃，舰员的能量代谢率很高。

（3）食物的特殊动力效应　人体从进食后 1h 左右开始，延续到 7~8h，同样处于安静状态，其产热量却比进食前有所增加。这种由于摄入食物引起人体产生"额外"的能量消耗作用称为食物的特殊动力效应。进食蛋白质食物可额外增加产热 30%；糖和脂肪可增加 4%~6%；混合性食物可增加 10%。食物特殊动力效应的机制还不十分清楚，可能与营养物质在体内的中间代谢反应有关，如肝内进行脱氨基反应时需额外消耗能量。

（4）精神活动　精神和情绪活动对能量代谢有较大的影响。人在平静地思考问题时，能量代谢受到的影响不大，其产热量一般不超过 4%。但当人处于紧张状态时，如激动、愤怒、恐惧、焦虑等，能量代谢可以显著增高。这可能是精神状态变化时，肌紧张增强、交感-肾上腺髓质系统兴奋、参与代谢的激素分泌增多等因素，使能量代谢增强。

三、基础代谢

机体在基础状态下的能量代谢称为基础代谢。基础状态是指机体处于：①清晨空腹，即禁食 12~14h，前一天饮食应清淡、不要太饱，以排除食物特殊动力效应的影响；②平卧，全身肌肉放松，尽力排除肌肉活动的影响；③前夜睡眠好，清醒且情绪安定，测定时无精神紧张；④室温 20~25℃，排除环境温度的影响。这时，机体的耗能只用于维持基本生命活动，能量代谢比较稳定。基础代谢率不是人体最低的能量代谢率，熟睡时的代谢率更低，但做梦时可增高。基础代谢率在生理情况下，受性别、年龄的影响。当其他情况相同时，男性略高于女性，幼儿略高于成人，年龄越大，基础代谢率越低。见表 14-1。

表 14-1　我国正常人基础代谢率平均值

年岁	11~15	16~17	18~19	20~30	31~40	41~50	51 岁以上
男性	195.5 (46.7)	193.4 (46.2)	166.2 (39.7)	157.8 (37.7)	158.6 (37.9)	15.40 (36.8)	149.0 (35.6)
女性	172.4 (41.2)	181.7 (43.4)	154.0 (36.8)	146.5 (35.0)	146.9 (35.1)	142.3 (34.0)	138.5 (33.1)

注：单位为 $kJ/(m^2 \cdot h)$，括号内数字单位为 $kcal/(m^2 \cdot h)$。

临床上将患者基础代谢率实测值与同年龄、同性别组正常值作比较，以百分数表示基础代谢率的变化。即基础代谢率=（实测值-正常值）/正常值×100%。

一般说来，实际测得的基础代谢率与正常平均值比较，相差在±10%~±15%以内均属于正常。如果相差超过±20%时，才有可能是病理情况。如甲状腺疾病；当甲状腺功能低下时，基础代谢率低于正常值 20%~40%；甲状腺功能亢进时，基础代谢率比正常值高 25%~80%。因此，基础代谢率测定是临床用来诊断甲状腺疾病的重要辅助方法。

第二节　体温及其调节

体温是指机体具有一定的温度。正常情况下，人体通过体温调节系统，使体温保持相对稳定，这是内环境稳态的重要表现，是机体进行新陈代谢和正常生命活动的必要条件。机体的各种反应、新陈代谢中都必须在适宜的温度条件下才具有较高的活性，体温的相对恒定是机体新陈代谢和一切生命活动正常进行的必需条件。体温过高、过低都会影响酶的活性，导致生理功能的障碍，甚至造成死亡。

一、人体正常体温及其生理波动

1. 人体正常体温

体温分为表层温度和体核温度。表层温度是指人体的外周组织即表层，包括皮肤、皮下组织和肌肉等的温度。体核温度是指机体深部（心、肺、脑和腹腔内脏等处）的温度。机体表层散热较多较快，所以表层温度比体核温度低，且易受环境温度、血液供应量、衣着和散热量的影响。体核温度比较稳定，各部位之间的差异也较小。故生理学所说的体温是指机体深部的平均温度。由于血液不断循环在体内传递热量，使机体深部各器官的温度趋于一致。因此，血液温度可以代表体内深部各器官温度的平均水平。

由于血液温度不易测量，临床上通常测量直肠、口腔和腋窝的温度来代表体温。直肠温度正常值为 36.9～37.9℃，接近体核温度，但由于测试不便，临床常用口腔温度和腋窝温度。口腔温度（舌下部）正常值为 36.7～37.7℃。腋窝温度正常值为 36.0～37.4℃，但由于腋窝不是密闭体腔，易受环境温度、出汗和测量姿势的影响。因此，测量时应保持腋窝干燥，被测量者上臂紧贴胸廓，使腋窝形成人工体腔，测量时间不少于 10min。

2. 体温的生理性变动

虽然体温是相对稳定的，但许多因素可以引起体温的生理性变动，主要影响因素如下。

（1）昼夜变化　人的体温在一昼夜中呈现周期性波动，清晨 2～6 时体温最低，午后 1～6 时最高。波动幅度一般不超过 1℃。体温的这种昼夜周期性波动称为昼夜节律或日节律。

（2）性别　成年女性的平均体温比男性高 0.3℃。生育年龄女性的基础体温在月经周期中也有规律性的波动（图 14-2）；月经期到排卵日之前体温较低；排卵日最低；排卵后体温升高 0.3～0.6℃并且持续至下次月经期前。体温的波动与体内黄体分泌的孕激素有关。临床上可通过连续测定基础体温，以确定排卵日期和月经周期中有无排卵。妊娠期的体温稍高于正常。

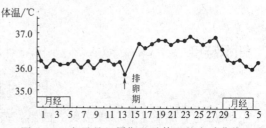

图 14-2　女子月经周期基础体温的变动曲线

（3）年龄差异　儿童、青少年的体温较高，随着年龄增长体温逐渐降低，老年人的体温偏低。新生儿的体温调节中枢发育不够完善，调节体温的能力差，易受环境温度变化的影响，故对新生儿应加强保温护理。某些药物如氯丙嗪、地西泮等可抑制下丘脑体温调节中枢，促进周围血管扩张，增加皮肤散热量，导致体温不能维持在正常水平，故老年人在秋冬季节要少用或不用此类药物。

（4）肌肉活动　肌肉活动时代谢增强，使产热量增加而体温上升。故临床测体温时应让患者安静，测小儿体温时应防止哭闹。

（5）其他因素　进食、情绪激动、精神紧张和环境温度的变化等对体温都有影响，在测体温时应考虑到。许多麻醉药物也能降低体温，故应注意手术麻醉时和术后患者的保温。

二、产热与散热

产热和散热是决定体温的两个关键因素。机体在体温调节机制的调控下，产热和散热过程处于动态平衡，使体温维持相对稳定。若这种平衡被打破，体温将不能维持相对恒定。

（一）产热过程

机体产生热量来源主要包括基础代谢产热、食物特殊动力作用的产热和肌肉活动的产热。人体主要的产热器官是内脏、骨骼肌和脑。安静时主要由内脏产热，其中肝脏的代谢最旺盛，产热量最大。运动或体力劳动时，骨骼肌代谢明显增加，成为主要的产热来源。产热方式主要有寒战产热和非寒战产热。

（1）寒战产热　是骨骼肌发生不随意的节律性收缩，其特点是伸肌和屈肌同时收缩，基本上不做外功，只转换成热能，所以发生寒战时，其产热能力大大增强。

（2）非寒战产热　又称代谢产热，以分布在机体腹股沟、腋窝等处的褐色脂肪组织的产热量为最大，约占非寒战产热总量的70%。这是新生儿产热的主要方式，主要是新生儿骨骼肌发育不完全，不能寒战产热。

此外，环境温度、进食、精神紧张等能够影响能量代谢的因素，也都可影响机体的产热量。

（二）散热过程

人体各器官代谢产生的热量，由循环血带到体表，通过皮肤将热量散发。大部分的体热通过皮肤辐射、传导、对流和蒸发散失，少部分体热通过肺呼出的气体，以及尿和粪便等排泄物散失。

1. 辐射散热

指体热以热射线形式传给温度较低的周围环境中的散热方式。辐射散热量的多少取决于皮肤与周围环境的温度差和机体的有效散热面积。皮肤与环境之间的温差越大，有效散热面积越大，则散热量越多；反之，当环境温度超过皮肤温度时，皮肤反而会吸收周围的热量，使体温升高。在环境温度较低以及机体处于安静状态时，此方式的散热量约占总散热量的60%。

知识链接

中暑

由于四肢所占体表面积比较大，因此，辐射散热在机体散热的过程中起着很重要的作用。如在高温环境中作业（如舰船、炼钢人员），因环境温度高于皮肤温度，机体不仅不能辐射散热，反而会吸收周围的热量，故易发生中暑。

根据临床表现的轻重，中暑可分为先兆中暑、轻症中暑和重症中暑三种类型。先兆中暑表现为头痛、头晕、口渴、多汗、全身乏力、胸闷、恶心等；轻症中暑除以上症状外，还有体温上升、皮肤灼热、面色潮红、大量出汗等；重症中暑会出现高热、晕厥、手足痉挛、皮肤干燥无汗或大汗淋漓，如不及时抢救，会有生命危险。预防中暑，夏季要调整劳作时间，烈日下避免太阳直晒头部；每天饮水1.5~2L；出汗较多时，可适当补充一些盐水；夏天的蔬菜、水果都可以用来补充水分。

2. 传导散热

指体热直接传给与机体相接触的低温物体的散热方式。传导散热量的多少取决于皮肤表面与接触物的温度差、与皮肤接触面积的大小、与皮肤接触物体的导热性。水的导热性好，因此临床上常利用冷水袋或冰袋为高热患者降温。脂肪的导热性差，因而肥胖者遇炎热的天气易出汗。

3. 对流散热

指体热凭借空气流动交换热量的散热方式。它是传导散热的一种特殊形式。皮肤将热量传导给与皮肤接触的空气，空气受热后将上升，流动的空气将体热发散到空间，并引起气体的对流。对流散热量的多少主要取决于气体的流速，风速越大，散热量越多。皮肤与环境的温度差、机体的有效辐射面积、棉毛衣物保暖等也有影响。皮肤表层覆盖衣物，不仅可以减少传导散热，也可以降低空气对流，有利于保温。

以上三种散热方式只有在皮肤温度高于环境温度时才起作用。当环境温度等于或高于皮肤温度时，蒸发便成为机体唯一有效的散热方式。

4. 蒸发散热

指机体通过体表水分的蒸发来散失体热的一种方式。在人的正常体温条件下，体表每蒸发 1g 水，可使机体散发热量 2.4kJ。体表水分的蒸发是一种很有效的散热途径，临床上对高热不退的患者使用酒精擦浴降温，就是利用了蒸发散热的原理。

人体蒸发散热分为不感蒸发和发汗两种形式。

(1) 不感蒸发　指人体处于低温环境中，皮肤和呼吸道不断有水分渗出而被蒸发的现象。其中皮肤的水分蒸发又称不显汗。不感蒸发与汗腺活动无关。人体每日不感蒸发水分的量约为 1000mL，经皮肤 600~800mL，经呼吸道 200~400mL。婴幼儿不感蒸发速率比成人大，因此在缺水时更容易发生严重脱水。

(2) 发汗　也称可感蒸发，是指通过汗腺活动向体表分泌汗液的过程。汗液蒸发时可带走大量的体热。人在安静状态下，当环境温度升至 30℃ 左右时，人体汗腺便开始分泌汗液。发汗速度受环境温度和空气湿度的影响，环境温度越高，发汗速度越快。如果空气湿度大，气温达 25℃ 便可引起发汗。人在活动时，气温即使低于 20℃，亦可出现发汗。

炎热的气候，短时间内发汗量可达 1.5L/h。发汗散热是通过汗液蒸发吸收体表热量实现的，若将汗液擦掉则不能起到蒸发散热的效果；正常情况下，汗液中水分占 99% 以上，溶质成分中大部分是 NaCl 和尿素等。汗液刚从汗腺细胞分泌出来时是等渗的，当它流经汗腺管时，由于 NaCl 被重吸收，最后排出的汗液是低渗的。机体大量出汗可造成高渗性脱水，要补充大量的水分和适量的 NaCl。

发汗可分为两种形式。由体内外温热性刺激引起的发汗称为温热性发汗，见于全身各处，主要参与体温调节，中枢在下丘脑。由精神紧张或情绪激动引起的发汗称为精神性发汗，主要见于掌心、足底和腋窝等部位，中枢位于大脑皮质，在体温调节中作用不大。

(三) 散热的调节

机体主要通过皮肤血流量的调节和发汗来调控散热。散热的多少主要取决于皮肤温度和外界环境的温度差，皮肤温度越高，通过辐射、对流和传导散发出去的热量就越多，反之越少。另外，通过调节发汗来调节散热的多少，在机体温度低于环境温度时，只能通过发汗来调节散热，发汗主要取决于外界环境的温度、湿度、风速、劳动强度等，外界环境温度越高、湿度越大、风速越小、劳动强度越大，发汗也就越多，通过发汗带走的热量也就越多，若这些热量不能被及时带走，就可能引起体温升高，使机体器官出现功能障碍，如中暑等。当外界气温低于人体表层温度时，人体主要通过辐射、传导和对流方式散热，其散热量约占总量 70%。当外界温度接近或高于皮肤温度时，机体的散热是依靠蒸发方式散热。

三、体温调节

恒温动物都有完善的体温调节机制。在外界环境温度发生变化时，通过调节产热过程和散热过程，维持体温相对稳定。体温的相对稳定，也是机体稳态的重要组成。人体的体温调节方式包括行为性体温调节和自主性体温调节。

(一) 行为性体温调节

是人类通过有意识的行为活动，如改变姿势、衣着、环境等活动，有意识地改变机体的产热或散热，以达到维持体温的作用。行为性体温调节在极度寒冷环境中具有重要意义。

(二) 自主性体温调节

是指当环境温度改变时，通过体温调节中枢对产热和散热过程进行调控，以维持体温相对恒定的生理调节过程。是机体内在的、自主的体温调节，属于典型的生物自动控制系统。温度感受器感受温度的变化，通过有关传导通路把温度信息传达到体温调节中枢，经过中枢整合后，通过神经系统调节皮肤血流量、立毛肌、汗腺、骨骼肌等活动（如寒战）等，最终改变机体的代谢率，使机体产热和散热保持平衡，维持体温恒定。

1. 温度感受器（temperature receptor）

是感受机体温度变化的神经元或神经纤维。包括外周温度感受器和中枢温度感受器。

（1）外周温度感受器　是指存在于中枢神经系统之外的温度感受器，广泛分布于在人体皮肤、黏膜和内脏中，存在冷感受器和热感受器，它们都是游离的神经末梢。皮肤温度感受器中冷感受器数量较多，故皮肤主要感受冷刺激。

（2）中枢温度感受器　是指存在于中枢神经系统（脊髓、脑干网状结构及下丘脑等处）的对温度变化敏感的神经元。中枢温度感受器主要分布于下丘脑。其中，有些神经元在局部组织温度升高时冲动的发放频率增加，称为热敏神经元；有些神经元在局部组织温度降低时冲动的发放频率增加，称为冷敏神经元。

2. 体温调节中枢

在多种恒温动物中进行横断脑干的实验证明，只要保持下丘脑及其以下的神经结构完整，动物就具有维持体温相对恒定的能力，这说明下丘脑是体温调节的基本中枢。视前区-下丘脑前部（PO/AH）区域的热敏神经元和冷敏神经元不但能感受人体深部组织温度变化的刺激，而且能对从其他途径传入的温度变化信息进行整合处理。热敏神经元对体温升高变化敏感，体温升高时发生兴奋。当热敏神经元兴奋时，冷敏神经元被抑制，人体散热增加，产热减少，体温下降。反之，当体温降低时，冷敏神经元兴奋，热敏神经元被抑制，人体产热增多，散热减少，体温回升。中枢内热敏神经元的数量远多于冷敏神经元。

3. 体温调节机制

目前普遍用调定点学说来解释体温调节机制（图 14-3）。该学说认为，体温的调节类似于恒温器的工作原理，下丘脑的 PO/AH 区域温度敏感神经元起着调定点的作用。正常情况下，机体的调定点在 37℃，这个温度就是体温稳定的调定点。当体温处于这个温度值时，热敏神经元和冷敏神经元的活动处于平衡状态，产热和散热过程处于平衡状态，因此，体温能维持在调定点设定的温度水平。如果温度高于调定点，产热减少，散热增加，体温下降至调定点温度；如果温度低于调定点，产热增加，散热减少，体温回升至调定点。

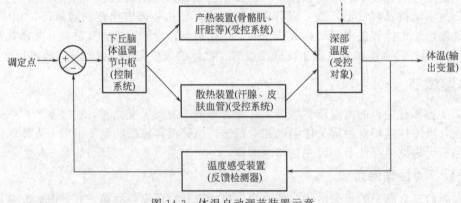

图 14-3　体温自动调节装置示意

调定点即是机体设定的温度标准值,通过产热和散热调节,体温围绕调定点上下窄幅波动。

知识链接

非甾体抗炎药是一类不含有甾体结构的抗炎药,这类药物包括阿司匹林、对乙酰氨基酚、吲哚美辛、萘普生、萘普酮、双氯芬酸、布洛芬、尼美舒利、罗非昔布、塞来昔布等,该类药物具有抗炎、抗风湿、止痛、退热和抗凝血等作用,在临床上广泛用于骨关节炎、类风湿关节炎、多种发热和各种疼痛症状的缓解。

非甾体抗炎药的解热作用是通过抑制中枢前列腺素的合成实现的。前列腺素作为致热原可使体温调定点上移(如39℃),由于体温低于调定点,发热反应开始,先出现畏冷、寒战等产热大于散热的反应,直到体温升高到39℃时才出现产热与散热的平衡,体温也就维持在39℃,机体表现为发热。非甾体抗炎药可使异常升高的体温调定点恢复到正常水平37℃,此时39℃体温高于调定点,通过体温调节中枢使散热活动增强而产热活动减弱,使发热者的体温降到正常。

本章小结

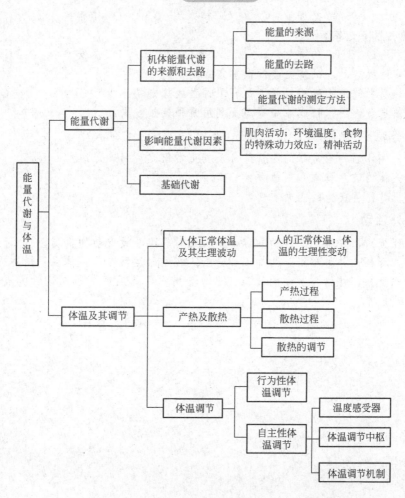

第十四章 能量代谢与体温

目标检测

一、名词解释

1. 能量代谢 2. 体温 3. 食物的特殊动力效应 4. 基础代谢

二、单项选择

1. 对能量代谢影响最显著的因素是：
   A. 神经活动   B. 肌肉活动
   C. 食物的特殊动力效应   D. 环境温度
2. 基础代谢率的测定常用于下列哪种疾病的诊断：
   A. 肾上腺皮质功能亢进   B. 垂体功能低下
   C. 甲状腺功能亢进和低下 D. 糖尿病
3. 正常情况下机体最主要的能源物质是：
   A. ATP   B. 脂肪   C. 糖   D. 蛋白质
4. 劳动或运动时机体主要的产热器官是：
   A. 肝脏   B. 骨骼肌   C. 脑   D. 心脏
5. 女性月经周期中，体温最低的时间是：
   A. 行经期   B. 排卵前   C. 排卵后   D. 排卵日

（6～8题共用备选答案）
   A. 辐射   B. 传导   C. 对流   D. 蒸发   E. 不感蒸发
6. 常温安静状态时，机体主要的散热方式是：
7. 给高热患者使用乙醇擦浴降温是利用哪种散热方式：
8. 给高热患者使用冰帽或冰袋降温是利用哪种散热方式：

三、简答题

1. 简述人体体温临床常用的测量部位及其正常值（可列表）。
2. 简述人体的散热器官和散热方式。
3. 影响机体能量代谢的因素有哪些？

四、课外活动

1. 请查找资料，并结合所学的知识，分析细菌感染导致发热的机制。
2. 请查找资料，并结合所学的知识，分析人在剧烈运动时维持体温平衡的机制。
3. 请查找资料，并结合所学的知识，思考如何利用体温调节机制设计具有解热作用的药物，并举例说明。

参 考 文 献

[1] 唐晓伟,唐省三. 人体解剖与生理. 第2版. 北京:中国医药科技出版社,2013.
[2] 岳利民,崔慧先. 人体解剖生理学. 第6版. 北京:人民卫生出版社,2011.
[3] 郭少三,武天安. 人体解剖生理学. 北京:人民卫生出版社,2009.
[4] 季常新,丁玉琴,胡小和. 人体解剖生理学. 第3版. 北京:科学出版社,2015.
[5] 季常新. 人体解剖生理学. 北京:中国医药科技出版社,2009.
[6] 王玢. 人体解剖生理学. 北京:中国轻工业出版社,2012.
[7] 姚泰. 生理学. 第6版. 北京:人民卫生出版社,2006.
[8] 冯志强. 生理学. 北京:科学出版社,2007.
[9] 周华,崔慧先. 人体解剖生理学. 第7版. 北京:人民卫生出版社,2016.
[10] 朱大年,郑黎明. 人体解剖生理学. 上海:复旦大学出版社,2002.
[11] 王运登,胡殿宇. 解剖生理学. 郑州:郑州大学出版社,2014.
[12] 高子芬. 医学基础. 北京:中国医药科技出版社,2010.